Bevis Nathan

Berührung und Gefühl in der manuellen Therapie

Verlag Hans Huber
Programmbereich Gesundheit

Bücher aus verwandten Sachgebieten

Steinmüller/Schaefer/Fortwängler (Hrsg.)
Gesundheit – Lernen – Kreativität. Alexander-Technik, Eutonie Gerda Alexander und Feldenkrais als Methoden zur Gestaltung somatischer Lernprozesse
2001. ISBN 3-456-83212-5

Todd
Der Körper denkt mit. Anatomie als Ausdruck dynamischer Kräfte
2001. ISBN 3-456-83563-9

Bevis Nathan

Berührung und Gefühl in der manuellen Therapie

Aus dem Englischen von Astrid Wieland

Mit einem Geleitwort von Leon Chaitow und Fotografien von Sandra Lousada

Verlag Hans Huber
Bern · Göttingen · Toronto · Seattle

Die Deutsche Bibliothek – CIP-Einheitsaufnahme

Nathan, Bevis:
Berührung und Gefühl in der manuellen Therapie / Bevis Nathan.
Aus dem Engl. von Astrid Wieland. Mit einem Geleitw. von Leon Chaitow und Fotogr.
von Sandra Lousada. – 1. Aufl.. – Bern ; Göttingen ; Toronto ; Seattle : Huber, 2001
(Verlag Hans Huber, Programmbereich Gesundheit)
Einheitssacht.: Touch and emotion in manual therapy <dt.>
ISBN 3-456-83408-X

Die Originalausgabe erschien 1999 unter dem Titel «Touch and Emotion in Manual Therapy» bei Churchill Livingstone, Edinburgh London New York Philadelphia San Francisco Sydney Toronto.

1. Auflage 2001

Anregungen und Zuschriften an:
Verlag Hans Huber
Lektorat Pflege/Gesundheitsberufe
Länggass-Strasse 76
CH-3000 Bern 9
Tel: 0041 (0)31 300 45 00
Fax: 0041 (0)31 300 45 93
E-Mail: verlag@hanshuber.com

Lektorat: Jürgen Georg, Dr. Klaus Reinhardt
Bearbeitung: Martina Kasper
Herstellung: Peter E. Wüthrich
Satz: Sbicca & Raach sagl, Lugano
Druck und buchbinderische Verarbeitung: Hubert & Co, Göttingen
Printed in Germany

Inhalt

Geleitwort

Sich der Seele und ihrer engen Beziehung zum körperlichen Zustand zu verschreiben, wurde für zahlreiche Praktiker und Therapeuten der verschiedensten Schulen zu einem Lippenbekenntnis. Für das Konzept des Holismus, das sich mit dem «Menschen in seiner Ganzheit» beschäftigt, wurde die Leib-Seele-Beziehung zum zentralen Merkmal. Inwieweit hat jedoch die offensichtliche Würdigung einer Idee tatsächlich Eingang in die Praxis gefunden? Und inwieweit haben all diejenigen, die Schmerz und Leid ihrer Patienten mit manuellen Methoden zu behandeln versuchen, dieses Konzept in seiner ganzen Tragweite verstanden?

Hinter der Berührung verbirgt sich mehr als ein rein physischer mechanischer Kontakt. Natürlich berühren wir Menschen häufig in technischer, untersuchender, einfach «ausführender» Art und Weise. Aber jede Berührung, ob wir uns dessen bewusst sind oder nicht, hat auch einen psychologisch bedeutsamen Inhalt. Die auf rein biomechanischer Ebene arbeitenden manuellen Therapeuten oder Praktiker vermögen dort gute Resultate zu erzielen, wo eine Körperstörung fast ausschließlich (soweit das überhaupt möglich ist) die Folge mechanischer Überbelastung oder einer Verletzung ist. Bleibt die Beziehung zwischen Leib und Seele jedoch unberücksichtigt, reduzieren sich die uns verfügbaren multidimensionalen Behandlungsansätze auf eine eindimensionale Ebene. Es stellt sich die berechtigte Frage, ob es nicht sinnvoller wäre, das in der Körperarbeit ruhende Potential «abgerundeter» zu verstehen und einzusetzen? Dieses Buch liefert die Basis für intellektuelles und praktisches Verständnis, aus dem heraus sich eine solche Praxis entwickeln kann.

Bevis Nathan hebt in seinem Buch den in der manuellen Therapie häufig vernachlässigten Aspekt der psychologisch und therapeutisch bedeutsamen Berührung hervor, die fester Bestandteil einer jeden therapeutischen Handlung ist – eine Tatsache, die nicht bei allen Therapeuten Anerkennung findet.

Bevis Nathan spricht sich für einen umfassenden Behandlungsansatz aus und fordert alle Fachkundigen der manuellen Therapie auf, ihren Horizont durch kritische Selbstbeobachtung zu erweitern. Was auf den ersten Blick wie ein einfacher biomechanischer Mechanismus erscheint, könnte sich bei genauerer Betrachtung als erheblich wirkungsvollere Triebfeder erweisen.

Es gibt viele Praktiker und Therapeuten, die sich intellektuell von «gefühlsbetonten» Definitionen ihrer Arbeit distanzieren, indem sie zur Erläuterung ihrer Tätigkeit mechanische, prozedurale und strukturale Modelle und eine entsprechend geprägte Sprache heranziehen. Die Ausführungen in diesem Buch geben jedoch deutlich zu verstehen, dass solche Behandlungsansätze nicht wirklich den Menschen in seiner Ganzheit berücksichtigen. Die ganzheitliche Betrachtung von Menschen anstelle von Körpern oder einzelner Körperteile verlangt viel mehr Einfühlungsvermögen und Verständnis für das Individuum als es derzeit in den meisten Bereichen der manuellen Medizin üblich ist. Eine ausdrucksstarke, aufmerksame Berührung vereint technische, mechanische und prozedurale Methoden, die wiederum Auswirkungen auf die Psyche haben, was Bevis Nathan mit seinen Ausführungen veranschaulicht und überzeugend begründet.

Der Autor lädt uns in seinem bemerkenswerten Buch zu einer praktischen, aber auch philosophischen Entdeckungsreise ein, in deren Verlauf immer wieder die Notwendigkeit betont wird, sowohl den physiologischen als auch den psychologischen Einfluss der Berührung auf homöostatische Mechanismen zu berücksichtigen. Die Verbindung zwischen Leib und Seele ist zum Teil auf die Rolle der Muskeln als Sinnesorgane zurückzuführen, welche die Empfindungen, die sie hervorrufen, emotional bedeutsam oder – wie der Autor es nennt – «zu Emotionen selbst» werden lassen, wobei die eine oder andere Emotion von angenehmen kraftvollen körperlichen Empfindungen begleitet wird, aber auch von unangenehmen.

Umgekehrt folgert Nathan: Wenn Körperarbeit in emotionale Zustände eingreifen kann, dann muss im Gegenzug auch die Psychotherapie in der Lage sein, einen Großteil der Probleme wirksam zu beeinflussen, die normalerweise manuell behandelt werden. Nathan ist davon überzeugt, dass Muskelhypertonie weitgehend eine Folge zentral gesteuerter psychologischer Prozesse ist – eine Ausnahme bilden deutlich sichtbare Gewebeschädigungen. Diese Überzeugung verdeutlicht die Wichtigkeit für manuelle Therapeuten und Praktiker, über ein umfassendes psychologisches Wissen zu verfügen; auf der anderen Seite sollten Psychotherapeuten der Funktionsweise des menschlichen Körpers und der manuellen Medizin ein besseres Verständnis entgegenbringen.

Letztendlich ist dieses intellektuell herausfordernde und in höchstem Maße praktische Buch ein Plädoyer für eine weitergefasste Interpretation und ein besseres Verständnis all dessen, was manuelle Praktiker und Therapeuten zu erreichen vermögen – und nicht zuletzt für eine größtmögliche Integration von Seele und Körperarbeit. Der Autor, der sich mit einer relativ mechanistisch geprägten Anschauung auf die berufliche Reise begab, den die praktische Erfahrung aber auch lehrte, die absolute Notwendigkeit einer emotionalen, psychologischen (oftmals auch zentralen) Dimension in der Körperarbeit anzuerkennen, hat mit dem vorliegenden Buch eine kraftvolle Beurteilung geschaffen und den Weg für zahlreiche neue Forschungsansätze geebnet.

Leon Chaitow

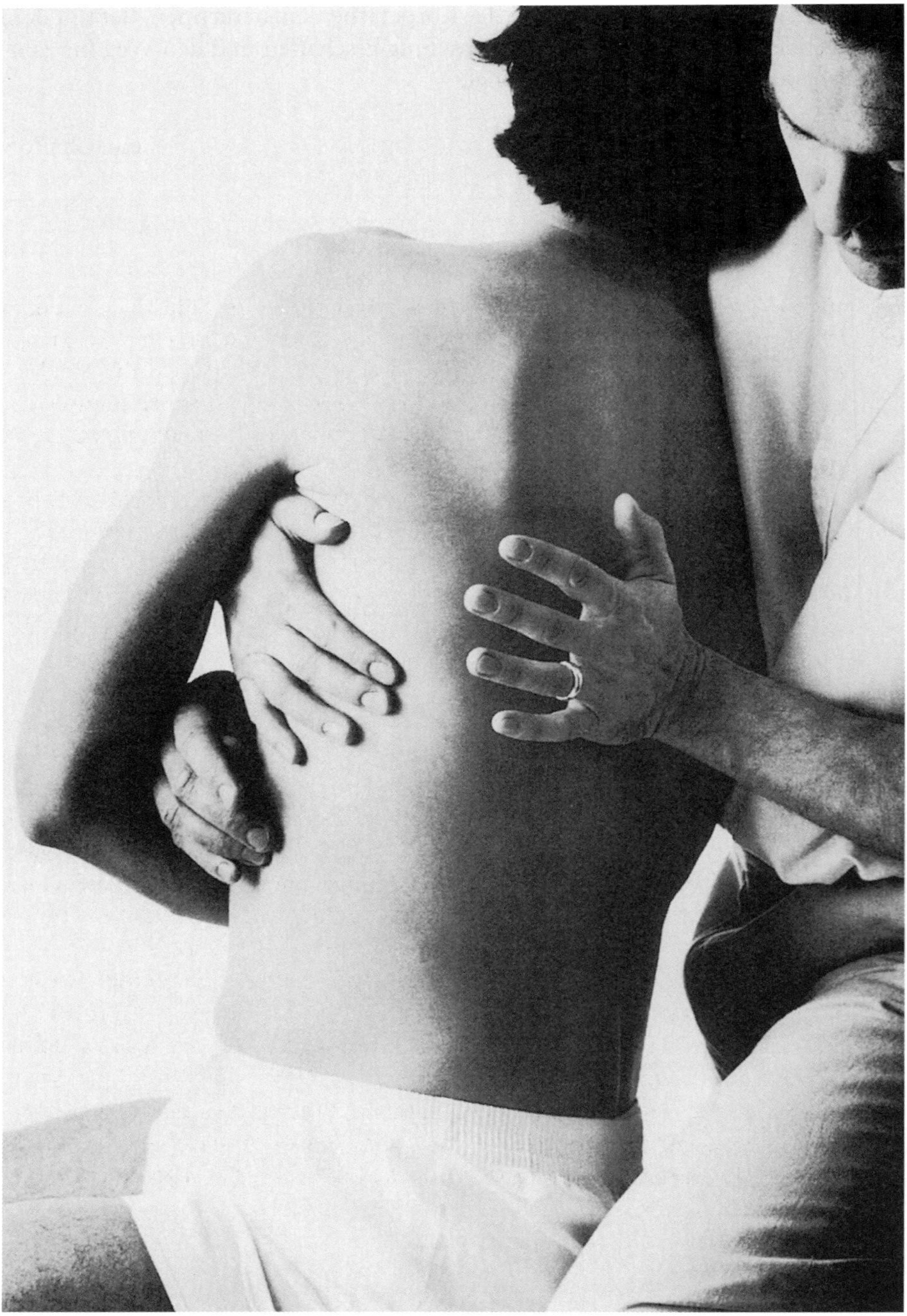

Vorwort

Das Buch richtet sich an manuelle Praktiker der orthodoxen Medizin, vor allem an diejenigen, die am Körper Manipulationen vornehmen – Chiropraktiker, Osteopathen und Physiotherapeuten. Es wendet sich aber auch an alle Beschäftigten in der Gesundheitsfürsorge, die im Rahmen von Pflege oder Heilung Menschen berühren (Ärzte, professionell Pflegende, Masseure, Aromatherapeuten, in der therapeutischen Berührung Ausgebildete etc.).

Was passiert eigentlich, wenn manuelle Praktiker ihre Patienten berühren? Auf die Frage «Manipulieren diese Praktiker den Körper oder den Menschen?», erhält man meist die Antwort: «Den Körper natürlich», denn das ist wohl offensichtlich. Die Behauptung, dass Praktiker den Menschen manipulieren, impliziert, dass diese Berufsgruppe möglicherweise Einfluss auf die «psychologischen Denkprozesse» der Patienten nimmt. Dies erscheint leichtsinnig, ja sogar unmoralisch.

Gleichzeitig stellt sich jedoch die Frage: Können wir Mensch und Körper eigentlich voneinander trennen? Fragen Sie sich doch einmal selbst: Sind mein Körper und ich zwei unabhängige Teile? Bin ich es, der da läuft, oder ist es mein Körper? Habe ich mich gestern geschnitten oder war es mein Körper, den ich geschnitten habe? Solche Fragen lassen sich nur schwer beantworten. Natürlich habe ich mich geschnitten, aber es war auch mein Arm, den ich verletzt habe. Natürlich bin ich es, der läuft. Zweifelsohne sind es aber auch meine Beine, die dabei den größten Teil der Arbeit verrichten. Die Analyse dieser Fragen verdeutlicht, dass wir solche Aktionen meist als Person erleben. Wollen wir jedoch – aus welchen Gründen auch immer – anatomisch korrekt sein, dann sprechen wir von unseren Körperteilen. Dabei scheinen die Körperteile zu unserem Eigentum zu werden – zu reinen Objekten also. Sie sind nicht mehr länger *wir selbst.* Folglich sind wir in der Lage, uns auf begrifflicher Ebene von unserem Körper zu trennen. Wenn wir die Lendenwirbelsäule eines Patienten manipulieren oder seine Schultern massieren, dann spürt er, wie er *selbst* massiert oder manipuliert wird. Er spürt aber auch, dass seine *Schultern* oder sein *Rücken* massiert bzw. manipuliert werden.

Kommen wir wieder zurück zu unserer Ausgangsfrage: Manipulieren Praktiker Körper oder Menschen? Welche Konsequenzen ergeben sich aus der jeweiligen Antwort?

- Ich manipuliere diesen Körper. Ich muss die Technik beherrschen, mich auf die Qualitäten des von mir behandelten Gewebes konzentrieren und meine Krafteinwirkung exakt dosieren. Während der Behandlung brauche ich nicht zu sprechen, aber ich muss stets darauf achten, kein körperliches Unwohlsein beim Patienten hervorzurufen. Nach Abschluss der Behandlung teste ich die Beweglichkeit des Patienten. Siehe da, es scheint besser geworden zu sein.
- Ich behandle Frau Jones. Ich halte mir stets vor Augen, was ich an ihrer Stelle empfinden würde. Es wird stets dieselbe technische Fertigkeit verlangt, immer dasselbe Gespür für das Körpergewebe. Ich erkenne, dass Frau Jones meine Berührungen der verschiedenen Körperteile jeweils unterschiedlich empfindet. Sie wird meine Berührungen auch unterschiedlich empfinden, wenn ich dieselben Bereiche ihres Körpers auf unterschiedliche Art und Weise berühre. Möglicherweise mag sie die eine oder andere Technik nicht besonders, aber wenn ich eine bestimmte verwende, sagt sie: «Oh, das ist genau das, was ich brauche.» Ich weiß, dass ich Frau Jones' Körper nicht manipulieren dürfte, wenn ich nicht qualifiziert und in einer medizinischen Versorgungseinrichtung tätig wäre, denn sie ist nur spärlich bekleidet und total passiv. Sie erlaubt mir, sie nach meinem Verständnis und Wissen zu behandeln, nachdem ich ihr kurz erläutert habe, was ich tun werde und warum ich es tun werde. Frau Jones hat mir erzählt, sie findet ihren Körper unattraktiv. Aber ich fühle, dass meine Manipulation durch das Berühren fast aller Bereich ihres Körpers (Arme und Beine, Kopf, Hals, Rücken, Brustbein, Brustkorb, Bauch, Hüftknochen) ihr ein Gefühl von Wertschätzung und Akzeptanz vermittelt, wenn auch vielleicht nur unbewusst. Ich bin überzeugt, dass manche meiner Patienten – so auch Frau Jones – nach der Behandlung ihren Körper positiver bewerten. Solche Patienten glauben, dass vor der Behandlung irgend etwas nicht gestimmt hat, was durch die Behandlung korrigiert werden konnte. Ich erinnere mich noch daran, dass ich als Student bei einem Patienten die Lendenwirbelsäule streckte, indem ich ihn in eine Embryostellung brachte und ihn etwa eine halbe Minute lang sanft hin und herwiegend in den Armen hielt. Mein Lieblingstutor und späterer Kollege sagte damals zu mir: «So etwas hat er das letzte Mal bei seiner Mutter erlebt.» Deshalb vergesse ich niemals, dass manche Techniken, unterstützt von «haltender» Berührung, Erinnerungen an früheste Formen körperliche Zuwendung wachrufen können – aber auch Erinnerungen an körperlichen Missbrauch.

Im Gegensatz zum ersten Beispiel ist die weite Beschreibung viel ethischer, realistischer, emphatischer und menschlicher geprägt. Sie stützt sich auf den wertvolleren Behandlungsansatz. Im Geiste des Praktikers bleibt der Körper von Frau Jones während der Behandlung stets mit ihrer Person verbunden. Ihr Körper ist zu keiner Zeit von ihr losgelöst, um nach der Behandlung wieder mit ihr vereint zu werden. Der Praktiker sieht im Geiste nicht einen Körper, sondern einen *verkörperten Menschen*. Da er sich stets bewusst ist, dass er ein Individuum – nämlich Frau Jones – und nicht nur einen Körper behandelt, verfügt er über eine Reihe von Parametern, die ihm eine effektivere Behandlung ermöglichen. Diese Geisteshaltung sensibilisiert den Praktiker für die physiologischen Prozesse im Körper von Frau Jones, weil sie in das Leben der Patientin eingebettet sind. Eine solche Haltung gewährt Einblick in die Art und Weise, wie Frau Jones sich selbst durch ihren Körper ausdrückt und warum sie möglicherweise leidet.

Trotz der Tatsache, dass ein manueller Praktiker Frau Jones' Selbst und nicht einfach ihren Körper im Blick behält, kann die Patientin frei entscheiden, wann der Therapeut ihren Körper und wann er ihr Selbst behandelt («das *beißt* so arg», «Sie tun *mir* weh», «*es* bewegt sich jetzt leichter» oder «*ich* fühle mich jetzt freier»). Diese Unterscheidung ist darauf zurückzuführen, dass Medizin, Wissenschaft und unsere Gesellschaft Frau Jones gelehrt haben, in manchen Situationen ihren Körper von sich selbst zu lösen. Diese Fähigkeit, den Körper vom Selbst zu isolieren, hat durchaus Vorteile. Eine ärztliche Untersuchung ist für sie weniger unangenehm, weil der Arzt ein Körperteil untersucht und keine intimen und invasiven Handlungen an *ihr* vornimmt. Das Problem der Intimität und invasiven Handlung besteht zwar weiterhin, wird jedoch einfach aus dem Bewusstsein gestrichen, um die Situation erträglicher zu machen.

Welche Konsequenzen ergeben sich aus der Trennung von Körper und Selbst für die manuelle Medizin? Anstelle von «ich habe mich neulich gestresst und angespannt gefühlt», könnte ich auch sagen: «Mein Nacken und mein Rücken waren neulich fürchterlich verspannt.» Wenn ich körperlichen Stress und Anspannung als Attribute meiner selbst sehe, könnte ich möglicherweise Einblick in die Bereiche meines Lebens gewinnen, die für mich unbequem sind. Ich könnte lernen, wie ich physisch und emotional auf den Alltag reagiere. Letztendlich sind es nämlich die unwillkürlichen Reaktionen des zentralen Nervensystems, die für Muskelverspannungen verantwortlich sind. Schreibe ich jedoch Stress und Anspannung ausschließlich meinem Körper – der Maschine – zu, dann brauche ich natürlich einen Mechaniker, der diese Störungen repariert. Ich werde somit jedoch niemals verstehen, wie zuverlässig mein Körper meine Versuche widerspiegelt, meine Umwelt, meine Beziehungen, meine Gedanken und Gefühle in Einklang zu bringen.

Die meisten manuellen Praktiker, die Patienten berühren, betrachten den menschlichen Körper als eine hoch entwickelte Maschine – viele Patienten teilen die Auffassung. Diese Sichtweise ist jedoch in zweierlei Hinsicht problematisch: Erstens ignoriert sie die im direkten und engen Kontakt mit dem Patienten enthaltene psychologische Komponente der manipulierenden Behandlung (obwohl deren Berücksichtigung nutzbringend und angemessen wäre). Zweitens verwehrt sie dem Patienten, den Einfluss somatischer Auswirkungen seiner Lebenserfahrung zu erkennen und entsprechend dagegen anzugehen. Diese Auswirkungen gelten normalerweise nicht als Teil des menschlichen Lebens im Allgemeinen, da sie traditionell im rein mechanischen Bereich angesiedelt sind – ärgerlicherweise lässt uns der Körper/die Maschine eben manchmal im Stich. Wahrscheinlich lässt die reine «Körper-Maschine-Sichtweise» bedeutende emotionale und sogar existentiell wichtige Aspekte für Leben und Gesundheit des Patienten außer Acht. Diese unterdrückten Aspekte können jedoch durch einen engen Kontakt zwischen Praktiker und Patient wieder an die Oberfläche dringen.

Die in zwischenmenschlicher Berührung und persönlichen emotionalen Aspekten existierende Intimität verdeutlicht, dass es höchste Zeit ist, sich von der Körper-Maschine-Sichtweise zu distanzieren, um sich mit ganzer Kraft der Erforschung der psychologischen Fakten widmen zu können. In vielen Fällen sind rein physiologische Grundprinzipien, die derzeit zur Erklärung der Wirkweise manueller Therapien herangezogen werden, für die Erläuterung bestimmter psychologischer Effekte von äußerst fragwürdiger Bedeutung. So wird z. B. das in der Körpertherapie häufig angewandte ausgiebige rhythmische und tief wirkende Berühren, Reiben und Halten stets von frühen Körpererinnerungen an emotionale und körperliche mütterliche Fürsorge begleitet werden. Solche Techniken stärken das Selbstbild des Patienten. Sie erzeugen Wohlbehagen und geben dem Patienten das Gefühl, dass er wichtig ist und direkt geheilt wird.

Den Patienten als Menschen und nicht als Krankheit oder Körper zu behandeln ist ein Konzept, das derzeit viel Beachtung findet. Der Leser mag dieses Vorwort möglicherweise als Einleitung zu einem Buch verstehen, das von ganzheitlicher Medizin und ihrer möglichen Integration in die Körpertherapie handelt. In einem wesentlichen Punkt weicht dieses Buch jedoch sehr deutlich von diesem Eindruck ab: Thema dieses Buches ist die Berührung – die Berührung für das menschliche Leben im tiefsten Sinne. Ein Großteil der Literatur über manuelle Therapien – viele Werke sind ausgezeichnet – vernachlässigt einen wesentlichen Aspekt: Wenn erst Leib und Seele zusammen den Menschen ausmachen, dann ist es die «Psychologie» – die «Wissenschaft von der Psyche», die hier nicht berücksichtigt wird. Der Körper als anatomisches Gebilde ist seit langem Objekt intensivster Forschung. Die Tatsache, dass die Trennung von Leib und Seele möglicherweise künstlicher Natur ist, darf jedoch nicht dazu führen, die eine Hälfte einfach zu ignorieren. Um beweisen zu können, wie wichtig das Studium psychologischer Aspekte für manuelle Praktiker ist, muss dargelegt werden, dass eine solche Notwendigkeit aus der Betrachtung dessen heraus erwächst, was manuelle Therapeuten tatsächlich tun.

Das Thema dieses Buches ist die Beziehung zwischen Berührung und Emotionen. Das Ziel ist dem Leser zu verdeutlichen, dass jede Berührung – ob mit oder ohne heilende Absicht – immer psychologisch bedeutsam ist. Dieses Buch argumentiert zugunsten dieser Prämisse und setzt sich ansatzweise mit der Frage auseinander, welche Konsequenzen sich hieraus für den Praktiker ergeben. Die kritische Auseinandersetzung mit diesem Thema stärkt das ethische Bewusstsein des Therapeuten – eine wesentliche Bedingung für effektive und befriedigende Arbeit.

Der Terminus «Emotion» wird als Variable für ein weites Spektrum affektiver Phänomene verwendet, dazu zählen Gefühle, Einstellungen, Sentimentalitäten und vieles mehr. All diese Phänomene sind im Gegensatz zu weitgehend «nicht fühlbaren» psychologischen Ereignissen wie Gedanken, geistigen Argumentationsketten, Entscheidungen und Schlussfolgerungen «fühlbar». Ich gebe zu, dass solche Unterscheidungen und Definitionen Fragen aufwerfen, gehe jedoch davon aus, dass sie für die Argumentation dieses Buches nicht hinderlich sind.

Bath 1998
Bevis Nathan

Danksagung

Ich danke meinen ehemaligen und jetzigen Patienten, Kollegen und Lehrern, jedoch ganz besonders Jacqueline Dunell, Martyn Evans, Kathryn Keuls, Philip Latey, Eyal Lederman, John Meffan, Martin Pascoe, Peter Randell und Stephen Tyreman. Mein besonderer Dank gilt vor allem Liz Fost, James Hawkins, Robin Herbert und Sandra Lousada. Dank sage ich auch Alex und Val Hackel. Euch, Rachel, Gabriel und Charis, danke ich, dass ihr mir den notwendigen Freiraum geschaffen habt.

Einleitung

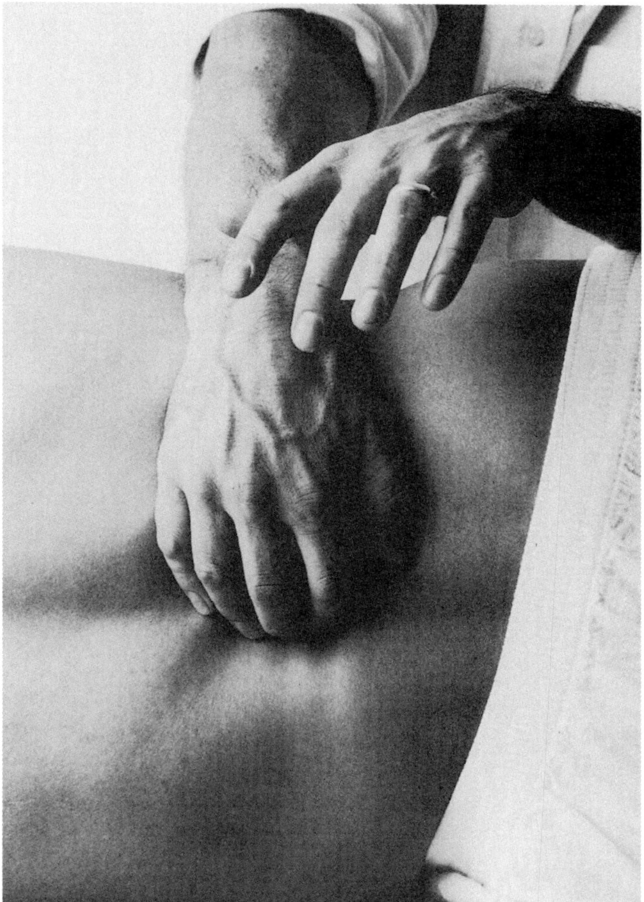

Die Gesundheitsfürsorge distanziert sich immer von der von High-Tech, Pharmakologie, Invasivität, Paternalismus und Gefühlskälte gekennzeichneten Medizin, um sich einem patientenorientierteren, ganzheitlicheren Ansatz zuzuwenden. Ein solcher Ansatz erkennt, wie wichtig die Einbeziehung des Patienten in den Entscheidungsprozess ist und berücksichtigt, wie stark sich Überzeugungssystem und Einstellung des Patienten auf den «natürlichen Verlauf» einer Krankheit auswirken. Die wachsende Beliebtheit alternativer Heilverfahren hat trotz ihres teilweise gespannten Verhältnisses zur Schulmedizin und deshalb nur eingeschränkt möglicher Anwendung gezeigt, wie wichtig menschliche Interaktionen im Heilungsprozess für den Patienten sind.

Die Berührung mit heilender Intention ist der Menschheit schon seit Urzeiten bekannt. Die manipulativen Therapien versuchen nun mehr oder weniger erfolgreich, diese ursprünglich instinktive Handlung, basierend auf Anteilnahme und Verbundenheit, zu einer wissenschaftlich anerkannten Disziplin umzuwandeln. Dabei laufen manche jedoch Gefahr, nicht nur ein unvollständiges, nicht integrierendes Bild ihrer Fertigkeit zu vermitteln, sondern auch viele Patienten und deren wahre Bedürfnisse misszuverstehen.

Osteopathie, Chiropraktik und Physiotherapie sind manuelle diagnostische und therapeutische Verfahren zur Behandlung körperlicher Beschwerden. Die ursprünglich als eine Art medizinisches Anhängsel betrachtete Physiotherapie hat sich im Laufe der Zeit zu einem kompletteren System entwickelt. Früher mussten sich die Physiotherapeuten in England an ärztliche Diagnosen und Therapievorschläge halten. Heute jedoch ist es für Vertreter dieser Disziplin selbstverständlich, selbst Diagnosen zu stellen und die Patienten entsprechend zu behandeln (vgl. Kap. 2, Refshauge & Gass, 1995). Der Schwerpunkt von Osteopathie, Chiropraktik und Physiotherapie liegt auf der Behandlung der strukturellen oder biomechanischen Merkmale körperlicher Beschwerden. Solche Techniken basieren auf der Annahme, dass jeder Körper mechanische Eigenschaften besitzt und folglich Beschwerden mechanischer Natur durch Körperarbeit ausgeglichen werden können. Insofern unterscheiden sie sich nicht von Orthopädie und anderen therapeutischen Behandlungsformen, die die Bedeutung struktureller und mechanischer Komponenten eines Krankheitsprozesses betonen.

In der Methodik gibt es deutliche Unterschiede zwischen Osteopathie, Chiropraktik und Physiotherapie. Für die Osteopathie in Nordamerika gelten z. B. andere politische und klinische Grundsätze als in Großbritannien. In der britischen Osteopathie sind Manipulationen am Körper nicht mehr wegzudenken. Sie werden meist von Praktikern vorgenommen, die keine klassische schulmedizinische Ausbildung genossen haben. In Nordamerika hingegen wurde die Osteopathie der Schulmedizin einverleibt. Folglich werden operative und pharmakologische Interventionen stets vor dem Hintergrund der osteopathischen Philosophie betrachtet. Solche Interventionen gelten dann als «osteopathisch». Die Unterscheidung zwischen Physiotherapie und Osteopathie oder Chiropraktik wird ganz bewusst getroffen, weil derzeit nur wenige Physiotherapeuten in der Manipulation ausgebildet sind. Die in der physiotherapeutischen Behandlung in zunehmendem Maße eingesetzten Technologien haben zu einer Schwerpunktverlagerung geführt, d. h. der Schwerpunkt auf der manuellen Therapie hat sich im Gegensatz zu früheren Techniken verschoben und liegt auch nicht dort, wo er in Chirotherapie oder Osteopathie zu finden ist. Eines der Hauptcharakteristika britischer Osteopathie und Chiropraktik liegt – neben der sich in einigen Punkten unterscheidenden Betrachtungsweise des Körperaufbaus – bis auf wenige Ausnahmen in der ausschließlich manuellen Behandlung (im Gegensatz zur Physiotherapie). Jede dieser Disziplinen, und noch extremer die therapeutische Massage, sind durch eine relativ lange Behandlungsdauer von durchschnittlich 30 Minuten gekennzeichnet, in deren Verlauf der Praktiker häufig große Bereiche des entblößten Körpers des Patienten berührt.

Das Berühren des menschlichen Körpers im nicht-therapeutischen Kontext gilt normalerweise nicht als eine Handlung mit rein mechanischer Bedeutung. Auch ist es keine Prozedur oder Technik – die Berührung ist vielmehr Ausdruck der eigenen Persönlichkeit, manchmal auch Ausdruck von Selbstbehauptung oder Selbsterhaltung. Im Großen und Ganzen beschränken sich häufige Berührungen auf Eltern und Kinder, Liebende und enge Freunde. Hier ist die Berührung Ausdruck von emotionaler Vertrautheit, was wiederum für die jeweiligen Personen emotionale Bedeutung hat. Die meisten Patienten haben die Berührung bis dahin also nur in nichtheilender Absicht mit emotionalem Hintergrund erlebt – wenn auch oftmals unbewusst.

Die alltägliche Art der Berührung bezieht sich auf die Beziehungen zwischen Menschen – Menschen in ihrer Ganzheit –, während der Körper-Geist-Dualismus für die Prinzipien sowohl der orthodoxen Medizin als auch der manuellen Therapie im Allgemeinen prägend ist. Da sich der Leib leichter als die Seele erforschen lässt und physische Beeinträchtigungen viel offensichtlicher als psychische Störungen sind, liegt die Vermutung nahe, dass es mehr der Körper ist, der Fehlfunktionen und Erkrankungen offenbart. Der Mensch als solcher scheint in den Krankheitsprozess nicht besonders eingebunden zu sein. Diese fast klischeehafte Vorstellung hat dazu geführt, dass die Medizin seither ihre chemischen und physikalischen therapeutischen Bemühungen auf den Körper und nicht auf den Patienten als Mensch konzentriert, was zahlreiche verblüffende Erfolge, aber auch ebenso zahlreiche spektakuläre Fehlschläge nach sich gezogen hat.

Das wiederauflebende Interesse an ganzheitlichen Ansätzen in der medizinischen Versorgung ist ein Versuch, den sichtbaren Bruch in der schulmedizinischen Denkweise zu heilen. Heute werden die ganzheitlichen Prinzipien in den Ausbildungszentren der manuellen Medizin mit großem Engagement weitergegeben. (Tatsächlich gibt es eine Vielzahl medizinischer und paramedizinischer Bildungseinrichtungen, die seit Jahrzehnten den holistischen Ansatz in der Krankenpflege lehren, ohne jedoch den Terminus «holistisch» expressis verbis verwendet zu haben). Dennoch haben die betroffenen Berufsgruppen der vollen Bedeutung der Berührung bis heute relativ wenig Aufmerksamkeit geschenkt. Das Grundprinzip der Manipulation übersieht sowohl in patientenorientierten als auch in mechanistisch geprägten Beschreibungen die Tatsache, dass die Berührung die persönlichste und vertrauteste Art jeglicher Kommunikation ist. Vielleicht hat man auf der Suche nach «akzeptablen» mechanistischen Erklärungen für manipulative Heilverfahren den Blick für das Offensichtliche verloren. Und da man den manuellen Aspekt hierbei als etwas Selbstverständliches betrachtet, sieht die manuelle Therapie vor lauter «physiologischen» Bäumen möglicherweise den Wald nicht mehr, wobei der «Wald» in der manuellen Therapie stellvertretend für die ganzheitlich orientierte Therapieform *par excellence* steht.

Das Buch will dem Leser alle für die Berührung wesentlichen emotionalen und psychologischen Aspekte näher bringen und unterstreicht deren Relevanz für jede körpertherapeutische Behandlung. Diese Aspekte spielen gerade da eine Rolle, wo Berühren, Halten und rhythmisches Arbeiten wesentlicher Bestandteil der Therapie sind und wo Berührungen ganz unterschiedlich tief auf den Körper einwirken. Das Buch schließt mit der Aufforderung, die Verwendung der Berührung als Heilmethode neben ihrer mechanischen Relevanz auch auf ihre psychotherapeutische4 Bedeutung hin eingehend zu untersuchen. Der Ausdruck «psychotherapeutisch» wird in mindestens zwei Bedeutungen verwendet: Erstens als Hinweis darauf, dass sich die Wirksamkeit der manuellen Therapie zumindest teilweise mit der positiven Wirkung erklären lässt, die eine angemessene Behandlung auf diejenigen psychologischen Ereignisse ausübt, welche für pathophysiologische (und gesunde) somatische Kennzeichen bestimmend sind; zweitens als Hinweis darauf, dass die manuelle Therapie im allgemeinen Sinne für die Psyche heilsam sein kann (wobei die Psyche laut dieser Definition neben den intellektuellen/kognitiven Funktionen auch Emotionen und Willensäußerungen beinhaltet).

Literatur

Refshauge K. M., Gass E. M. (Hrsg.), 1995: Musculoskeletal physiotherapy. Butterworth Heinemann, Oxford

1. Worum es geht

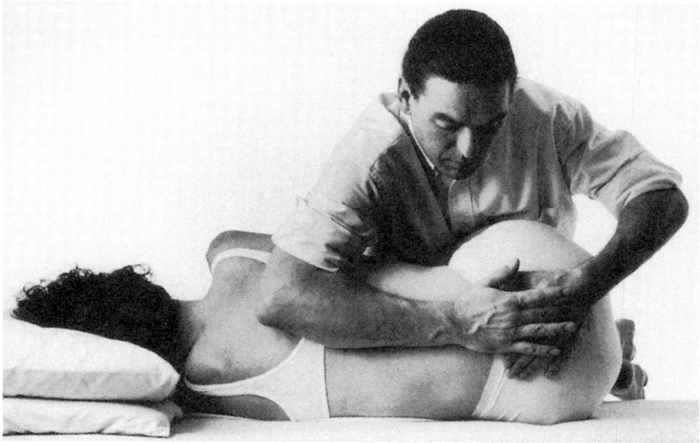

1.1 Was geschieht bei einer Berührung?

1.1.1 Eine Berührung – zwei Empfindungen

Stellen Sie sich vor, eine Therapeutin übt eine sanfte Technik am Kopf ihrer Patientin aus. Sie bedient sich einer kraniosakralen Technik, die therapeutisch wirksame physiologische Veränderungen im kranialen Gewebe erzeugen soll. Die Patientin liegt auf dem Rücken, die Therapeutin hält beidseitig sanft die Scheitelbeinregion des Schädels der Patientin. Diese Haltung soll unwillkürliche Bewegungen nach einem bestimmten Muster fördern. Später entscheidet sich die Therapeutin für eine Längsdehnung der Weichteile im unteren Rückenbereich, wobei sich die Patientin in Bauchlage befindet. Die Therapeutin übt voll konzentriert manipulative Handlungen an der Patientin aus und verfolgt aufmerksam die Reaktion im lebendigen Gewebe unter ihren Händen. Die Patientin empfindet die Situation jedoch völlig anders. Im ersten Behandlungsteil fühlt sie sich gehalten und geborgen, direkt geheilt. Im zweiten Teil hingegen fühlt sie sich liebkost, gestreichelt und beruhigt.

Warum empfinden Therapeutin und Patientin die Berührung so unterschiedlich? Aus der Sicht der Therapeutin ist die Berührung in erster Linie eine Technik und entspricht einer sanften und sachkundigen Behandlung. Mit Hilfe der Berührung möchte die Therapeutin eine heilende physiologische Reaktion im Gewebe der Patientin in Gang setzen. Die hierbei angewandte Technik basiert auf physiologischen, kinetischen oder mechanischen Grundsätzen.

Aus Sicht der Patientin liegen die Wurzeln der Berührung in der nonverbalen Kommunikation bzw. in der engen zwischenmenschlichen Beziehung. Die Patientin empfindet die Berührung nicht als reines Verfahren oder eine Technik, mit der man ihr Körpergewebe behandelt. Sie fühlt ihr *Selbst* in die Behandlung eingebunden. Sie fühlt sich gehalten, geborgen, gestreichelt, liebkost, anerkannt, umsorgt, *geheilt.* Die Empfindungen der Patientin sind in erster Linie psychologischer und existentieller Natur. Es ist durchaus möglich, dass die aus der Behandlung resultierenden Impulse in erster Linie psychologische Signale setzen.

Jeder Mensch empfindet eine Berührung in der Körperarbeit ganz individuell. Die jeweilige Empfindung variiert bei den einzelnen Menschen beträchtlich und wird normalerweise beide Arten der Berührungserfahrung beinhalten. Das bedeutet: Eine Patientin empfindet sowohl die technische Manipulation an ihrem Körper als auch die zu der Berührung gehörende umsorgende Komponente – die Berührung als physisch-empathische Kommunikation mit sich selbst. Wert und Wesen der jeweiligen Empfindungen werden bestimmt vom Charakter der Patientin, ihrer Lebenserfahrung, ihrer Beziehung zum Praktiker, aber auch von der angewandten Behandlungstechnik. Praktiker sollten stets beherzigen, dass sanftes Wiegen oder Streicheln für die meisten Patienten im außertherapeutischen, täglichen Leben umsorgenden und verbindenden Charakter hat und Genuss oder Heilung bringen soll.

Eine Berührung lässt sich in zwei Kategorien unterteilen:

1. Die Berührung als Technik oder Verfahren, z. B. die Muskeldehnung;
2. die Berührung als Ausdruck von Gefühlen, als Kommunikationsmittel, z. B. das Händehalten als Trost spendende Geste.

In der Praxis kommt es häufig zu Überlappungen, d. h. die vom Therapeuten beabsichtigten physiologischen Reaktionen im Gewebe des Patienten erfolgen, werden jedoch möglicherweise zusätzlich von einer individuellen und (normalerweise) unbewussten psychologischen Antwort begleitet. Beide Reaktionsmechanismen unterscheiden sich grundlegend. Während der erste Mechanismus rein mechanischer und physiologischer Natur ist, vollzieht sich der Zweite auf der emotionalen Ebene. Sollten die meisten therapeutischen Berührungen neben mechanischen Reaktionen auch emotionale Reaktionen hervorrufen, dann stellt sich berechtigterweise die Frage, welche der beiden Komponenten eigentlich für den Heilungsprozess verantwortlich ist.

Wie therapeutisch bedeutsam sind sensorisch-psychologische Empfindungen des Patienten im Vergleich zu spezifischen physiologischen Reaktionen, welche durch die manipulierenden, mechanischen Handlungen des Praktikers ausgelöst werden? In welcher Beziehung stehen diese beiden Reaktionen zueinander?

1.1.2 Psychologische Kausalität

Der medizinische Fortschritt wird zunehmend von Psychologie und alternativen Heilverfahren beeinflusst. Es ist immer offensichtlicher, dass das Innenleben eines Menschen als ätiologischer Faktor eine mindestens ebenso wichtige Rolle im Krankheitsprozess spielt wie äußere physikalische Einflüsse und Umweltfaktoren. Ebenso ist dieses Innenleben sicherlich genauso wichtig für den Heilungsprozess wie von «außen» auf den Körper einwirkende Kräfte. Der folgende Beitrag (wenn auch fiktionaler Natur) basiert auf Tatsachen:

> «Körper und Gehirn des Menschen sind und bleiben ein Rätsel. Es gibt Berichte, dass unter starken Schmerzen leidende Menschen nach wochenlanger Schlaflosigkeit wieder in tiefen Schlaf verfielen, nachdem man ihnen sterilisiertes Wasser injiziert hatte, nur weil sie glaubten, man appliziere ein wirksames Narkotikum. Man hört von Patienten, die zu Beginn eines Arztbesuchs nicht in der Lage waren stillzusitzen, dann jedoch nach der Untersuchung ruhig und gelassen das Sprechzimmer verließen, nur weil der Arzt in bedeutungslosem Fachchinesisch eine völlig sinnlose Diagnose gestellt hatte, die für die

> Patienten jedoch äußerst beeindruckend und gelehrt klang. Man weiß von Patienten, die, nachdem man sie einer Reihe diagnostischer Röntgenuntersuchungen unterzogen hatte, zwar nicht wussten, wofür diese gut gewesen sein sollten, jedoch später dem Arzt ihren tief empfundenen Dank dafür aussprachen, dass die «Behandlung» eine so große Erleichterung gebracht hatte. Alle diese Patienten fühlten sich nicht nur gesünder, sie waren es auch; tatsächlich verlangsamte sich ihr Pulsschlag, der Blutdruck sank, ebenso der Katecholamingehalt des Blutes, die Abwehrkräfte wuchsen – der ganze Körper zeugte von der Kraft einer wundersamen Heilung. Messen wir diesem Phänomen jedoch zu große Bedeutung bei, dann schaden wir all denen, die in unsere Fähigkeiten vertrauen.» (Brody 1992)

In den meisten Fällen ist nicht nachvollziehbar, welche inneren und äußeren Faktoren zur Entstehung von Krankheiten oder zur Heilung beitragen. Derzeit ignoriert die Medizin lieber die Möglichkeit, dass psychologische Faktoren Auslöser pathogener Prozesse sein könnten. Die Möglichkeit besteht jedoch nach wie vor und gewinnt zunehmend an Glaubwürdigkeit. Noch streiten die Philosophen, ob das mentale Verursacherprinzip ein ernst zu nehmendes Konzept ist oder nicht – die meisten Philosophen stufen jedoch die Argumente, die dagegen sprechen, als schwach ein.

Ich möchte an dieser Stelle keineswegs den Eindruck erwecken, die normalerweise für die Wirksamkeit der manuellen Medizin angeführten Erläuterungen seien falsch. Ganz im Gegenteil: Sie sind richtig, nützlich und notwendig, aber insoweit unvollständig, als sie nur die physiologische Seite berücksichtigen. Solche Erklärungen befassen sich nur mit einem Teil eines größeren Ganzen, wobei letzteres mangels philosophischer Betrachtung in der medizinischen Literatur nur unvollständig vertreten ist.

1.1.3 Bedeutung – ein medizinisches Versäumnis

Genau wie alle anderen medizinischen Disziplinen definiert sich auch die manuelle Therapie mit Hilfe physiologischer oder mechano-physiologischer Begriffe. Die Auswertung der Ergebnisse einer manuellen Technik oder einer verordneten Übung erfolgt stets im Lichte der Biochemie. (Wo dem nicht so ist – z. B. in Fällen, wo das Selbstwertgefühl des Patient durch Ermunterung, sich selbst seine Körperkraft zu beweisen, gestärkt werden soll –, wird impliziert, dass diese den Heilungsprozess unterstützt oder von wesentlicher Bedeutung für ihn ist). Dieser Zustand hat sich zwangsläufig im Zuge der Aufnahme der manuellen Therapie in das weite Feld der mechanistisch geprägten Medizin entwickelt.

So beschreibt man therapeutisches Berühren in der manuellen Medizin in der Regel mit denselben Worten wie eine Operationstechnik oder pharmakologisch ausgelöste Reaktionen – als Technik oder Verfahren mit mechanischer oder biochemischer Wirkung. Es gibt jedoch etwas, was die manuelle Therapie von vielen anderen medizinischen Verfahren abhebt – *die psychologisch bedeutungsvolle Berührung.* Die Sprache der Wissenschaft ist hier ungeeignet, denn sie vermag nicht zu beschreiben, was eine Berührung für den Patienten bedeutet. Möglicherweise liegt es – zumindest teilweise – an der Unzulänglichkeit des wissenschaftlichen Wortschatzes, dass das sensorisch-psychologische Erleben einer Berührung in der manuellen Therapie bisher noch nicht auf seine therapeutische Wirkung hin untersucht wurde (es sei denn, sie würde als reiner Plazeboeffekt abgestempelt).

So ist es Descartes und seiner Vorstellung des Körpers als Maschine zuzuschreiben, dass man die Erfahrungen, die Körpertherapeuten mit der therapeutischen Berührung gemacht haben, zu keiner Zeit als bedeutenden Faktor für den Heilungsprozess anerkannte. Die kartesianische Denkweise verbietet die Auffassung, allein der Glaube könne Einfluss auf den Verlauf einer Erkrankung nehmen (auch wenn das nicht die persönliche Meinung von Descartes war).

Warum ist es für die theoretische manuelle Therapie so wichtig, die Berührung ganz neu und als eigenständiges Phänomen zu untersuchen? Weil es nur auf diesem Weg möglich ist, sich von der Sprache zu lösen, die nur dazu geeignet ist, die recht eingeengte quanitifzierbare wissenschaftliche Medizin zu beschreiben. Die Betrachtung der Berührung als eigenständiges Phänomen ermöglicht der theoretischen manuellen Medizin, aus ihrem größeren und wahren Kontext und nicht aus der stark eingeschränkten Sichtweise der modernen Medizin heraus zu agieren. So ist es eher möglich, die Ganzheit des Subjekts – besonders jedoch die Bedeutung der Erfahrung des Berührtwerdens im Verlauf des Heilungsprozesses – im Auge zu behalten.

1.2 Klinische Beispiele

1.2.1 Mechanische Technik als «Kopfhalten»

Eine Patientin schaute mit Tränen in den Augen zu ihrer Therapeutin auf und sagte: «Der Kopf liebt es, in Ihre Hände gebettet zu sein.» Die Therapeutin führte gerade die bereits erwähnte kraniosakrale Technik aus und konzentrierte sich voll auf ihre Durchführung. Sie war sich der Empfindung der Patientin nicht bewusst. Welch außergewöhnliche Feststellung die Patientin doch gerade von sich gegeben hatte: «Der Kopf» – nicht «mein Kopf». Hätte die Patienten statt dessen gesagt: «Ich genieße es, wenn Sie meinen Kopf in Ihren Händen halten», dann spräche aus diesen Worten eine enges Vertrauensverhältnis, denn den Kopf eines anderen Menschen zu halten hat im nichtmanuellen medizinischen Kontext eine bestimmte Bedeutung. Diese Handlung kann ein Zeichen von Zuneigung, ein Akt des Heilens im weitesten Sinne oder Ausdruck von Liebe sein. «Ich liebe es, wenn

Sie meinen Kopf halten», das ist zweifellos die exakte Interpretation der Worte der Patientin – das ist es, was sie tatsächlich sagen wollte. Aber warum hat sie sich auf diese besondere Art und Weise ausgedrückt?

Es sind doch die Menschen, die lieben, und nicht ihre Köpfe? Zwei Motive sind denkbar:

1. Das Schaffen von psychologischer Sicherheit.
   Viele Patienten haben gute Gründe, ihre Gefühle zu verbergen, um sich selbst zu schützen und um möglichst wenig Angriffsfläche für Verletzungen zu bieten. Aus einem instinktiven, ganz normalen Selbsterhaltungstrieb heraus hat die Patientin die angenehme Empfindung, die sich beim Halten ihres Kopfes durch die Therapeutin einstellte, einfach auf ihren Kopf projiziert. So war es ausschließlich der Kopf, der die Behandlung so sehr liebt – nicht sie selbst. Eine solche Gefühlsverlagerung schafft eine sichere Distanz zwischen Patientin und Therapeutin. Die Patientin wollte sich nicht zu dem zu diesem Akt zugehörigen Vertrauensverhältnis bekennen, weil das wiederum eine besondere Beziehung zwischen zwei *Menschen* implizieren würde. Statt dessen projizierte sie die Beziehung auf die Therapeutin und ihren Kopf – der Kopf als Teil ihrer selbst, als Besitz, ein ausschließlich anatomisches Gebilde, das «repariert» werden muss. Obwohl die Patientin jedes Gefühl von Vertrautheit von sich wies, hat sie trotzdem sehr wirkungsvoll ausgedrückt, wie sehr sie diese besondere Behandlungsform genießt.

2. Die meisten Menschen glauben und handeln, als ob Körper und Selbst zwei eigenständige, voneinander unabhängige Teile sind.
   Diese Überzeugung ermöglicht nicht nur das Verlagern von Gefühlen (wie es bei der Patientin der Fall war), sondern fördert es noch. Die Trennung von Körper und Mensch als solchem ist fester Bestandteil der westlichen Denkweise, deren Ursprünge auf Platon zurückgehen. In dem Maße, wie der zivilisierte Mensch westlicher Kultur immer mehr den direkten Bezug zur Natur und seinem natürlichen, sinnlichen Selbst verliert, entfernt er sich auch immer mehr von seinem Körper.

Unsere Patientin könnte es vom psychologischen Standpunkt her als gefährlich erachtet haben, sich zu der in der therapeutischen Behandlung liegenden Vertrautheit zu bekennen. In modernen medizinischen Versorgungseinrichtungen erwartet man zwar keine zwischenmenschliche Vertrautheit, es ist aber dennoch wichtig zu wissen, dass zumindest seitens der Patienten der Aspekt der Vertrautheit für die Behandlung eine Rolle spielt . Einfühlsames, liebevolles Streicheln findet man im außermedizinischen Bereich ausschließlich in einem von Anteilnahme geprägten Kontext. Die Patientin kannte keine mechanistische Erklärung, warum die Technik des Kopfhaltens auf diese spezielle Art und Weise eine therapeutisch bedeutsame physiologische Reaktion bewirken kann. Für sie war es keine medizinische Intervention im eigentlichen Sinne. Sie empfand die Behandlung vielmehr als eine nichtmedizinische Maßnahme, genau wie ein Patient es nicht als medizinische Maßnahme erachtet, wenn eine Schwester ihm im Verlauf eines schmerzhaften medizinischen Eingriffs die Hand hält.

Welche Bedürfnisse hatte die Patientin?

Die physiologische Wirksamkeit der kraniosakralen Technik kann als gegeben vorausgesetzt werden. In Betracht gezogen werden sollte jedoch die Möglichkeit, dass diese Patientin gehalten werden musste, um Heilung zu erfahren. Es wäre zu einfach, allein die mechanischen/physiologischen Auswirkungen der Behandlungstechnik für den Erfolg der therapeutischen Behandlung verantwortlich zu machen. Es ist aber auch nicht wahrscheinlich, dass ausschließlich diese Wirkungen Auslöser für die emotionale Erfahrung des Umsorgtseins waren. Es wäre doch durchaus denkbar, dass die Therapeutin nur ihre Hände mit der nötigen Aufmerksamkeit, mit Respekt und in helfender Absicht auf den Kopf der Patientin legen musste, um unterstützend auf den Heilungsprozess einzuwirken.

Diese Art des Heilens erinnert an das Handauflegen, insofern mag es nicht ganz passend sein, in diesem Zusammenhang von einer «Technik» zu sprechen. Es kann sich um eine Art des Heilens handeln, das Eltern ihren Kindern angedeihen lassen – den Schmerz wegreiben, Wiegen und Umarmen des Kindes. Soviel ist klar: Es handelt sich um den Prozess des Heilens, aber um ganzheitliches Heilen, um Heilen des Menschen in seiner Ganzheit, und nicht einfach um eine Technik oder ein medizinisches Verfahren. Auch das medizinische Verfahren mag effektiv sein, aber die Berührung eines Menschen in heilender Absicht mit physiologischen Prinzipien zu erläutern, ist doch ein sehr moderner, westlicher Gedanke. Seit Urzeiten haben die Menschen bei körperlichem oder emotionalem Schmerz durch Berühren einander Heilung gebracht.

1.2.2 Dehnung der Lendenwirbelsäule als «Wiegen»

Eine 60 Jahre alte Frau wurde wegen Kreuzschmerzen von einer Körpertherapeutin behandelt. Die Therapeutin bat die nur leicht bekleidete Frau, sich auf die Seite zu legen und die Knie anzuwinkeln. Sie presste ihre Oberschenkel gegen die Schienbeine der Patientin und stützte deren Lendenwirbelsäule mit beiden Händen ab. Dann drückte sie die Knie der Frau mit langsamen und rhythmischen Bewegungen fest gegen deren Bauch und Brustkorb. Nach ein paar wenigen Wiederholungen seufzte die Patienten: «Oh, das ist so angenehm». Die Therapeutin hatte sich einer ganz einfachen Flexionstechnik der Lendenwirbelsäule bedient. Sie wollte bei der Patientin eine adäquate Dehnung im hinteren Lumbalgewebe und in den Hüftgelenken bewirken, wobei sie den Bewegungsrhythmus stets an die jeweilige Gewebespannung anpasste. Diese Behandlung verschaffte der Patientin einen Genuss, welcher einerseits aus der eingenommenen Embryohaltung, andererseits aber auch aus den rhythmischen, wiegenden Bewegung und der starken Dehnung der unterforderten Muskulatur des Haltungsapparates resultierte. Die Patientin lag zusammengerollt auf dem Behandlungstisch und wurde von der Therapeutin gehalten und gewiegt. So etwas hatte die Patientin vermutlich zum letzten Mal bei ihrer Mutter erlebt.

Welche Bedürfnisse hatte die Patientin?

Darf man die positive Wirkung des Wohlbehagens seitens der Patientin vernachlässigen, wenn nach den Gründen für die Zustandsverbesserung der Patientin gefragt wird? Ist es so sicher, dass allein die physiologischen Erklärungen einer starken Muskeldehnung und Wirbelgelenkmobilisation (z. B. als neurovaskuläre Ereignisse bezeichnet) für die Empfindungen der Patientin verantwortlich sind?

Welche Auswirkungen hat diese Technik auf Basalganglien, Kleinhirn, limbisches System und sonstige Bereiche? Welche Konsequenzen ergeben sich für das Selbstwertgefühl der Patientin, für ihren in ihren Augen alten und wertlosen Körper? Wie anregend wirken früheste Kindheitserinnerungen an ihre Mutter, die sie einst sanft in ihren Armen wiegte? Oder Erinnerungen an ihren Ehemann? Was bewirkt die Verschmelzung zweier Menschen in rhythmischen Bewegungen, geleitet von Respekt, Fürsorge und heilender Absicht?

Und wieder stellt sich die Frage, was in erster Linie für den Heilungsprozess verantwortlich ist – die Technik mit ihren gewebespezifischen physiologischen Wirkungen oder die Erfahrung des Umsorgtwerdens, des Geheiltwerdens? In welcher Beziehung stehen diese beiden Aspekte zueinander? Gibt es noch andere Erklärungen, die wir zum Verständnis dieser Interaktion heranziehen müssen?

All diese offenen Fragen müssen Berücksichtigung finden, wenn wir die theoretischen Grundlagen der manipulativen Technik vorantreiben wollen. Ohne sie – und das, obwohl zahlreiche Ärzte die psychologischen Gegebenheiten stillschweigend akzeptieren – wird die Theorie für immer auf einem unvollständigen und partitiven Gedankengerüst ruhen und das Wissen um die psychosomatische Medizin größtenteils ungenutzt bleiben.

1.3 Eingehendere Prüfung der Kernfragen

Ich möchte nochmals an die beiden Schlüsselfragen erinnern, die das Buch erforschen möchte:

1. Wie therapeutisch bedeutsam sind die sensorisch-psychologischen Empfindungen der Patienten im Vergleich zu der spezifischen physiologischen Wirkung manipulativer, mechanischer therapeutischer Verfahren?
2. Wie sind diese beiden Aspekte miteinander verbunden?

An der Art der Fragestellung ist bereits erkennbar, dass sowohl die physiologischen als auch die psychologischen Wirkungen der Berührung Heilung bringen können, und dass zwischen beiden Wirkweisen eine Beziehung besteht. An dieser Stelle soll nochmals kurz darauf eingegangen werden, warum diese Frage von zentraler Bedeutung ist. Es gibt zahlreiche Abhandlungen, die die unterschiedlichen Ursachen für Scheitern und Unzulänglichkeit der modernen, technologisch geprägten Medizin anführen oder es zumindest vorgeben. Es gibt aber auch Texte, die sich mit den großen Stärken dieser Medizin befassen. Aus der allgemeinen Kritik können jene Punkte herausgefiltert werden, die für eine Argumentation zur psychologischen Bedeutung der therapeutischen Berührung von besonderem Interesse sein können. Hierbei sind zwei Bereiche von besonderem Interesse: die Grenzen ausschließlich physiologischer Umschreibungen und die Vernachlässigung der vom Patienten gemachten Erfahrung.

1.3.1 Physiologische Definitionen der Berührung

Physiologie (gr. *physis* Natur, gr. *logos* Wort, Lehre) ist die Wissenschaft und Lehre von den Lebensvorgängen, insbesondere von den Funktionen der Organe und Körperteile im Verlauf des Lebens. Dies unterscheidet die Physiologie von der Anatomie (gr. *anatemnein* zerschneiden), der Kunst des Zerschneidens oder künstlichen Zergliederns der verschiedenen Körperteile, um deren Lage, Beziehung zueinander, Struktur und Funktion zu ermitteln. Die Physiologie ist zuerst einmal ein Zweig der Biologie (Beispiel: Beschreibung der Austauschvorgänge im Zuge renaler Resorptionsmechanismen). Auf der Ebene biochemischer Prozesse (Beispiel: Erklärung der Aktivität von Natriumionen im Zuge renaler Resorptionsmechanismen) jedoch verzichtet die Physiologie zugunsten der bekannten chemischen und physikalischen Gesetze (Sheldrake 1985).

Die meisten Wissenschaftler werden zustimmen, dass die Wirkung der Berührung am naheliegendsten mit Hilfe der Physiologie erläutert werden kann. Mit Hilfe dieser Disziplin können wir den Nachweis erbringen, dass unterschiedliche

Körperregionen auch unterschiedlich sensibel sind. So reagieren manche Bereiche empfindlicher auf leichte Berührungen, andere wiederum reagieren stärker auf Druck, Hitze, bestimmte Strukturen usw. Man spricht hier von *einer zonengebundenen qualitativen Sensibilität.* Ebenso kann man nachweisen, dass eine bestimmte Körperregion mehr oder weniger empfindlich auf ein und dieselbe Berührung reagiert – man spricht hier von einer *zonenabhängigen quantitativen Sensibilität.* Die physiologische Umschreibung der Wirkung einer Berührung konzentriert sich in erster Linie auf Eigenschaften der unterschiedlichen Mechanorezeptoren, auf Funktion, Örtlichkeit, Quantität etc. Daneben können wir nachweisen, dass unterschiedliche taktile Empfindungen in verschiedenen Körperregionen unterschiedliche Bereiche des zentralen Nervensystems ansprechen. Solche Stimuli aktivieren z. B. neuro-anatomische Koordinationszentren für Körperhaltung und Bewegung, für Schutzreflexe und Sexualität. All dies ließe sich – zumindest theoretisch – mit Hilfe physiologischer Messgeräte belegen.

Das Problem der ontologischen Konversion

Die aus diesem Modell erwachsende Schwierigkeit besteht darin, dass man niemals genau begreifen wird, wie ein bestimmter taktiler Reiz von einen Menschen bedeutungsvoll interpretiert wird. Dies ist in erster Linie auf die Tatsache zurückzuführen, dass der Mechanismus, der einen neurologischen Impuls zu einer – sagen wir – genussbringenden Empfindung werden lässt, stets ein philosophisches Problem bleiben wird. Elektrochemische, neurologische Phänomene lassen sich nicht auf die gleiche Art und Weise wie Emotionen umschreiben. Sie unterscheiden sich in ontologischer Hinsicht. Und hier muss die Sprache der Physiologie erneut einer anderen Disziplin – diesmal der Psychologie – weichen. Ein weiteres Problem ist die große Anzahl hilfreicher und interessanter psychologischer Modelle, die von den verschiedenen Unterdisziplinen der Psychologie erarbeitet wurden. All diese konkurrierenden Modelle haben neben der Psychologie Bestand, weil ihre Gültigkeit nicht anhand streng wissenschaftlicher Kriterien – die ja Teil einer anderen Disziplin sind – widerlegt werden kann. So hat sich schließlich die Gewohnheit entwickelt, physiologische und psychologische Ereignisse in sich gegenseitig ausschließender Art und Weise zu umschreiben.

Das Problem der indefiniten Variablen

Mit der Herstellung einer direkten Beziehung zwischen physiologischen Ereignissen und ihrer Bedeutung ergibt sich ein weiteres Problem. Man müsste die Umwandlung eines messbaren neurologischen Ereignisses in eine nicht messbare psychologische und emotionale Erfahrung verfahrensmäßig standardisieren. Selbst wenn es gelänge, das philosophische Problem der ontologischen Konversion zu umgehen und ein Programm zu entwickeln, welches neurologische Reaktionen in eine psychologische Sprache übertragen könnte, so bliebe die Bedeutung einer Berührung für ein Individuum dennoch eine viel subtilere Angelegenheit als das bloße Hervorrufen eines haltungsspezifischen Reflexmusters. Entsprechend erlebt jeder die Sexualität anders und individuell. Diese Empfindungen sind nicht vergleichbar mit Gefühlen, die im Zuge einer rein experimentellen sexuellen Stimulation entstehen. Da jeder Mensch einzigartig ist, haben Sinneswahrnehmungen auch für jeden Menschen eine individuelle Bedeutung. Der angenehme oder unangenehme Charakter einer Empfindung wird auf unendlich komplexe und subtile Art und Weise von der jeweiligen Lebenserfahrung des Menschen bestimmt. Allein die Einzigartigkeit eines jeden Menschen lässt den bloßen Gedanken an ein mögliches Übersetzungsprogramm im Keim ersticken. Es ist höchst unwahrscheinlich, dass psychologische Ereignisse jemals neurologisch bestimmbar sein werden, denn gleiche psychologisch definierbare Ereignisse (z. B. meine Gedanken über das Wetter von morgen im Vergleich zu den Gedanken meiner Frau über das Wetter von morgen) werden stets durch äußerst unterschiedliche neuronale Verknüpfungen dargestellt (Boorse 1976).

Das physiologische Modell erlaubt uns nur das zu erforschen, was im Bereich der Physiologie liegt. Die Grenzen sind bei genauerer Betrachtung offensichtlich – Chemie auf der einen und Psychologie auf der anderen Seite. Die Physiologie wird niemals eine erschöpfende Antwort auf die Frage geben können: «Was passiert, wenn ich jemanden berühre?» Das gelingt auch dann nicht, wenn es sich um eine rein manipulative Berührung handelt. Sie kann jedoch zur Beantwortung dieser Frage beitragen. Man muss erkennen, dass es hier nicht darum geht, dass im Zuge der therapeutischen Berührung eintretende physiologische Ereignisse nicht zur Entstehung von Gefühlen, z. B. Schläfrigkeit, Wohlbefinden oder ein Gefühl des Umsorgtseins beitragen können; ausschlaggebend ist vielmehr, dass diese physiologischen Ereignisse solche Gefühle niemals erschöpfend zu erklären vermögen. In dem Maße, wie Erfahrungen des Patienten die Grenzen der Biologie (z. B. Schläfrigkeit) durchdringen und sich dem subtileren, konzeptuellen Bereich (z. B. umsorgt oder geheilt werden) nähern, schwindet auch das Potential der physiologischen Erklärbarkeit. Dass manipulatives Berühren einen nicht physiologisch nachweisbaren Einfluss auf die Gesundheit haben kann, bleibt natürlich eine These dieses Buches.

Ich möchte nicht leugnen, dass physiologische Ereignisse sowohl zum Heilungsprozess eines geschädigten Gewebes als auch zum Genesungsprozess eines sich krank fühlenden Menschen beitragen. Die physiologische Interpretation der therapeutischen Berührung beruht im Wesentlichen auf dem Gedanken, dass mechanische Einwirkungen auf den Körper physiologische Prozesse in Gang setzen. Diese Vorstellung, die das Wirkprinzip der Schulmedizin maßgeblich untermauert, soll in einem separaten Abschnitt über die physiologischen Grundprinzipien der manuellen Therapie eingehend behandelt werden.

1.3.2 Empirische Deutungen

Erfahrung ist das tatsächliche Durchleben einer oder mehrerer Begebenheiten sowie die Wirkung auf Beurteilung oder Gefühle, die sich aus direkten persönlichen Eindrücken heraus entwickelt haben. Normalerweise ist damit das bewusste Durchleben einer Begebenheit gemeint. Man sollte jedoch den Aspekt des Unbewussten nicht vernachlässigen, zumal allgemein anerkannt ist, dass das Bewusstsein nichts anderes als die Spitze des Eisberges des Unbewussten ist. Ich möchte an dieser Stelle nicht näher auf die Literatur eingehen, die sich mit dem Einfluss mentaler und emotionaler Ereignisse auf körperliche Prozesse befasst. Von Bedeutung ist für uns, um welche Ereignisse es sich hierbei handelt und mit welcher Sprache solche Ereignisse beschrieben werden – mit der ganz normale Sprache zwischenmenschlicher Kommunikation.

Wie bereits dargelegt, geraten physiologische Erklärungen und die entsprechend geprägte Sprache dort in eine Sackgasse, wo sie an die physiologischen Grenzen ihres Spektrums stoßen. Aus diesem Grunde ist es eigentlich sinnlos, Fragen wie «Warum spürt ein Säugling, wenn er auf diese oder jene Weise gehalten wird, dass er wichtig ist?» zu stellen und im gleichen Atemzug eine erschöpfende physiologische Erklärung zu erwarten. Erstens ist es bisher nicht gelungen, spezifische neuronale Strukturen zu lokalisieren, die ganz speziell das Gefühl der Wertschätzung repräsentieren (Problem der indefiniten Variablen). Da jederzeitige Wiederholbarkeit für eine wissenschaftliche Hypothese kennzeichnend ist, ist ein solch einmaliges Ereignis von nur geringer wissenschaftlicher Bedeutung. Zweitens ist das Gefühl der Wertschätzung (in unserem Beispiel unbewusst und instinktiv erlebt) Teil einer anderen Realität, die aus der individuellen Nervenstruktur resultiert (Problem der ontologischen Konversion).

Betrachtung in einem größeren Zusammenhang

Stellt man die Frage, ohne eine Antwort im Sinne der Physiologie zu erwarten, dann könnte die Antwort aus der Bedeutung einer Liebkosung heraus erwachsen. Als Kriterium für eine solche Antwort wären Beobachtungen zur Bedeutung des Haltens im zwischenmenschlichen Kontext zu nennen. Man könnte zu dem Schluss gelangen, dass instinktives Berühren eines Säuglings aus der biologischen «Rechtmäßigkeit» eines solchen Verhaltens erwächst. Verweigert man einem

Säugling diesen Körperkontakt, dann würde es ihm an angemessenem Selbstwertgefühl und Selbstvertrauen fehlen, was wiederum eine in erheblichem Maße gestörte psychologische und soziale Entwicklung zur Folge hätte. Die phänomenologische Erklärung lautet: Ein Kind so zu halten zeigt, dass man es wertschätzt oder liebt, denn in unserer Welt verleiht man Liebe oder Wertschätzung auf diese Art und Weise Ausdruck. Man könnte sogar noch weiter gehen und behaupten, dass die Konzepte der Wertschätzung und Liebe von der Existenz bestimmter Berührungen abhängig sind und nur über das Medium der Berührung ihre volle Bedeutung erlangen können.

Bei der Weiterentwicklung dieses Gedankens gelangen wir unweigerlich zu der Aussage, dass der Akt des Haltens eines Säuglings die Ganzheit oder Einheit dessen wiederherzustellen versucht, was kurz zuvor noch eins war – Mutter und Kind. Das Halten des Säuglings ist für die Mutter Ausdruck des Verlangens, eins mit ihrem Kind zu sein; gleichzeitig möchte sie dem Bedürfnis des Säuglings, eins mit der Mutter zu sein, nachkommen. Liebe ist ein allgemeiner Begriff, der im Sinne der Philosophie definiert werden kann als das Verlangen, mit dem, was man liebt, zu verschmelzen. Im Sinne dieser Erklärung wird der Akt des Haltens zu einem Akt der Liebe, in dem eine Berührung selbstverständlich auch Ausdruck für die Wertschätzung des anderen Menschen ist. Die meisten Patienten können dies bis zu einem gewissen Grad im Verlauf einer Behandlung spüren.

Vor dem Hintergrund dieser phänomenologischen Erklärung muss darüber gesprochen werden, dass eine Berührung sowohl ein Zeichen von Fürsorge, Liebe, Sorge und Verlangen als auch ein Zeichen von Abneigung, Angst, Unsicherheit etc. sein kann. Es muss darauf verwiesen werden, dass die Berührung im Zusammenhang mit wahrnehmbarem psychologischem und anthropologischem Verhalten und Bedeutung universell eingesetzt wird.

Beispiel: Im Verlauf einer medizinischen Behandlung kommt es beim Patienten manchmal zu einer Normalisierung des Blutdrucks, wenn eine Schwester seine Hand hält. Als Erklärung könnte man anführen, dass der Patient seine Angst durch das Gefühl der geteilten Verletzbarkeit teilweise kompensieren konnte. Dies könnte seine eigene Verletzbarkeit reduziert und sein Selbstwertgefühl gesteigert haben (d. h. die unbewusste Erkenntnis «Ich bin es wert, berührt zu werden»). Ein gesundes Selbstwertgefühl verleiht innere Stärke und mindert Angst und Furcht. Diese und ähnlich lautende Erklärungen vermögen die positiven Auswirkungen dieses pflegerischen Verhaltens gut zu umschreiben. Man muss nicht immer auf komplizierte Theorien wie Tonusänderungen im sympathischen Teil des Nervensystems oder Freisetzung von Endorphinen zurückgreifen. Mit den Worten «weniger Angst» umschreibt man die physiologischen Auswirkungen vermutlich treffender, als wenn man von den Endprodukten einer speziellen taktilen Stimulation sprechen würde. Fazit: Die physiologischen Auswirkungen sind auf psychodynamische Phänomene zurückzuführen und nicht umgekehrt.

1.3.3 Die Grenzen der Physiologie

Im Laufe ihrer Entwicklung hat sich in der westlich geprägten Medizin eine Denkweise entwickelt, die sich auf einen besonderen und hochspezialisierten Aspekt der Menschheit konzentriert. Auch die Sprache der Physiologie hat sich von der «normalen» Sprache so sehr isoliert, dass sie keine Worte mehr für zwischenmenschliche Transaktionen findet. Natürlich erfordert die Spezialisierung auf physiologische Belange eine besondere Fachsprache, deren Verwendung jedoch streng überwacht werden sollte. Sie darf aber nicht zur Beschreibung von Ereignissen herangezogen werden, die teilweise oder vollständig über die Grenzen der Physiologie hinausreichen. Die Wissenschaft selbst ist sehr verführerisch, was dazu geführt hat, dass ihre verschiedenen Sprachstile auch in Bereichen eingesetzt werden, in denen sie im Grunde nicht zuhause sind.

Das menschliche Befinden lässt sich im Vergleich zur Sprache der Psychologie und Philosophie mit den Worten der Physiologie nur unzureichend umschreiben. Physiologische Erläuterungen können sogar irreführend sein, weil sie überbetont sind und viel zu wichtig genommen werden. Wir kennen die wenigen Bücher zur Physiologie im Vergleich zu der großen Buchsammlung über die menschliche Verfassung einfach zu gut und vertrauen ihnen zu sehr.

1.3.4 Wachsender Einfluss der Phänomenologie in der medizinischen Theorie

Der Philosoph *Maurice Merleau-Ponty* (1989) definierte den menschlichen Körper als das «ursprüngliche Element». Damit meinte er, dass lebendiges menschliches Fleisch niemals als lebloses Objekt bezeichnet werden darf, denn nur mit Hilfe dieses Fleisches ist es uns möglich, unbelebte Objekte zu erfahren. Der Körper nimmt wahr und wird wahrgenommen, er handelt und wird behandelt. Im Grunde genommen kann der Körper, *so wie er erlebt wird*, keiner genauen Betrachtung unterzogen werden, weil z. B. Wahrnehmen und Handeln subjektive Phänomene sind. Man kann niemals wirklich den Akt des Sehens sehen. Nur bestimmte biochemische Eigenschaften lassen sich Dritten gegenüber offenbaren, niemals jedoch der Körper in der ganzen Dramatik seines Lebens (Leder 1990). Die Suche nach Wegen, den «erlebten Körper» so zu beschreiben, dass auch die Bedeutung der menschlichen Erfahrung sowohl in der Pathogenese als auch im Heilungsprozess Berücksichtigung findet, hat der Phänomenologie großen Aufschwung beschert. Dieser Zweig der Philosophie gilt als eine Möglichkeit, die medizinische Sprache neu zu überdenken und soll in Kapitel 5 eingehend untersucht werden.

Der Arzt und Anhänger der Phänomenologie *Drew Leder* vertritt die Meinung, dass der Körper im Sinne von Fleisch – verfügbar für anatomische und physiologische Studien – kaum als Teil des erlebten Körpers erachtet werden kann. Vielmehr sollte sich die Wissenschaft auf das Erleben in der ersten Person konzentrieren, was zur Folge hätte, dass der Empirismus aus seiner jetzigen zweitrangigen Position befreit würde. Da wissenschaftliche Methoden sehr speziell und ungewöhnlich sind, sollten sie ausschließlich in der ihr eigenen, für sie kennzeichnenden Betrachtungsweise der dritten Person Anwendung finden. Wir hingegen sollten uns nach Leder wieder den üblicheren Perspektiven zuwenden.

1.4 Seele und Leib

Empirische und physiologische Betrachtungsweisen sind Teilbereiche des großen Geist-Körper (oder Seele-Körper)-Komplexes. Die moderne Medizin tendiert nicht nur dazu, Seele und Leib als voneinander völlig unabhängige Bereiche zu definieren, sondern paradoxerweise sogar dazu, im Krankheitsfall den Körper zu betonen anstatt das *Selbst* im Geist als beobachtendes Agens zu lokalisieren. Es ist so, als ob Geist und Emotionen keinerlei Bedeutung für die Gesundheit eines Menschen hätten und es sich folglich auch nicht lohnt, darüber zu theoretisieren.

Für diese Entwicklung in der modernen Medizin gibt es vielerlei Gründe. Die uns heute bekannte Situation hat sich vor dem Hintergrund rückläufiger religiöser und mystischer Denkweisen und Praktiken sowie im Zuge des Niedergangs der abstrakten und theosophischen Weltanschauung in der westlichen Welt entwickelt. Daneben rückten materielle Phänomene immer stärker in den Fokus der induktiv ausgerichteten wissenschaftlichen Denkweise. Alle alten religiösen Philosophien beinhalten die Überzeugung, dass die Seele besonders bei der Entstehung von Krankheiten von Bedeutung ist. Die Seele war Grundlage eines Systems, innerhalb dessen diese Bedeutung nachvollziehbar war. Ein Beispiel für eine solche allumfassende, alte philosophische Denkweise, die noch heute Bestand hat – und somit in diesem Zusammenhang eine rühmliche Ausnahme bildet –, ist die der Traditionellen Chinesischen Medizin zugrunde liegende Philosophie. Da Seele und Geist im tagtäglichen Leben von herausragender Bedeutung waren, blieb ihr Einfluss natürlich auch bei Krankheit und Heilung dominierend (möglicherweise trug der lebensbedrohliche Charakter heftiger und häufiger Infektionskrankheiten dazu bei). Im Zuge des Aufschwungs der Wissenschaft wurde die Wissenslücke bezüglich «der menschlichen Konstitution», die der Niedergang der theosophischen Weltanschauung hinterlassen hatte, mit Hilfe des aufstrebenden Materialismus und bekannten materialistischen Doktrinen zur körperlichen Verfassung des Menschen geschlossen.

Die außergewöhnlichen und großartigen Errungenschaften moderner Technologien konnten nur deshalb Einzug in die meisten Gesundheitsberufe halten, weil der menschliche Körper vollkommen in diese materielle Welt eingebettet zu sein scheint. Diese Sichtweise billigt die Art von Forschung, welche die moderne Wissenschaft so meisterhaft beherrscht.

Die so erfolgreiche wissenschaftliche Forschungsarbeit, deren Schwerpunkt auf induktiver Beweisführung und wiederholbaren Experimenten liegt, tendiert dazu, andere Forschungsarten – z. B. die philosophisch-psychologisch geprägte Wissenschaft – zu verdrängen. Wir dürfen jedoch niemals die Grenzen dieser wissenschaftlichen Richtung aus den Augen verlieren. Diese Art von Forschung kann nur in der beobachtbaren, quantifizierbaren materiellen Welt bestehen. Das Vertrauen auf Quantifizierbarkeit in der Wissenschaft gipfelt in einem ihrer wesentlichen Grundgedanken: Wissenschaftliches Streben sollte wert- und urteilsfrei, unabhängig von menschlichen Eigenschaften und unabhängig von Überzeugung und Weltanschauung des Wissenschaftlers sein. Im Grunde genommen müssten Wissenschaftler unterschiedlicher Rassen mit unterschiedlichem kulturellen Hintergrund in der Lage sein, in unterschiedlichen Teilen der Welt an den gleichen Projekten zu arbeiten und zu ein- und demselben «Ergebnis» zu kommen.

1.4.1 Menschen sind mehr als nur «wissenschaftlich»

Menschen haben bestimmte Ansichten, Werte, Weltanschauungen, Erfahrungen und Veranlagungen. Sie zeigen Sentimentalitäten und haben Gefühle. Sie reagieren emotional, irrational und unberechenbar. Die Kunst in ihrer ganzen Vielfalt – vom Pragmatischen bis hin zum Intellektuellen; Malerei, Bildhauerei, Tanz, Musik, Literatur, Bildung, Moral usw. – zeugt von diesem Reichtum der Menschheit, der *nicht* wissenschaftlich fassbar ist. Wenn der Mensch Gegenstand der Gesundheitspflege ist, muss leider festgehalten werden, dass moderne wissenschaftliche Methoden, die ausschließlich auf physiologischer Basis operieren, sich nicht dazu eignen, die Gesundheit eines Menschen zu begreifen und sich damit auseinanderzusetzen.

Diese Schlussfolgerung hat nur Gültigkeit, wenn eine weitere Voraussetzung Bestand hat: Diese psychologischen, emotionalen, sozialen und spirituellen Aspekte eines Menschen spielen für Gesundheit, Wohlbefinden, Krankheit und Unwohlsein eine Rolle. Derzeit spricht alles für diese Prämisse. Nichts beweist, dass der Mensch im Allgemeinen hauptsächlich durch moderne, wissenschaftliche medizinische Interventionen gesünder würde. Arbeitsunfähig machende Kreuzschmerzen sind hier ein hervorragendes Beispiel. Sie sind der Grund, warum in Großbritannien jedes Jahr einhundertmillionen Arbeitstage verloren gehen. Diese Schmerzen sind der häufigste Grund für das Aufsuchen eines manuellen Praktikers. Und trotz immer neuer Behandlungsmethoden kann keine Abhilfe geschaffen werden – im Gegenteil, das Problem nimmt immer mehr zu (Frymoyer & Gordon, 1989).

1.4.2 Die verleugnete Psyche und das Schicksal der Psychosomatik

Eigentlich gilt René Descartes als Begründer der Trennung von Leib und Seele, aber schon die alten Griechen dachten, der Mensch sei in gewisser Weise teilbar. Platon war der Auffassung, dass im Gegensatz zum dualistisch geprägten Kosmos – auf der einen Seite abstrakt, spirituell und nicht greifbar, auf der anderen Seite hingegen stofflich, körperlich und greifbar –, der Mensch dreifaltig ist (wie Gott es auch ist – aus der Dreifaltigkeit leitet sich die christliche Lehre vom Menschen als Ebenbild Gottes ab). Menschen sind im Wesentlichen spiritueller Natur, sie leben jedoch in einer nicht spirituellen Sphäre und besitzen folglich einen materiellen Körper. Das wahre Selbst jedoch sitzt – so Platon – in der Seele, die fortwährend gegen die Schwierigkeit ankämpfen muss, ein Leben lang zwischen zwei Polaritäten hin und hergerissen zu sein. Schon Platon beklagte sich darüber, dass die Medizin seinerzeit der Seele in der Heilung keine Beachtung schenkte.

Während in allen mystischen und religiösen traditionellen Anschauungen der Mensch stets nach dem Aufstieg vom Materiellen zum Spirituellen streben muss – wobei Intellekt und Moral eine tragende Rolle spielen –, betonen moderne wissenschaftliche (und politische) Methoden die materielle Existenz. Dies ist insofern paradox, als der Geist brillante Leistungen in Mathematik, Chemie und Physik zu erbringen vermag, die wiederum für das Studium des menschlichen Körpers unabdingbar sind. Der Erforschung des Geistes wird jedoch derselbe Status wie diesen Disziplinen verneint; das liegt vermutlich nicht zuletzt daran, dass sich der Geist nicht erforschen lässt, während er selbst forscht. Außerdem hat sich der westlich geprägte Mensch in dem Maße wie sein Körper Gegenstand ausschließlich materialistischer statt affektiver Forschung wurde, zu einem unnatürlichen und unsensiblen Geschöpf entwickelt, das sich seines Körpers überhaupt nicht mehr bewusst ist.

Neben theistischen Doktrinen weist Platon immer wieder mit Nachdruck darauf hin, das Selbst unter besonderer Betonung des Geistes in der Seele zu lokalisieren. Jeder Mensch sollte seine äußeren Handlungen dahingehend perfektionieren, dass diese eine vollkommene spirituelle Welt widerspiegeln, in die man im Zuge seines Handelns eintritt. Folglich erhielten sämtliche körperliche Aktivitäten eine explizit relationale und symbolische Bedeutung. Alle alten religiösen Theosophien basierten auf einer hierarchischen Ordnung des Menschen – vom Abstrakten hinab zur groben körperlichen Existenz. Diese Lehren implizieren kausale und zweiseitige Beziehungen innerhalb des Kontinuums von Geist-Seele-Körper – oder Geist und Körper, wie es in aller Regel genannt wird.

Descartes' Beitrag zur Trennung von Seele und Leib lag in der Tatsache, dass er das Selbst im abstrakten Geist lokalisierte. Er zog damals nur ganz bestimmte philosophische Theorien heran, um verstehen zu können, was dinglicher Natur zu sein schien, so z. B. der Körper. Descartes' Bemühen um die Erforschung des Geistes und dessen Läuterung jedoch fand keine große Beachtung; und das, obwohl er ein Anhänger des Theismus war und fest an die heilsame Kraft des positiven Denkens glaubte. Es ist nicht überraschend, dass die Wissenschaft mit Nachdruck die materielle Welt erforschte, denn Descartes war es nicht gelungen, die Beziehung zwischen dem abstrakten Geist und seinem materiellen Körper hinreichend zu veranschaulichen. Mit seiner engagierten Befürwortung des Studiums der wertfreien körperlichen Welt (dank ihrer Beobachtbarkeit) entmutigte er ungewollt die dialektische Philosophie und den Glauben an die untrennbare Einheit von Geist und Körper. Ohne diese Betonung hätten Gesundheit oder Krankheit ihren Sitz noch immer im Selbst, und nicht einfach im Körper. Die Psychologie hätte denselben Stellenwert wie die Chirurgie, und psychosomatisch-medizinische Theorien wären die Regel.

Doch leider war es nicht nur der psychosomatisch ausgerichteten Medizin verwehrt, zur Norm zu werden, sondern auch die Psychologie selbst bekam den Stempel der Unwissenschaftlichkeit aufgedrückt, sie wurde bestenfalls zu einer Pseudowissenschaft. Nicht, dass mentale und emotionale Phänomene sich einer wissenschaftlichen Untersuchung entzogen hätten – sie wurden einfach ausgeschlossen. Die Psychologie jedoch lässt sich unschwer als die «Wissenschaft von der Psyche» definieren, wenn man sich daran erinnert, dass «Wissenschaft» nichts anderes als Wissen bedeutet und nicht eine ganz besondere Art von Wissen (genau wie der Terminus «Kunst» jegliche Art von künstlerischer Gestaltung, und nicht eine ganz besondere Form von Kunst beinhaltet).

1.5 Schlussfolgerungen

1.5.1 Wie psychologisch bedeutsam ist die manipulative Berührung?

Berührung von Patienten auf der Basis rein mechanisch-physiologischer Prinzipien ist dann angebracht, wenn der Praktiker jegliche Gedanken an «ganzheitliches» Heilen und psychologische Aspekte aus seiner therapeutischen Arbeit ausschließt. Die Frage lautet dann nicht «Müssen manipulativ arbeitende Praktiker in jedem Fall die Psyche des Patienten erreichen?», sondern vielmehr «Was müssen sie tun, um die Psyche des Patienten unangetastet zu lassen?»

Selbst wenn eine therapeutische Berührung immer spezifische psychologische Reaktionen freisetzt, so gibt es doch – möglicherweise sogar zahlreiche – Situationen, in denen solche Regungen vernachlässigt werden können. Im Falle des bereits erwähnten Kopfhaltens in Verbindung mit der kraniosakralen Technik erscheint es verständlich, dass die psychologische Komponente hier viel mehr Gewicht hat als beispielsweise bei einer Massage der Unterarm-Muskulatur. Das liegt wohl daran, dass wir uns mit unserem Kopf und unserem Gesicht viel stärker identifizieren als mit unserem Arm. Deshalb empfinden wir das Berühren unseres Kopfes als eine viel intimere Handlung. Welche psychologische Regung – mit welchem emotionalen Gehalt – die Berührung des Therapeuten beim Patienten auslöst, hängt stark vom berührten Körperteil ab.

Natürlich spielt auch die Art der Berührung eine Rolle. So empfindet der Patient beispielsweise Techniken des Haltens anders als Techniken mit Bewegungselementen. Während erstgenannte eine Gefühl des *«mit dem Anderen sein»* auslöst, empfindet man Bewegungselemente eher als *«Ausüben einer Handlung am Körper»*. Wichtig ist, dass das «mit dem Patienten sein» menschliche Nähe (ausdrucksstarke Berührung) ausdrückt, wogegen der Akt des reinen «Tuns» eher als aktive/passive Beziehung empfunden wird, welche in erster Linie bei unbelebten Objekten Anwendung findet (prozedurale Berührung). Genauso unterscheiden sich die psychologischen Reaktionen bei schnellen oder langsamen Techniken, bei leichter Berührung oder tiefwirkendem Druck, bei längerem oder kürzerem Hautkontakt usw.

Bei diesen Beispielen hängen die psychologischen Auswirkungen der manuellen Therapie von anatomischen und kinetischen Kriterien ab. Diese sind relativ berechenbar. Und trotzdem bleibt die Empfindung eines jeden Patienten einzigartig und distinktiv, eine komplexe Symphonie unbewusster und bewusster, vergangener und gegenwärtiger psychologischer und somatischer Aspekte, einschließlich Heilung, Vertrautheit, Körperlichkeit und Fürsorge. Die psychologische Bedeutung der manuellen Therapie bleibt ein fruchtbares und unbeleuchtetes Gebiet, das zu intensiver Forschung einlädt.

1.5.2 Wie Körpertherapeuten ihre Arbeit beschreiben

Es stimmt wohl, dass Osteopathen, Chiropraktiker, Physiotherapeuten und sonstige Körpertherapeuten glauben, durch Manipulation ihrer Patienten Veränderungen in deren Körpern, d. h. in deren Fleisch, erzeugen zu können. Einige wenige Therapeuten werden gegen den in dieser Feststellung enthaltenen Dualismus aufbegehren. Ihrer Meinung nach behandeln sie Menschen, und nicht deren Körper bzw. ihr Fleisch. Ich werde an anderer Stelle ausführlich auf die Konsequenzen dieser humanistischen oder holistischen Geisteshaltung eingehen. Es ist jedoch nützlich, eine solche Terminologie zu verwenden, um den psychologischen Standpunkt verdeutlichen zu können. Angesichts der Tatsache, dass erstens die Mehrheit der Praktiker sicherlich nicht leidenschaftlich gegen diese Feststellung ankämpfen wird, und zweitens die Literatur ausschließlich physiologische Prinzipien für die manuelle Therapie anführt, ist der Ausdruck, dass Körpertherapeuten Fleisch manipulieren, sicherlich der genauere Terminus zur Beschreibung ihrer Tätigkeit.

In der Literatur finden wir Beschreibungen der unterschiedlichsten manipulativen Techniken. Die Meinungen gehen auseinander, unter welchen Umständen (d. h. bei welchen Gewebedysfunktionen) welche Technik anzuwenden ist. Auch finden wir zahlreiche Empfehlungen, wie die verschiedenen Behandlungstechniken am erfolgreichsten bei dieser oder jener Beeinträchtigung eingesetzt werden können. Jeder Mensch, der als Patient bereits mehr als einen Therapeuten aufgesucht hat, weiß, dass zwei Therapeuten niemals exakt dasselbe tun – selbst dann nicht, wenn die Umstände dieselben sind. Dieses Phänomen resultiert zum Teil aus den ausdrucksstarken Eigenarten des jeweiligen Therapeuten – wie sich diese Charakteristika durch Bewegung ausdrücken. Außerdem stimmen alle Praktiker darin überein, dass die Entscheidung für oder gegen einen bestimmten Behandlungsansatz beeinflusst wird durch

- Die Existenz zahlreicher therapeutischer Modelle und Ansätze in der manuellen Therapie, die scheinbar allesamt unter vergleichbaren Umständen zum Einsatz gelangen können;
- unterschiedliche Techniken und Arbeitsmethoden, die jedes therapeutische Modell beinhaltet – z. B. «funktional» oder «struktural» (vergleichbar mit homöopathisch und allopathisch);
- Ausbildung, Erfahrung und Überzeugung des Therapeuten, dieses oder jenes Modell in der Praxis einzusetzen.

Es ist offensichtlich, dass Körpertherapeuten ihre Patienten auf unterschiedlichste Art und Weise berühren. Die Unterschiede werden einerseits bestimmt vom intellektuellen Verständnis, wie Veränderungen analog philosophischer, mechanischer und physiologischer Prinzipien im Körper des Patienten eintreten können, und andererseits vom individuellen expressiven Verhalten und der jeweiligen Überzeugung und Erfahrung des Therapeuten. In der Literatur finden wir nur sehr wenige psychologische Theorien, welche die Ergebnisse einer Manipulation am Körper erläutern. Auch der Hinweis auf die vom jeweiligen Charakter des Praktikers abhängende expressive Berührung taucht so gut wie nie auf.

1.5.3 Zankapfel Grundprinzipien

Auch wenn sich die verschiedenen Berufszweige einig sind, dass man in theoretischer und praktischer Hinsicht auf unterschiedlichste Art und Weise manipulativ tätig sein kann, betrachtet der eine oder andere die diversen Ansätze manchmal doch mit leichtem Stirnrunzeln. So sind beispielsweise nicht alle Osteopathen der Meinung, dass der Terminus «Osteopathie» eindeutig definiert ist – ganz zu schweigen von der Frage, worauf eine solche Definition hinauslaufen würde. Strittig ist auch, welche Theorie nutzbringend und angemessen wäre: Welcher Stellenwert müsste Philosophie, Physiologie, Mechanik und Psychologie zukommen; welche Handlungen sind eigentlich wirklich «osteopathisch» und welche sind eher in einer anderen Disziplin anzusiedeln? Ganz besonders uneinig ist man sich jedoch in der Frage, wie eng sich Osteopathen an die Schriften ihres Begründers A. T. Still halten müssen oder inwieweit man sich an die Therapeuten anlehnen muss, die ihr Wissen von ihren Vorfahren überliefert bekamen? Müssen Osteopathen sich eng an die Richtlinien halten oder sollten sie kontinuierlich neue Theorien in Bezug auf Konzepte und Vermutungen entwickeln, die der Praxis der medizinischen Versorgung im Allgemeinen und der manuellen Medizin im Besonderen zugrunde liegen? Diese und andere Streitfragen innerhalb der theoretischen Osteopathie spalten einerseits die Gemüter, beinhalten andererseits jedoch auch ein erhebliches kreatives Potential.

In der Chiropraktik gehen die Meinungen weniger stark auseinander; am harmonischsten ist das Verhältnis unter den Psychotherapeuten. Im Falle der Chiropraktik ist dies möglicherweise auf die stärker fokussierende und zielbewusstere Weiterentwicklung der theoretischen Chiropraktik zurückzuführen (vgl. Haldeman, 1992). Die Physiotherapie hat sich schon immer als integralen Bestandteil der Medizin betrachtet und im Gegensatz zu den beiden anderen Fachrichtungen niemals das Bedürfnis, sich als eigenständige und von der Medizin klar abgegrenzte Disziplin zu definieren.

In der Osteopathie hört man oft die Sätze: «Osteopathie ist das, was Osteopathen tun», oder «Osteopathie ist das, was A. T. Still im Kopf hatte, als er den Satz prägte». Dies liegt nicht etwa daran, dass es den Angehörigen dieses Berufszweigs gefällt, den Eindruck eines mysteriösen Betätigungsfeldes zu erwecken, sondern weil es einfach keine Definitionen gibt, die der praktischen Osteopathie gerecht werden kann. In einer Gesellschaft, in der ganzheitliche Konzepte in der medizinischen Versorgung eine Renaissance erleben und in der lineare, bioreduktionistische Theorien und Einstellungen ihren historischen Zenit längst überschritten haben, wäre es doch sehr erstaunlich, wenn eine so simple Definition hätte entstehen und sich über Jahre hätte halten können. Die in der theoretischen manuellen Medizin enthaltene Mehrdeutigkeit verleiht einer These Glaubwürdigkeit, die sich für den Einfluss der Berührung auf die Psyche stark macht.

1.5.4 Was manipulative Therapeuten wirklich tun

Die nachfolgenden Ausführungen soll verdeutlichen, dass die manipulative Therapie vermutlich nicht als das angesehen wird, was sie wirklich ist. Der Grund dafür liegt in der fast vollständigen Einverleibung der manipulativen Therapie in die modernen Medizin. Der eigentliche Platz manipulativer Therapien liegt jedoch in einem viel weitergefassten Kontext des Heilens.

> «Im Zuge der praktischen Ausübung der manuellen Medizin scheint sich zwischen zwei Menschen eine Beziehung mit bestimmten Merkmalen zu entwickeln. Der eine Mensch, der normalerweise einen weißen Kittel trägt, arbeitet die ganze Woche über in ein und demselben Gebäude und wird von dem anderen Menschen dafür bezahlt. Der andere entledigt sich nach einem kurzen Gespräch fast vollständig seiner Kleidung und wird dann an den verschiedensten Stellen berührt – gedrückt, gezogen, gehalten, gerieben, gewiegt, geknetet. Diese Behandlung beinhaltet einen ebenso intensiven Körperkontakt wie ein Wrestling-Kampf oder intensives Petting – jedoch mit dem Unterschied, dass diese Behandlung weder besonders gewalttätig noch erotisch ist. Manchmal kommt es nur zu einer leichten Berührung einer oder zweier Körperbereiche. Die Begegnung der beiden Menschen dauert etwa eine halbe Stunde oder länger, manchmal sind mehrere Sitzungen erforderlich.» (anon.).

Diese aus ihrem näheren Zusammenhang gerissene Beschreibung einer Behandlung unterstreicht die innewohnenden Mehrdeutigkeit und zeigt die große Anzahl von Möglichkeiten, die sich bieten, wenn eine Theorie für eine solche Interaktion erarbeitet werden soll. In der Beschreibung des Behandlungsvorgangs liegt die Betonung ganz bewusst auf dem intimen Charakter der Begegnung, auf der möglichen erotischen oder gewaltsamen Note und dem offensichtlich ungleichen Kräfteverhältnis zwischen Therapeut und Patient (einer handelt aktiv, der andere wird behandelt, bleibt passiv; einer liegt, der andere steht oder sitzt; einer übergibt seinen Körper in die Gewalt des anderen). Und dennoch handelt sich um einen in der Körpermanipulation geschulten Praktiker, der einen Patienten «behandelt» – um eine sterile, medizinische Umschreibung zu verwenden.

Was aber geschieht tatsächlich? Wie könnten wir es beschreiben? Müssen wir wirklich rein mechanische Grundsätze zur Neuordnung der Gelenk- und Muskelsymmetrien, zu Torsion und Balance oder neurophysiologische Theorien zu viszeral-somatischen Reflexen, zu segmentalen Dysfunktionen oder Fließeigenschaften der Körperflüssigkeiten akzeptieren? Sollten wir nicht auch über Psychosomatik, emotionale Blockaden, Körperpanzerung und Haltungssymbolik sprechen?

Es ist eine Tatsache, dass sich die manipulativen Berufe bis heute nur sehr wenig in Psychosomatik oder Ganzheitsmedizin eingebracht haben, weil ein Großteil ihrer Theorien nach wie vor in bioreduktionistischen Termini gefangen ist. Ohne eine grundlegende Änderung der Terminologie und des Umfeldes, in das die manipulativen Praktiker ihre Arbeit einbetten, werden sie nicht in der Lage sein, ihre Kunst genauer und treffender zu erläutern. Tatsächlich laufen sie Gefahr, eine im Wesentlichen mangelhafte, tautologische und selbstbeschränkende These zu veredeln, zu komplettieren und zu perfektionieren. In diesem Fall wird jegliches Streben nach Holismus oder effektiver Psychosomatik im Keim erstickt.

So wie wir derzeit die Wirkung einer manuellen therapeutischen Begegnung begreifen, benötigen wir keine Detailinformationen, um bestehende Lücken zu füllen – was wir brauchen, ist eine neue Überzeugung, aus der heraus ein neues Verständnis erwachsen kann.

1.6 Zusammenfassung der Kernpunkte

In diesem Kapitel wurde/n

1. zwei unterschiedliche Berührungsarten, die technische und die expressive Berührung, anhand verschiedener Beispiele vorgestellt. Beide Berührungsarten sind für die klinische Praxis von Bedeutung;
2. der ausschließlich physiologische Ansatz kritisiert, aus dem heraus wir den Menschen und die therapeutische Berührung begreifen;
3. angeregt, den Menschen und bestimmte zwischenmenschliche Begegnungen im Zuge der Gesundheitsfürsorge in einer nicht-wissenschaftlichen Sprache zu umschreiben;
4. der Begriff der psychologisch bedeutsamen Berührung unter Berücksichtigung der Psyche und ihrer historischen Entwicklung eingeführt;
5. die Behauptung aufgestellt, dass die meisten manuellen Praktiker ihre Arbeit unter Berücksichtigung ausschließlich physiologischer Aspekte definieren, obwohl dies innerhalb des Berufszweigs zum Teil heftig umstritten ist;
6. die theoretische manuelle Therapie aufgefordert, einen Schritt zurückzugehen und den Gegenstand ihrer Betrachtung in einen weitergefassten theoretischen Rahmen zu setzen.

Nachfolgend sollen einige theoretische Ansätze der manuellen Therapie unter besonderer Berücksichtigung der Berührung eingehend untersucht werden. Der Leser wird eine neue Sichtweise bereits ausführlich erläuterter Prinzipien durch zeitgenössische und vergangene Meister der körpertherapeutischen Disziplinen kennen lernen. Eine Neuinterpretation ist nicht etwa deshalb nötig, weil bereits bestehende Erläuterungen unzureichend wären, vielmehr basieren diese auf anderen Vermutungen, die dringend einer philosophischen Betrachtung bedürfen, für die in diesem Buch jedoch kein Platz ist. Ebenso wenig ist es möglich, alle theoretischen physiologischen und mechanischen Prinzipien zur Untermauerung der manuellen Therapie im Allgemeinen anzuführen (die Lektüre ergänzender Literatur wird empfohlen). Das Buch bietet eine Zusammenfassung der wichtigsten und einflussreichsten Leitgedanken, Fragen und Vermutungen. Darüber hinaus versucht der Autor, all die Aspekte eingehend zu erforschen, die möglicherweise für die Körpertherapie von Bedeutung sein könnten, damit sie endlich Teil des Wissensschatzes dieser Disziplin werden.

Literatur

Boorse, C., 1976: What a theory of mental health should be. Journal for the Theory of Social Behaviour 6 (1): 61–84

Brody, H., 1992: The healer's power. Yale University Press (S. 7)

Frymoyer, J. W., Gordon, S. L., 1989: Research perspectives in low back pain. Spine 14: 1384–1390

Haldeman, S. (Hrsg.), 1992: Principles and practice of chiropractic, 2. Aufl., Appleton & Lange, Connecticut

Leder, D., 1990: The absent body. University of Chicago Press, Chicago

Merleau-Ponty, M., 1989: Phenomenology of perception. Routledge & Kegan Paul, London

Sheldrake, R., 1985: A new science of life: the hypothesis of formative causation. Anthony Blond, London, Kap. 1 + 2

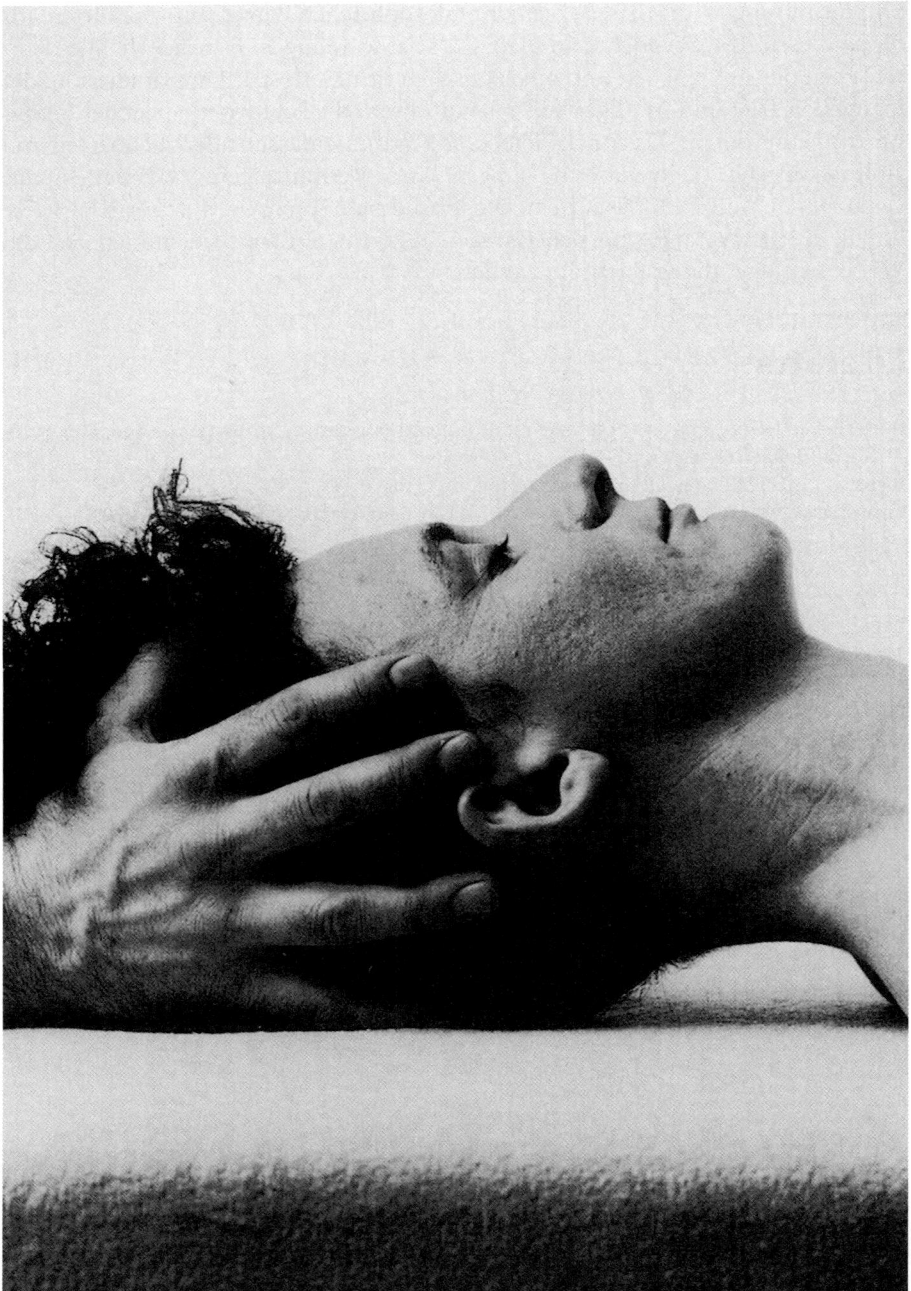

2. Manuelle Therapie – nur eine Technik? Die psychologischen Implikationen mechanischer und physiologischer Prinzipien

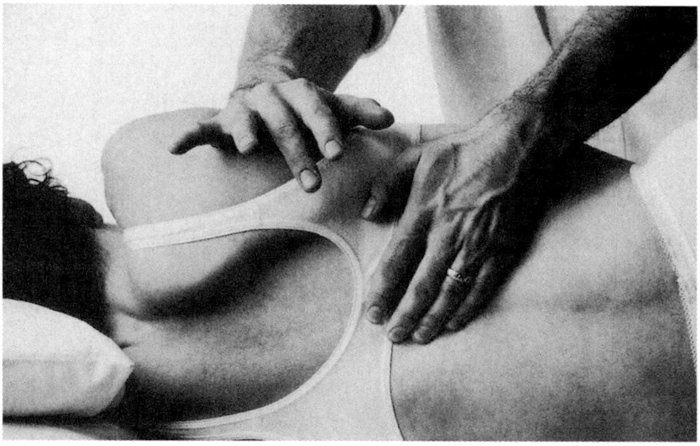

Die manipulativen Berufe waren stets um Anerkennung durch die orthodoxe, westliche Medizin bemüht. So erklärten sie die Wirksamkeit ihrer Kunst in der Sprache der Mechanik und Physiologie, um ihre Zugehörigkeit zur Schulmedizin zu unterstreichen.

In Kapitel 1 wurde bereits kritisiert, dass praktisch alle der manuellen Therapie zugrunde liegenden Definitionen auf mechanischen und physiologischen Prinzipien basieren. Es wurde darauf hingewiesen, dass emotionale Regungen und Erfahrungen nicht in physiologischen Termini ausgedrückt werden können und die medizinische Sprache diesen Aspekten der Behandlung somit nicht gerecht werden kann. Da sich Forschung und Literatur im Bereich der Psychosomatik fast ausschließlich mit neuroendokrinen Vorgängen befassen und die Physiologie allgemein akzeptierte Sprache der Medizin ist, muss untersucht werden, inwieweit die psychologische Bedeutung der manuellen Therapie aus der konventionellen theoretischen Sichtweise heraus erwachsen kann.

Zu den Themen und Zielen dieses Kapitels gehören:

- die Grundlage zu beschreiben, auf der alle der manuellen Therapie zugrunde liegenden physiologischen Theorien aufbauen;
- die aus diesen Theorien erwachsenden Fragen zu untersuchen;
- zu klären, ob diese Fragen eine Erweiterung des theoretischen Rahmens der manuellen Medizin um psychologische Aspekte erforderlich machen.

2.1 Unorthodoxe manuelle Therapie und feinstoffliche Energielehre

Innerhalb des theoretischen Rahmens der wichtigsten Schulen manueller Therapie – Chiropraktik, Osteopathie und manipulative Physiotherapie – sowie Therapien, die auf massageähnlichen Behandlungsformen basieren, gibt es Hinweise auf Gesundheits- und Krankheitsmodelle psychosomatischer Natur. Dies ist nicht immer auf den ersten Blick erkennbar. Einige sind explizit in der Literatur enthalten, andere wiederum ergeben sich aus der Verwendung bestimmter philosophischer Denkmodelle oder Konzepte.

Ich möchte gleich zu Beginn darauf hinweisen, dass es in der manuellen Therapie Schulen gibt, die für das Verstehen ihres Behandlungsprozesses keine physiologischen Grundlagen heranziehen. Wenn diese Schulen die Physiologie überhaupt berücksichtigen, dann erst, nachdem wichtigere Ereignisse stattgefunden haben – und nur weil sie stattgefunden haben. Hier sind z. B. Shiatsu, Therapeutische Berührung, Polarity-Therapie, Reiki, die unterschiedlichen Schulen des

«Handauflegens» sowie sonstige Bereiche des «energetischen» Heilens zu nennen. Stattdessen werden Modelle vorgestellt, denen die Vorstellung zugrunde liegt, dass Energiefelder ursächlich mit physiologischen Prozessen in Wechselbeziehung stehen. Und genau diesen Energiefeldern widmen die Praktiker ihre therapeutische Aufmerksamkeit. Eine interessante, jedoch kaum Beachtung findende Tatsache ist, dass die Ursprünge dieser Energiefeld-Theorien um den menschlichen Körper sowohl in der traditionellen Theosophie des Ostens (Indien und China) und Mittleren Ostens (Persien) als auch in der Theosophie des Westens (Griechenland) liegen. Sämtliche Theorien beinhalten Definitionen zur Art der Beziehung zwischen dem menschlichen Geist und der groben Stofflichkeit des Körpers. In ihrer ursprünglichen Form führen die Schriften Energie und Form vom Geist über hierarchisch geordnete «feinstofflichere Körper» – hierzu gehört auch der emotionale Körper – bis zur groben Stofflichkeit des Körpers zurück. Und von diesen feinstofflicheren Existenzen leitet sich die Vorstellung von den Energiefeldern ab.

Sowohl die Akupunktur (ein mehr als 3000 Jahre altes Verfahren) als auch die Homöopathie befassen sich mit genau dieser feinstofflichen Energetik, von der man sagt, sie könne die physiologischen Prozesse im Körper beeinflussen. Beide Disziplinen teilen die Auffassung, dass emotionale und psychologische Energien die energetischen Determinanten körperlicher Gestalt und Funktion beeinflussen bzw. von diesen Größen beeinflusst werden können. Dies erklärt, warum die theoretischen Rahmen von Akupunktur und Homöopathie auch Konzepte emotionaler und psychologischer Gesundheitsfürsorge beinhalten.

Viele Praktiker, vor allem jedoch Massage-Therapeuten und Ausführende der bereits oben genannten weniger orthodoxen Disziplinen sind Anhänger der Feldtheorie und der Vorstellung eines zwischen Praktiker und Patienten stattfindenden Energietransfers. Diese Auffassung zwingt sie, in ihren Konzepten zur Gesundheitsfürsorge auch emotionale Aspekte zu berücksichtigen. Sie behaupten, dass sie mit ihrer Arbeit am Patienten auch emotionale und psychologische Aspekte beeinflussen können.

Obwohl sowohl Chiropraktiker als auch Osteopathen Schriften hervorgebracht haben, die die feinstoffliche Körper-Theorie auf unterschiedlichste Art berücksichtigen, muss festgehalten werden, dass es sich hierbei um den theoretischen Ansatz einer Minderheit handelt. Sowohl Andrew Still als Begründer der Osteopathie als auch Daniel Palmer als Vater der Chiropraktik waren Anhänger des Vitalismus. Sie glaubten, dass der Mensch von Lebenskraft durchdrungen und durchflossen wird und es die Aufgabe des Therapeuten sei, mechanische Blockaden, die den Fluss der Lebenskraft behindern, aufzuheben. So waren psychische Störungen eines Patienten genauso behandelbar wie physische Beeinträchtigungen, weil beide Bereiche als Funktionen der Vitalität galten, die jedoch durch mechanische und andere äußere Einflüsse behindert werden konnten.

Hätte die Geschichte einen anderen Verlauf genommen und nicht zu einer Unterdrückung dieser abstrakteren philosophischen Systeme geführt, dann wäre die emotionale Medizin ganz selbstverständlich Teil der manuellen Therapie und orthodoxen Medizin geworden.

2.2 Zwei Prämissen der manuellen Medizin

Die Grundvoraussetzung der manuellen Medizin ist ganz einfach: Es ist notwendig, dass manuelle Praktiker erwarten, durch ihre scheinbar mechanische Einwirkung auf den Patienten wohltuende physiologische Reaktionen zu erzielen. Die Hoffnung auf ganz bestimmte wohltuende Wirkungen basiert auf der Vorstellung von einer mehr oder weniger berechenbaren Beziehung zwischen Mechanik und Physiologie. Diese Voraussetzung soll im folgenden *Prämisse 1* genannt werden.

Die zweite Voraussetzung, die für alle medizinischen Disziplinen – so auch für die manuellen Therapien – von grundlegender Bedeutung ist, lautet: In unserem Körper sind ununterbrochen heilende, wiederherstellende und regulierende Mechanismen aktiv; Beispiel: akute Entzündung und Beseitigung der schädigenden Reize oder Abwehrreaktion auf eine systemischen Entzündung und deren Beseitigung. Die westliche Medizin tendiert dazu, körpereigene Heilungsprozesse zu ignorieren, denn medizinische Interventionen erfolgen in aller Regel dann, wenn solche Selbstheilungsmechanismen fast erschöpft zu sein scheinen. Und trotzdem leugnet kein theoretisches medizinisches System die tragende Rolle des homöostatischen oder besser «homöodynamischen» Prinzips. Diese Voraussetzung soll im folgenden *Prämisse 2* genannt werden.

Die Grundvoraussetzungen der manuellen Medizin

- Prämisse 1: Der Praktiker erzielt durch seine manuellen Handlungen am Patienten wohltuende physiologische Wirkungen.
- Prämisse 2: Der menschliche Körper verfügt über selbstreparierende, selbstheilende und selbstregulierende Mechanismen.

Beide scheinbar so einleuchtende Konzepte müssen eingehend analysiert werden, denn auf ihnen basiert das gesamte Repertoire der manuellen Praktiken.

2.2.1 Physiologisch signifikante Mechanismen: Analyse der ersten Prämisse

1. Die dynamische physikalische Organisation eines Körperbereichs im weitesten Sinne, z. B. des Kopfes, kann mit Hilfe kinetischer Phänomene definiert werden, so z. B. als
   - Knochen- und Gelenkbewegungen,
   - intra- und intergewebliche Bewegungen, Drücke und Spannungen,
   - charakteristische Flüssigkeitsbewegungen,
   - Schwankungen bzgl. Gewebemotilität und -elastizität,
   - Stellungsvariationen im Laufe der Zeit, usw.

2. Diese kinetischen Phänomene müssen ganz natürlich innerhalb bestimmter durch biologische Normen auferlegter Grenzen funktionieren, damit die unterschiedlichen Subsysteme innerhalb des Schädels einwandfrei und auf gesunde, anpassungsfähige Weise zusammenarbeiten können.

3. Diese kinetischen Wirkungen sind nach außen hin sichtbare Manifestationen eines äußerst komplexen, interdependenten und integrierten Systems im Körperinnern ablaufender physiologischer und biochemischer Phänomene. (Aristoteles glaubte, das Leben drücke sich in Form von physikalischen und abstrakten Bewegungen aus. Daher auch die Entscheidung für den Terminus «Kinetik» zur Beschreibung der Gesamtheit und Vielzahl von Wirkungen der menschlichen Lebensprozesse, zumindest auf physiologischer oder mechanischer Ebene).

4. Man kann davon ausgehen, dass zwischen im Körperinnern ablaufenden und nach außen hin sichtbaren Ereignissen geordnete und berechenbare Beziehungen bestehen, da kaum anzunehmen ist, dass solche Beziehungen Ausdruck für Chaos sind.

5. Zumindest einige der äußeren mechanischen Phänomene können palpatorisch ermittelt und durch gezielte Manipulationen beeinflusst werden.

6. Daraus folgert die manuelle Therapie, dass innere Phänomene durch Berühren ihrer äußeren Manifestationen untersucht werden können.

7. Damit die manuelle Behandlung physiologisch signifikant sein kann, müssen die inneren physiologischen Phänomene und ihre äußeren mechanischen Manifestationen bis zu einem gewissen Grade ursächlich reversibel oder äquivalent sein. Das bedeutet: Bestimmte mechanische Ereignisse müssen auch bestimmte physiologische Ereignisse bedingen und nicht nur umgekehrt. Dass dies der Fall ist, ist allgemein anerkannt und wird durch Überlegungen zu Quantität, Art, Ort und Wirkung der Stimulation von Mechanorezeptoren veranschaulicht. Auch Untersuchungen zur Wirkung z. B. von Massage oder körperlicher Ertüchtigung stützen diese Aussage. Menschliches Gewebe reagiert auf geordnete und organisierte Art und Weise auf seine mechanische Umgebung.

8. Ist die Funktion eines dieser äußeren physikalischen Phänomene (wie unter 1. aufgelistet) und folglich auch eines ihrer physiologischen Entsprechungen gestört und kann die Beeinträchtigung palpatorisch ermittelt werden, dann ist es theoretisch möglich, diese zu beheben. Dies erfolgt mit Hilfe spezifischer und hochorganisierter Krafteinwirkungen, mit bestimmten Bewegungen, Druck, negativem Druck usw. auf den Körper, um die inneren Systeme positiv zu beeinflussen, d. h., um zur Wiederherstellung der Gesundheit beizutragen.

Wichtige Konzepte

Lassen Sie uns nochmals kurz zusammenfassen: Da physiologische Prozesse im Körperinnern mechanische Reaktionen auslösen, welche wiederum zyklisch Einfluss auf die physiologischen Systeme nehmen, ist davon auszugehen, dass von außen auf den Körper einwirkende aktive Kräfte physiologisch signifikante mechanische Ereignisse verursachen. Wären solche von außen einwirkenden Kräfte nicht physiologisch signifikant, dann hieße das, dass der menschliche Körper seine mechanische Umgebung nicht wahrnimmt und nicht darauf reagiert. Das ist mit Sicherheit nicht der Fall.

Es stimmt, dass die Vorstellung von mechanischen Reizen, die physiologische Reaktionen verursachen, nicht unbedingt neu ist – ein kurzer Schlag mit einem Stock auf den Kopf würde uns das ganz schnell bestätigen. Wir wissen, dass die physiologische/biochemische Aktivität im Gewebeinnern hochorganisiert abläuft. Ich möchte jedoch nachdrücklich darauf hinweisen, dass die *äußeren, tastbaren kinetischen und mechanischen Phänomene ebenso zahlreich, eigentümlich, hochorganisiert und integriert sind wie ihre inneren physiologischen Entsprechungen.* Dies ist auf die Tatsache zurückzuführen, dass die Beziehung zwischen Mechanik und Physiologie als organisiert, d. h. als berechenbar, wohl geordnet und normativ definiert werden kann. Folglich kann eine planmäßige manuelle

Behandlung physiologische Prozesse auf ähnlich berechenbare Art und Weise beeinflussen.

Das beanspruchte Wissen um die normalen (gesunden) und unnormalen (ungesunden) Strukturen der durch Palpation wahrnehmbaren menschlichen physikokinetischen Phänomene kann als charakteristisch für gut durchdachte und hoch entwickelte Schulen der manuellen Medizin erachtet werden.

Prämisse 1 vereint sämtliche in der Literatur verfügbaren spezifischen Theorien, die auf der physiologischen Wirkung der mechanischen Therapie basieren. Da letztgenannte viel zu zahlreich sind, ist eine Untersuchung im Detail nicht möglich. Prämisse 1 kann jedoch als hinreichendes Grundprinzip der manuellen Therapie gelten. Sie erklärt, warum man einen Patienten berührt:

- um bedeutungsvolle taktile Informationen wahrzunehmen und zu erhalten;
- um sich ein Urteil über die Bedeutung solcher Informationen machen zu können;
- um auf der Grundlage solcher Urteile manuelle Techniken anwenden zu können.

Bleibt zu ergründen:

- welche manuellen Ereignisse physiologisch bedeutsam sind,
- wie physiologisch bedeutsam solche manuellen Ereignisse sind,
- auf welche Art und Weise sie bedeutsam sind – d. h. was sind die physiologischen Wirkungen?

All dies ist wiederum abhängig von der Art der Beziehung zwischen Mechanik und Physiologie, insbesondere jedoch von der Frage, inwieweit der mechanische Ausdruck physiologischer Ereignisse reversibel ist. Auch das Begreifen der organisatorischen Aspekte der mechanischen Umgebung des Körpers spielt eine Rolle. Im Abschnitt über die Systeme sollen weitere Aspekte dieser Beziehung näher untersucht werden.

Physiologische Konsequenzen aus der ersten Prämisse

Prämisse 1 besagt, dass mechanische Einwirkungen auf den Körper des Patienten wohltuende physiologische Wirkungen erzielen können. Dies gilt, solange solche Handlungen auf dem Verständnis einer wechselseitigen interaktiven Natur der Beziehung zwischen Physiologie und Mechanik basieren. Um behaupten zu können, dass diese Handlungen auch psychologisch signifikant sind, muss nachgewiesen werden, dass

1. eine weitere wechselseitige, interaktive Beziehung zwischen Psychologie und Physiologie besteht, und/oder dass
2. die *Wahrnehmung* einer Berührung durch den Patienten – bewusst oder unbewusst – bereits psychologische Auswirkungen hat, bevor sich überhaupt eine physiologische Reaktion auf die Berührung einstellen kann, bzw. dass die psychologischen Auswirkungen unabhängig von der physiologischen Reaktion auftreten.

Mentale Ereignisse können unterschiedlich definiert werden:

- Sie sind elektrochemische Phänomene, d.h. der Verstand ist nichts anderes als Hirngewebe.
- Sie gehören einer hierarchisch anders geordneten Realität an als die Elektrochemie und werden durch sie ausgedrückt.
- Beide stehen in keinem kausalen Zusammenhang, sondern sind unterschiedliche Ausdrucksweisen ein und derselben Wirklichkeit; sie sind *Epiphänomene.*

1. Die Vorstellung von einer wechselseitig interaktiven Beziehung zwischen Psychologie und Physiologie

Ich möchte vorab darauf hinweisen, dass wir uns hier mit einem extrem schwierigen Thema auseinander setzen, welches in der Philosophie äußerst kontrovers diskutiert wird. Für unsere Analyse ist es unerheblich, ob mentale Ereignisse abstrakter oder elektrochemischer Natur sind. Sind es *ausschließlich* elektrochemische Phänomene (so die herrschende, wenn auch zunehmend in Frage gestellte Meinung), dann sind sie sowieso rein physiologischer Natur. Die Wirksamkeit der manuellen Therapie als psychologisch signifikantes Ereignis wäre somit durch die erste Prämisse und ihre Bedingungen belegbar. Wie wirksam die manuelle Therapie ist und welche Arten von psychologischer Wirkung zu erwarten sind, wäre nichts weiter als ein Fall klinischer Beweisführung und Forschung.

Sollten psychologische Ereignisse (egal, ob diese nun abstrakter oder materieller Natur sind) physiologische Reaktionen *bewirken*, dann wäre dies als Erweiterung der ersten Prämisse zu werten. In diesem Falle sollte man vernünftigerweise voraussetzen, dass die äußeren physiologischen Phänomene ebenso zahlreich, eigentümlich und hochorganisiert sind wie die psychologischen Phänomene, denen sie Ausdruck verleihen. Auch dies gilt nur, weil die Beziehung zwischen beiden berechenbar, wohl geordnet und normativ ist.

Im Falle materieller Modelle geistiger Aktivität muss trotz allem die Fähigkeit einer organisierten Wahrnehmung und Reaktion auf physiologische/mechanische Reize bestehen, denn sonst käme es weder zu Rückmeldungen noch zu einer Integration beider Bereiche. An dieser Stelle soll darauf hingewiesen werden, dass die «esoterischen» philosophischen Systeme, aus denen solche Modelle erwachsen, Fürsorge und eine wohl geordnete Erziehung von Körper und körperlichen Gewohnheiten nachdrücklich betonen, da dies als die Grundvoraussetzung der Seelenkultur erachtet wird. So unterstrich beispielsweise Pythagoras in seinem Erziehungsmodell, wie wichtig es ist, dem Körper ausreichend Aufmerksamkeit und Fürsorge angedeihen zu lassen. Wo der Körper Ausdrucksmittel der Seele ist, da modifizieren körperliche Veränderungen auch die Ausdruckskraft der Seele. Und da in der Phänomenologie das Leben als «verkörpert» gilt, kann die manuelle Therapie durchaus Einfluss auf die Möglichkeiten der Verkörperung nehmen.

Wenn mentale und physiologische Ereignisse Epiphänomene sind, weil sie einander widerspiegeln, müssten sich erstere im Zuge einer Veränderung der letzteren ebenfalls wandeln. Auch hier gilt wieder die erste Prämisse.

Abschließend kann festgehalten werden, dass auf der Grundlage der ersten Prämisse die manuelle Therapie nicht nur psychologisch bedeutsam, sondern möglicherweise auch psychotherapeutisch signifikant ist. Dies gilt besonders in dem Maße, wie das Kausalprinzip frei vom Physiologischen zum Psychologischen operieren kann. Inwieweit die therapeutische Berührung Einfluss auf psychologisch signifikante physiologische Mechanismen nehmen kann, muss noch geklärt werden, ebenso die Frage, welche Mechanismen eigentlich beeinflussbar sind. Diese Fragen sind nur im Zuge unvoreingenommener und ethischer klinischer Forschung zu beantworten.

2. *Die Vorstellung, dass die Wahrnehmung einer Berührung durch den Patienten zentrale psychologische Auswirkungen hat, bevor sich überhaupt lokale physiologische Reaktionen auf die Berührung einstellen, bzw. dass psychologische Reaktionen unabhängig von physiologischen Reaktionen auftreten*

Diese Aussage, die sich auf die Beziehung zwischen Physiologie und Psychologie bezieht, basiert auf einer wohl geordneten Ereignisabfolge, wobei ein Ereignis Ausdruck eines anderen ist oder zu diesem wird. Dies ist eine relativ begrenzte und recht mechanische Sichtweise der Ereignisse. Es wäre sicherlich interessant herauszufinden, ob die Wahrnehmung einer Berührung – je nach Lebenserfahrung des Betroffenen – charakteristische und einzigartige Erinnerungen, Gefühle und sonstige mentale Phänomene im Menschen weckt. Die in diesem Buch angeführten Gründe sprechen dafür. Solche Phänomene wären in der Lage, zur Entstehung sowohl positiver als negativer physiologischer Reaktionen im Zuge der manuellen Therapie beizutragen.

Die Untersuchung der ersten Prämisse hat gezeigt, dass die durch philosophisches Gedankengut untermauerten physiologischen Wirkungen der manuellen Therapie auch die psychologischen Wirkungen unterstützt (siehe 1.). Hierzu zählt jedoch nicht die Vorstellung, dass psychologische Wirkungen gemäß Punkt 2 verursacht werden. Sollte die Vorstellung unter Punkt 2 jedoch bewiesen werden können – was das vorliegendes Buch vermuten lässt –, dann wäre die Möglichkeit, dass aus der manuellen Therapie auch psychologische Konsequenzen erwachsen, erheblich gestiegen.

2.2.2 Konzepte zu Selbsterhaltung und Selbstbeharren: Untersuchung der zweiten Prämisse

Die schulmedizinische Lehrbücher gehen in aller Regel nicht näher auf die Selbstheilungskräfte des menschlichen Körpers ein. Dies ist einerseits darauf zurückzuführen, dass das Selbstheilungsvermögen des Körpers als selbstverständlich und daher als vernachlässigbar betrachtet wird, andererseits liegt es aber auch daran, dass medizinische Eingriffe häufig die Auffassung unterstreichen, die Maschine «Körper» werde instand gesetzt und nicht in ihrer Selbstheilung unterstützt. In der Praxis jedoch ist das Vertrauen auf Selbstheilung für die gängigsten medizinischen Interventionen verantwortlich – hauptsächlich für das Nichtintervenieren (so z. B. im Falle der meisten infektiösen Erkrankungen, deren Ausbreitung der Körper selbst aktiv entgegenwirkt). So vertraut selbst die manipulative Physiotherapie als konventionellste Form der manuellen Medizin ebenso auf das Konzept der körpereigenen Selbstheilung wie weniger orthodoxe Disziplinen.

Theoretische Chiropraktik und Osteopathie hingegen verweisen stets auf Selbstheilung oder «angeborene Intelligenz» des Körpers als zentralen Punkt, auf dem ihre manuellen Interventionen aufbauen. Beide Richtungen legten stets Wert auf Prüfung ihrer philosophischen Wurzeln, denn sie waren sich schon immer der Notwendigkeit bewusst, sich einen festen Platz in der Gesundheitsfürsorge zu schaffen – einen sowohl einzigartigen als auch adäquaten Platz. Diese Leidenschaft für philosophische Konzepte führte zur Auseinandersetzung mit dem Prinzip der angeborenen Intelligenz. Es sollte uns jedoch bewusst sein, dass dieses Prinzip für alle Heilungssysteme – vom in höchstem Maße orthodox geprägten bis hin zum unkonventionellsten System – entscheidend ist.

> «Es ist Aufgabe des Arztes, den Patienten zu zerstreuen, während die Natur Heilung bringt.» (Verfasser unbekannt)

Manuelle Therapien vertrauen auf das kinetische oder mechanische Pendant der homöostatischen Selbstheilung, auf die *Homöokinese.* Kinetische oder mechanische Eigenschaften, deren Funktion gestört ist oder die zugrunde liegende gestörte physiologische Zustände widerspiegeln, sollen durch manuelle Therapie Besserung erfahren. Bleibt eine Genesung aus, dann ist dies darauf zurückzuführen, dass die normale Anpassungsfähigkeit des Körpers gestört ist oder dass veränderte Umweltbedingungen die Fähigkeit des Körpers zur Selbsterhaltung bezwungen haben (Martinke, 1991).

Die manuelle Medizin will diejenigen physiologisch-kinetischen Prozesse im Körper stärken, aktivieren oder wiederherstellen, die den Körper auf den Weg der Genesung zu bringen vermögen. Anstatt dem Körper neue Wege zur Genesung aufzuzwingen, liegt die Betonung auf einer Stärkung der selbstausgleichenden Prozesse. Manche manuellen Praktiker betonen nachdrücklich, dass sie tatsächlich nichts anderes tun, als mit Hilfe der Berührung die körperlichen Bedingungen zu schaffen, die solche selbstausgleichenden Prozesse fördern.

Dass der Aspekt der Selbstheilung in der Schulmedizin nur eine untergeordnete Rolle spielt, ist zum Teil auf die Tatsache zurückzuführen, dass man sich zu sehr auf darauf konzentriert, schwere Erkrankungen mit Hilfe radikaler Eingriffe und invasiver Techniken in den Griff zu bekommen. Es ist auffällig, wie stark sich die Schulmedizin auf Fälle spezialisiert, in denen die normale Anpassungsfähigkeit des Körpers merklich gestört ist. Im Vergleich zu medizinischen Eingriffen kommt der Fähigkeit des Körpers zur Selbstheilung nur geringe Bedeutung zu.

Da die Interventionen, die manuelle Praktiker an ihren Patienten ausüben, vergleichsweise minimal sind, können sie dem Phänomenen der Selbstheilung größere Aufmerksamkeit schenken. So sind Autoregulationsmechanismen und die Fähigkeit des Körpers zur Selbsterhaltung für den manuellen Therapeuten vermutlich auffälliger und verständlicher. Das beruht vermutlich darauf, dass Körpertherapeuten Patienten behandeln, die unter weniger schwerwiegenden Funktionsstörungen oder weniger stark gestörten Regulationsmechanismen leiden. Entsprechend ist der Anspruch manueller Therapeuten, im Einklang mit Selbstheilungskräften und Autoregulationsmechanismen des Körpers zu arbeiten und diese zu unterstützen, weniger eine Frage einer anderen Philosophie als vielmehr eine Frage des Schwerpunktes.

Psychologische Konsequenzen aus der zweiten Prämisse

Wenn der Mensch nichts weiter als eine Maschine wäre, die nach der Grundsätzen der physikalischen Chemie arbeitet, dann könnte man die Prozesse der Selbstregulierung, -verteidigung und -erneuerung, Anpassung an die jeweiligen Umweltbedingungen und Selbstreplikation mit einer hochkomplizierten technischen Entwicklung vergleichen, z. B. mit einem Computer. Da solche hochsensiblen Prozesse jedoch nur in groben Zügen technisch realisierbar sind geschweige denn ausreichend erforscht wurden, besteht in Wirklichkeit keine Analogie. Wer dennoch darauf setzt, der trägt zur Fortdauer eines wenig hilfreichen Mythos bei (Sheldrake, 1985).

Verteidigung und Erneuerung sind Teil des Selbsterhaltungstriebes, ohne den kein Organismus bestehen kann. Der Selbsterhaltungstrieb, der nur zum Teil durch Verteidigungs- und Erneuerungsprozesse sichergestellt werden kann, sind in erster Linie Attribute des Menschen und nicht des menschlichen Körpers, denn wie wirksam Verteidigungs- und Erneuerungsprozesse sind, wird entscheidend von psychischen und emotionalen Ereignissen bestimmt (vgl. z. B. Rossi 1986, Millenson 1995, Watkins 1997 und die ergänzende Literatur). Solche Ereignisse lassen sich nicht auf rein mechanistische Darstellungen reduzieren. Die Vorstellung von der Fähigkeit des Körpers, sich selbst zu verteidigen und zu erneuern, ist folglich irreführend, es sei denn, man bezöge sich auf diejenigen Prozesse, die so mechanischer Natur sind, dass für sie nur dem Körper und nicht dem Menschen zugeschrieben werden können (wenn Mensch und Körper überhaupt zu trennen sind) Den Menschen aus der Betrachtung auszuschließen ist sicherlich der falsche Weg.

Genauso werden die selbstregulierenden Prozesse, deren Existenz niemand bezweifelt, in erster Linie dem Körper zugeschrieben. Aber auch hier könnte ein ähnlicher Einwand erhoben werden, dass gerade, weil selbstregulierende Prozesse von emotionalen Ereignissen beeinflusst werden können, die Selbstregulierung nicht auf rein mechanische Prozesse zurückzuführen ist. Somit wäre es auch in diesem Zusammenhang richtiger, auf Menschen und nicht auf Körper zu verweisen. Ich möchte nochmals verdeutlichen: Rein körperliche Selbstregulierung kann nur auf Prozesse verweisen, die so mechanisch geprägt sind, dass sie ausschließlich als körperliche Prozesse bezeichnet werden können. In Wirklichkeit jedoch sind sie Teil eines größeren, den ganzen Menschen umfassenden Systems.

Der Anspruch auf vollständiges Begreifen des komplizierten homöostatischen Phänomens wäre unangemessen, würde man nicht im gleichen Atemzug nach dessen Bezugsrahmen und Ursprung fragen. Dies gilt besonders dann, wenn es sich um emotionale Ereignisse oder Ursachen mit symbolischem Charakter handelt. Allein die zahlreichen wissenschaftlichen Untersuchungen zum Plazeboeffekt dokumentieren den außerordentlichen Einfluss der Psyche auf Selbstregulierungs- und Heilungsprozesse (Roberts, 1993).

Folglich ist es einfach falsch, den Terminus «Mechanismus» zur Umschreibung menschlicher Selbstregulierungs-, Selbstverteidigungs- und Selbstinstandsetzungsprozesse in ihrer Ganzheit zu verwenden; genauso falsch ist es, Menschen als Körper zu bezeichnen. Die menschliche Eigenschaft der Selbsterhaltung lässt diese Prozesse zu teleologischen, zielgerichteten Abläufen werden. Sie stellen sicher, dass der Mensch in seiner Ganzheit bestehen kann und tragen zu kurz- und langfristigen Entwicklungen und Bestrebungen eines jeden zielgerichteten menschlichen Lebens bei.

Diese knappe Betrachtung der zweiten Prämisse sollte den Kontext erweitern, innerhalb dessen Grenzen Selbstregulierungs- und Selbstheilungsprozesse anzusiedeln sind. Solche Prozesse sind Teil der *menschlichen* Fähigkeiten und werden maßgeblich von emotionalen Kräften bestimmt.

Das Verlangen nach Ausdruck der eigenen Persönlichkeit und Selbstbeherrschung kann, auch wenn dies rein instinktiv erfolgt und nicht von rationalem Denken bestimmt wird, als noch zielgerichteter wie der Selbsterhaltungstrieb eingestuft werden. Ausdruck der eigenen Persönlichkeit und Selbstbeherrschung lösen im Körper zahlreiche physiologische und mechanische Aktivitäten aus, die zusammen mit Bedeutung, Gefühlen und Zielsetzungen als *verkörpertes Leben*, und nicht als ein rein physiologischer Mechanismus zu sehen sind.

2.3 Systemtheorie und integriertes Funktionieren

Alle manuellen Praktiker berufen sich auf das Konzept des «integrierten Funktionierens» des menschlichen Körpers, wenn auch nicht immer aus voller Überzeugung. Ist beispielsweise ein Teil des Körpers in seiner Funktion gestört, dann

- leidet bis zu einem gewissen Grade die gesamte Körperökonomie darunter;
- wird möglicherweise die veränderte Funktionsweise des gesamten Körpers den gestörten Körperbereich in gewisser Weise beeinflussen bzw. könnte eine veränderte Funktionsweise des Körpers zur Funktionsstörung des betroffenen Bereichs beigetragen haben;
- kann das in seiner Funktion beeinträchtigte Körperteil auch auf nicht direkt mit ihm in Verbindung stehende Bereiche Wirkung ausüben, bzw. von diesen beeinflusst werden.

Dieses Konzept verdeutlicht, wie wichtig es ist, den ganzen Körper in die Behandlung einzubeziehen und bei lokalen Beschwerden auch entferntere Bereiche zu berücksichtigen, die nicht in direktem Zusammenhang mit der Beeinträchtigung stehen. «Das Ganze ist mehr als die Summe seiner Teile» – ein Klischee, das dringend einer Interpretation bedarf.

Das Konzept will uns verdeutlichen, dass es noch etwas gibt, was neben der Summe der einzelnen Körperteile den Menschen in seiner Ganzheit ausmacht. Und dieses «Etwas» im Sinne der Systemtheorie ist die Organisation. Die Systemtheorie des Körpers stimmt sehr gut mit der Auffassung der manuellen Therapeuten überein, besonders mit der Auffassung der Osteopathen. Da die Systemtheorie in ihrer «Rein»-Form seit langen als anerkanntes Modell zum Begreifen der Organisationen dient, soll ihre Anwendung auf die theoretischen Grundlagen der manuellen Therapie hier nicht unerwähnt bleiben. Aus der Einbindung der Systemtheorie in die Anschauung der manuellen Therapie resultiert auch die Berücksichtigung bestimmter psychologischer Implikationen, die im folgenden Abschnitt in groben Zügen dargestellt werden sollen. Zunächst jedoch möchte ich auf relevante Aspekte der Theorie eingehen.

Das Wort «System» (anstelle von Teil oder Struktur) wird hier so verwendet, wie es Angyal in seiner Abhandlung «A Logic of Systems» (Über die Logik der Systeme; 1981) empfiehlt. Man muss dieses Werk nicht gelesen haben, um diese Entscheidung verstehen zu können. Erläuternd sei jedoch angemerkt, dass der Terminus «System» betonen soll, dass jeder größere Bereich (System) des Körpers – z. B. Kopf und Hals, der Komplex der oberen Gliedmaßen, der Rumpf etc. –

- Teil eines größeren Ganzen oder eines Suprasystems ist,
- aus Subsystemen besteht, die untereinander in Wechselbeziehung stehen, sodass jedes dieser Subsysteme nur unter Berücksichtigung aller Anordnungsbeziehungen begreifbar ist, die zwischen der Gesamtheit aller Subsysteme und zwischen ihnen und ihrem übergeordneten System bestehen. Sie sind nicht aus der ausschließlichen Betrachtung ihrer Zusammensetzung heraus begreifbar.

Die besondere Anordnung der verschiedenen Systeme, Subsysteme und Suprasysteme untereinander bildet das grundlegende Konzept. Und diesem muss mindestens ebenso viel Beachtung geschenkt werden wie den Einzelteilen selbst.

Die erste Prämisse besagt, dass sich die physiologische Aktivität dem manuellen Therapeuten in Form von bestimmten Mustern tastbarer, kinetischer Qualitäten präsentiert. Muster sind planmäßig organisierte Qualitäten. Und diese organisierte Anordnung der mechanischen Umgebung des Körpers sollte der Therapeut begriffen haben, bevor er sich klinischen Denkprozessen zuwendet. Die nachfolgenden Systemmerkmale sind Angyals «A Logic of Systems» entnommen (Angyal, 1981).

2.3.1 Die Natur der Systeme

1. Gewebeklassen versus Gewebesysteme

Körper»systeme» werden normalerweise mit Hilfe ähnlicher Merkmale der zum System gehörenden Teile bestimmt, so z. B. anhand morphologischer Charakteristika (Histologie) oder anhand ihrer Funktion. Diese Charakteristika stehen ganz offensichtlich in Beziehung zueinander. Auf diese Art können die unterschiedlichen Teile des Systems bestimmt werden. Zum Nachweis der Existenz eines Systems reicht es bereits aus, nur zwei der Systemteile zu identifizieren, da der

Aspekt der Ähnlichkeit als einziges Merkmal zur Definition herangezogen wird. Tatsächlich jedoch weist die Tatsache, dass zwei Strukturen einander ähnlich sind, nur auf eine *Beziehung*, keinesfalls aber auf ein echtes *System* hin. Ein echtes System hingegen ist streng organisiert, wobei die Einzelteile aus ihrer jeweiligen Position heraus an der Gesamtheit des Systems partizipieren, nicht jedoch aufgrund bestimmter inhärenter Qualitäten.

So sind beispielsweise eine Vene und das sie umgebende Binde- oder Muskelgewebe aufgrund ihrer lagebedingten Beziehungen zueinander Teil eines echten Systems. Und dennoch gehören sie wegen unterschiedlicher inhärenter Eigenschaften verschiedenen orthodoxen Systemen an. Die inhärenten Qualitäten sind und bleiben Eigenschaften der einzelnen Teile, nicht jedoch des Systems selbst. Lagebedingten Beziehungen hingegen sind Qualitäten eines echten Systems. Tatsächlich ist das orthodoxe System weniger ein System als vielmehr eine *Gewebeklasse*. Die orthodoxe Verwendung des Terminus «System» ist somit falsch, es sei denn, man würde auf organisatorische Aspekte verweisen – was jedoch unüblich ist.

Sprechen wir vom Skelett»system», so können wir das ihm zugrunde liegende Gewebe lediglich als skelettartig umschreiben. Gleiches gilt für das muskuläre «System», also die Muskulatur, wo wir das entsprechende Gewebe als muskulär bezeichnen. Fragt also jemand: «Was für ein System ist das muskuläre System?», dann würden wir antworten: «Ein aus Muskelgewebe bestehendes System, welches den Körper bewegungsfähig macht.» Der Terminus «muskuläres System» kennzeichnet aber ein System von Muskeln. Er sollte eigentlich auf den Aspekt der Organisation verweisen. In aller Regel verwenden wir «System» jedoch nicht, um das Konzept der systemischen Struktur zu betonen. Die eigentliche Bedeutung des Wortes ging im Laufe der Zeit verloren. Natürlich hat die Medizin die Feinheiten des Muskelaufbaus erforscht; das ist jedoch nicht das, was der Terminus «muskuläres System» eigentlich impliziert. Außerdem ging der Aspekt der Beziehung zwischen Muskelgewebe und anderen Geweben im Zuge solcher Forschungsarbeit weitgehend verloren. Das Wort «System» wurde stattdessen dazu verwendet, um auf die bestehenden Unterschiede zwischen den einzelnen Geweben aufmerksam zu machen. «System» wurde zu einem Werkzeug, um die verschiedenen Gewebearten kategorisieren zu können. Über die Beziehungen zwischen den verschiedenen Geweben zueinander gibt es folglich so gut wie keine Erkenntnisse.

Der Kolon wird normalerweise nicht wegen seiner Lage im Abdomen (die im Übrigen von Mensch zu Mensch äußerst unterschiedlich sein kann) als Teil des Verdauungsapparates bezeichnet, sondern vielmehr deshalb, weil er hinsichtlich Histologie und Funktionalität ein Hohlorgan ist, welches an seinem oberen Ende in das Ileum einmündet und am unteren Ende in das Rektum übergeht. Natürlich nimmt der Kolon einen arttypischen Platz in der Bauchhöhle ein; diese Lage ist jedoch nicht entscheidend für seine Zugehörigkeit zum Verdauungsapparat (er könnte beispielsweise ebenso gut zu den Fortpflanzungsorganen zählen). In medizinischen Fachbüchern wird der Terminus «System» folglich für funktional ähnliche Teile verwendet. Das Herz-Kreislauf-System besteht aus dem Herzen und den Blutgefäßen, der Verdauungsapparat aus einem Schlauch mit zugehörigem Drüsengewebe, der vom Mund bis zum Anus verläuft, das Nervensystem wiederum besteht aus Gehirn, Rückenmark und peripheren Nerven usw.

Diese übliche anatomische Gewohnheit, ähnliche Gewebe zur Hervorhebung gemeinsamer physiologischer Eigenschaften als Teile eines Systems zu klassifizieren, hat zu einer Überbetonung der Kategorisierung von Gewebegruppen geführt. Die einzelnen Kategorien erscheinen unterschiedlicher und signifikanter, als sie in Wirklichkeit sind. Der organisatorische Aspekt, den der Terminus «System» eigentlich impliziert, ging verloren. Die Überspezialisierung, vor deren Hintergrund jede Gewebsklasse untersucht wird, ist möglicherweise auf die Betonung der Gewebeeigenschaften zurückzuführen.

Wer einer Reihe von Geweben eine echte systemische Organisation zuschreibt, wo tatsächlich nur wenig systemische Strukturen gegeben sind, der verstellt sich selbst den Blick auf die wahre Funktionsweise körperlicher Systeme, weil seine Aufmerksamkeit von den subtileren organisatorischen Aspekten der Körperregionen abgelenkt wird.

So ist es z. B. schwierig, die systemische Organisation der Schulter zu erkennen, wenn es heißt, sie setze sich aus Teilen des Skelettsystems, des muskulären, faszialen, Nerven-, Gefäßsystems und möglicherweise weiteren System zusammen. Über das *System* «Schulter» wird kein Wort verloren, weil der Terminus schlichtweg ungenau verwendet wurde. Das heißt jedoch nicht, dass der Stütz- und Bewegungsapparat keine echten systemischen Eigenschaften besitzt. Vielmehr soll anhand dieses Beispiels verdeutlicht werden, dass der Terminus «System», so wie er üblicherweise Verwendung findet, dazu beiträgt, den Blick auf die organisatorische Bedeutung einer ganzen Körperregion, die sich aus so vielen verschiedenen Gewebsarten zusammensetzt, zu verschleiern.

2. Dimensionen

Der Terminus «muskuläres System» sollte eigentlich die Aufmerksamkeit auf die dimensionalen Charakteristika der Organisation von Muskelgewebe lenken. Wie jedoch bereits angedeutet, verwendet man auch hier den Begriff im Sinne von Muskelgewebe im Vergleich zu anderen Gewebearten. In orthodoxen Systemen spielt der Aspekt der Dimension lediglich hinsichtlich der Abgrenzung des betreffenden Teils von anderen Teilen eine Rolle. Die Dimension an sich hat für das System selbst keine Bedeutung. Das wahre System jedoch ist von grundlegend dimensionaler Natur – es ist ein *dimensionaler Bereich.* Erst die Dimensionen begründen die charakteristischen Besonderheiten des Systems, weil sie die Grundlage der topographischen Organisation bilden. Durch Betonung des dimensionalen Bereichs könnte man beispielsweise die Beziehung zwischen Psoas major und Colon descendens herausarbeiten. Diese Strukturen sind Teil des *abdominellen Systems*, eines echten Systems. Bei der üblichen Betrachtungsweise hingegen sind solche Strukturen Teil unterschiedlicher Systeme, die ausdrücklich keinen Bezug zueinander haben.

3. Kontextuelle Verbindung

Die Teile eines orthodoxen Systems partizipieren an ihm aufgrund einer direkteren Verbindung als die Teile eines echten Systems – die Verbindung benötigt keinen Mittler. Um beispielsweise die Verbindung zwischen Colon ascendens und Colon descendens als Teile des Verdauungsapparates aufzeigen zu können, muss ich auf nichts anderes Bezug nehmen. Dies liegt daran, dass sich ihre Beziehung zueinander ausschließlich auf ähnliche, inhärente Eigenschaften beschränkt. So besteht auch zwischen Glutaeus medius und Psoas major eine Beziehung, weil beide Muskeln sind. In einem echten System hingegen müssen die einzelnen Teile außer mit Blick auf das System in seiner Ganzheit nicht erkennbar in Beziehung zueinander stehen. Abdomen, Becken und die unteren Extremitäten als Subsysteme eines Suprasystems zu sehen, ermöglicht ein besseres Verständnis z. B. von der Beziehung zwischen Psoas major und Glutaeus medius, zwischen Psoas major und dem Kolon oder sogar zwischen M. adductor longus und der Vagina.

Ähnlich impliziert der Terminus «Hals-Rumpf-System» eine organisierte Zone verschiedenartiger Gewebe, deren anatomische Anordnung physiologisch bedeutsam und nicht nur feststellbar ist. So kann man nur aus einem systemischen Blickwinkel heraus die Bedeutung der Beziehung zwischen dem M. rectus abdominis und den C5-Zwischenwirbelgelenk erfassen, wobei dauerhaft erhöhte Spannung des Musculus recutus abdominis möglicherweise eine adaptive Extension des C5-Zwischenwirbelgelenks zur Folge haben kann. Bei Nichtbeachtung des gesamten Umfeldes bleibt diese wichtige Beziehung zwischen den genannten Strukturen unerkannt. Damit man jedoch eine Beziehung zwischen diesen Strukturen erkennen kann, sind detaillierte Kenntnisse zumindest des gesamten Systems/der Systeme von Kopf, Hals, Thorax und Abdomen erforderlich. Nur so wird man verstehen, welchen Beitrag sie und andere Teile für das Ganze leisten. Ihre mechanisch und physiologisch organisierten Beziehungen zueinander erwachsen aus der diffizilen Anatomie des menschlichen Körpers.

Zu welchem System gehört die Harnblase? Zum System der Harnorgane? Eine solche Antwort erübrigt jegliche Nachfrage. Die Blase bildet zusammen mit muskulär, neurologisch und psychologisch regulierenden Prozessen sowie den Einflüssen weiterer, benachbarter Eingeweide das geschlechtsspezifische Bauch-Becken-System.

2.3.2 Die physiologisch bedeutsame Organisation

Grundlegendes Kennzeichen eines wahren Systems ist also dessen Aussage zur grundlegenden organisatorischen Bedeutung des Körpers und zu den Eigenschaften der unterschiedlichen Körpergewebe. Es stimmt natürlich, dass auch orthodoxe Systeme Aussagen zur organisatorischen Bedeutung ihrer Einzelteile machen, dies beschränkt sich jedoch in aller Regel auf Teile eines funktional verwandten Gewebes. So haben beispielsweise die jeweiligen Positionen von Kleinhirn und Basalganglien sowohl zueinander als auch innerhalb des gesamten Zentralnervensystems eine bestimmte Bedeutung; diese jedoch ist in der charakteristischen Gewebeähnlichkeit zu suchen. Es handelt sich in beiden Fällen um Nervengewebe.

Die Beziehungen zwischen und innerhalb von Suprasystemen, Systemen und Subsystemen kann sowohl biochemischer, physiologischer (neurologischer, vaskulärer etc.) als auch mechanischer/kinetischer, psychologischer oder symbolischer Natur sein. Für die Beziehung am wichtigsten ist jedoch die Frage, wie die einzelnen Subsysteme hinsichtlich mechanischer Kräfte miteinander verbunden sind. Berücksichtigen wir neben der systemischen Organisation auch die erste Prämisse (physiologische Bedeutung der Mechanik), so unterstreichen wir die physiologischen Beziehungen zwischen den Subsystemen. Auch wenn hierzu jene physiologischen Beziehungen zählen, die sich nicht aus einer besonderen Lage heraus ergeben (z. B. hormonelle Einflüsse), so ist es dennoch die Bedeutung der jeweiligen Lage, die besonders betont wird. So gehört beispielsweise der Kolon aufgrund seiner Lage zu den anderen abdominalen Strukturen (genau wie bestimmte Becken- und Thoraxstrukturen) zum echten abdominalen System. Dies ermöglicht dem Kolon eine physiologisch signifikante Einflussnahme auf diese Strukturen und umgekehrt.

Es ist natürlich unbestritten, dass orthodoxe Systeme physiologisch miteinander verbunden sind, z. B. Herz-Kreislauf-System und Nervensystem und beide wiederum mit allen anderen Systemen. Im Großen und Ganzen jedoch finden die Beziehungen zwischen den unterschiedlichen Geweben, die nicht direkt mit der Funktion oder dem Zweck des Systems zusammenhängen – gemeint ist also die inter-gewebliche organisatorische Bedeutung –, keine Berücksichtigung, es sei denn, es handelte sich um offensichtliche Erkrankungen. Das ist darauf zurückzuführen, dass sich die Schulmedizin zu einer Art «Endstadium»-Medizin entwickelt hat, die sich nur der pathologischen Erscheinung widmet. In diesem Falle sind die Wirkungen, die ein Gewebe auf ein anderes aufgrund seiner Lage ausübt, jedoch alles andere als geringfügig (z. B. eine krankhafte Fissur bei Morbus Crohn, welche den Kolon mit anderen peritonealen Strukturen verbindet).

Für die manuellen Therapeuten ist und bleibt die inter-gewebliche organisatorische Bedeutung jederzeit – und nicht nur bei offensichtlichen krankhaften Veränderungen – offensichtlich und relevant. Liegen keine pathologischen Veränderungen vor, so müssen Körpertherapeuten ihre Überzeugung mit der jeweiligen Position der Gewebe zueinander und mit kinetischen/mechanischen Überlegungen rechtfertigen. Eine Erklärung finden sie in der ersten Prämisse, welche solche Überlegungen als durchweg physiologisch signifikant bewertet.

Gegensätzliche Einstellungen

Diese Unterscheidung macht deutlich, dass die Schulmedizin den Körper anhand seiner unterschiedlichen Funktionen analysiert und in orthodoxe «Systeme» untergliedert. Es handelt sich hierbei tatsächlich um Gewebeklassen, deren Bestandteile sich in histologischer und funktionaler Hinsicht ähneln. So sind beispielsweise Neurologen in erster Linie Experten auf dem Gebiet des Nervengewebes. Im Falle pathologischer Störungen und/oder einer erforderlichen Operation werden lagebedingte Beziehungen immer bedeutsamer, je stärker solche Veränderungen abnorme Interferenzen zwischen den Strukturen unterschiedlicher «Systeme» verursachen (z. B. durch Neoplasmen hervorgerufene Erosion oder Druck auf andere Strukturen). Es ist, als ob die Feinheiten der regionalen Anatomie dem Reiz der elementaren Physiologie unterlägen.

Die orthodoxen «systemischen» Einteilungen finden ihren Ausdruck in den verschiedenen Fachabteilungen der Krankenhäuser (Kardiologie, Endokrinologie, Gastroenterologie, Neurologie, Urologie, Orthopädie etc.). Diese Abteilungen sind heute eher notwendig, um den besonderen Anforderungen einer zunehmenden Spezialisierung gerecht werden zu können, weniger jedoch, um der historischen Aufteilung des Körpers in verschiedene Segmente Ausdruck zu verleihen.

Anstatt den Körper zuerst einer funktionellen Analyse zu unterziehen, reduziert die manuelle Therapie den Körper zuerst auf einige wenige Regionen wie z. B. Kopf und Hals. Diese Regionen gelten als organisierte Zonen – echte Systeme. Die Bestandteile eines solchen Systems – wie bereits dargelegt – erlangen zusammen mit ihren physiologischen Eigenschaften in erster Linie einen anatomischen, topographischen Zusammenhang. Natürlich finden auch funktional ähnliche Aspekte orthodoxer «Systeme» oder Klassen bei den manuellen Praktikern Berücksichtigung, jedoch erst, nachdem sie hinsichtlich ihrer Wertigkeit im positionalen System beurteilt wurden. Dies liegt in der Anschauung begründet, dass *die Wirkungen der lagebedingten Beziehungen in einem echten System durchaus verändernden oder modifizierenden Einfluss auf physiologische Aspekte ausüben können.* Folglich müssen physiologische Funktionen vor dem Hintergrund der systemischen Lage betrachtet werden. Der Behandlungsschwerpunkt liegt also auf Zonen, die aufgrund ihrer physiologisch bedeutsamen Anordnung miteinander in Beziehung stehen.

Diese unterschiedliche Betrachtungsweise spiegelt die gegensätzlichen Überzeugungen von Osteopathen (in erster Linie) und Schulmedizinern wider. Die Systemtheorie scheint eine genauere und nützlichere Vorstellung von der Organisation des Körpers zu liefern als eine Theorie, die hauptsächlich auf unterschiedlichen physiologischen Eigenschaften basiert.

Weitere Beispiele

1. Normalerweise ist die Nähe zwischen der zwölften Rippe und angegliederten Muskeln und Faszien auf der einen Seite (ein Subsystem) und der Niere auf der anderen Seite (ein weiteres Subsystem) nur für das topographische Wissen von Bedeutung. Dieses Wissen um die lagebedingte Nähe kommt dann zum Tragen, wenn krankhafte pathologische Veränderungen des einen Systems zu Beeinträchtigungen des anderen Systems führen oder wenn ein operativer Eingriff bevorsteht. Für den manuellen Praktiker hingegen liegt die Bedeutung in den mechanischen und physiologischen Beziehungen, die zwischen den beiden Subsystemen und zwischen ihnen und dem übergeordneten Suprasystem (abdominales System) bestehen. Diese Sichtweise wird für das Begreifen der Funktionsweise des menschlichen Organismus, und nicht nur bei krankhaften Veränderungen als fundamental wichtig erachtet.

2. Die Beziehung zwischen Mm. sternocleidomastoidei und den Gelenkknorpeln der medialen Wirbelgelenkverbindungen wird als wesentlich erachtet. Sie ist in mechanischer Hinsicht von Bedeutung, als Hypertonus der Mm. Sternocleidomastoidei veränderte mechanische Bedingungen für o.g. Gelenkknorpel schafft. Auch aus physiologischer Sicht ist die Beziehung insofern bedeutend, als veränderte Bedingungen – so sie von längerer Dauer sind – adaptive oder sogar degenerative Prozesse an Gelenkknorpel, Periost und angegliederten Strukturen fördern.

3. Kopf-Hals-System und Thorax-System können als Subsysteme eines größeren ganzen Systems betrachtet werden. Dauerhafte Einschränkung und gedämpfte Funktion des oberen vorderen Bereichs des Brustkorbs, Verschiebung des Schultergelenks und der Verbindung zwischen Schulterblatt und Brustkorb, verstärkte thorakale Kyphose und zervikale Lordose führen zu eingeschränkter

Beweglichkeit des Fasziengewebes im Halsbereich. Diese veränderten Bedingungen wirken sich auf alle bindegewebigen Hüllschichten der Nerven und Blutgefäße aus. Und da diese Strukturen Verlängerungen von intra- und extrakranialer Dura mater, Periost und Nervengewebe bestimmter Hirnnerven sind, können schädliche mechanische Kräfte mit Ursprung im Brustkorb auf diese Strukturen übertragen werden. Diese einleuchtende Beschreibung verschiedener mechanischer Beziehungen erwächst allein aus der Systemtheorie heraus. Es handelt sich lediglich um eine Beschreibung verschiedener anatomischer Kontinuitäten zwischen Brust und Hirnbasis und schließt mit der Aussage, dass mechanische Belastungen im Brustbereich in den Kopfbereich weitergeleitet werden. Dies ist an sich keine außergewöhnliche Feststellung. Ob sie von Bedeutung ist, hängt jedoch ganz von der Gültigkeit der ersten Prämisse ab, d. h. es kommt darauf an, wie stark die physiologische Funktionsfähigkeit der Gewebe im Kopfbereich von neuen mechanischen Gegebenheiten beeinflusst wird. Die Schulmedizin vernachlässigt diese Art der Kraftübertragung bzw. Weiterleitung völlig. Welchen physiologischen Einfluss diese Kräfte wirklich ausüben, muss noch eingehend untersucht werden. Wenn sich die Systemtheorie wirklich als stichhaltig erweisen sollte, dann müsste die Pathophysiologie einer intensiven Prüfung unterzogen werden.

Derzeit gliedert sich die Anatomielehre sowohl in der Schulmedizin als auch in der manuellen Therapie in regionale (z. B. Unterarm, Hand etc.) und systemische Anatomie (Anatomie der «Systeme»; Myologie, Neurologie, Arthrologie, Osteologie etc.). Statt von regionaler Anatomie sollte man besser von *systemischer Anatomie* und anstelle von systemischer Anatomie von *Anatomie auf der Grundlage von Gewebeklassen* sprechen.

2.3.3 Psychologische Konsequenzen der Systemtheorie

In der vorangegangenen Darstellung lag die Betonung in erster Linie auf der zwischen den Systemen bestehenden Organisation. Die Systemtheorie beruft sich jedoch auch auf eine hierarchische Organisation, die üblicherweise in Form von konzentrischen Kreisen dargestellt wird (**Abb. 2.1**). Wir können die Funktion des Kniegelenks besser verstehen, wenn wir es nicht isoliert, sondern eingebettet in die Strukturen der gesamten unteren Extremität betrachten. Gleiches gilt für das Verhalten eines Kindes, das uns erklärbarer wird, wenn wir es aus seinem sozialen Kontext heraus verstehen. Und genauso verhält es sich mit jedem System innerhalb des Körpers; es wird anschaulicher, wenn wir es in einen größeren Bezugsrahmen setzen. Wer beispielsweise an einem Patienten ein bestimmtes physiologisches Phänomen untersucht, sollte dies vor dem Hintergrund der gewünschten Aktivität

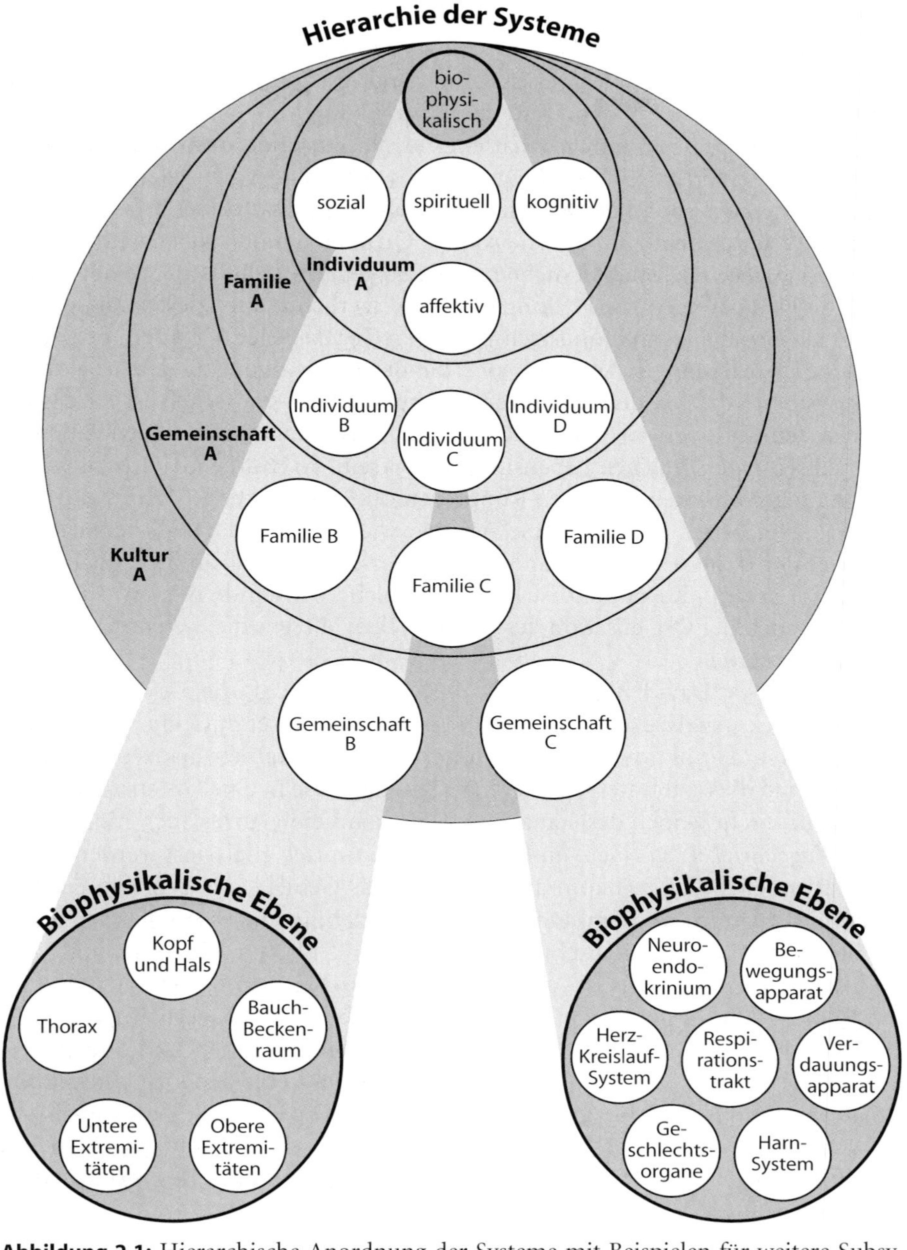

Abbildung 2.1: Hierarchische Anordnung der Systeme mit Beispielen für weitere Subsysteme im biophysikalischen Bereich (aus: Schuster & Ashburn, 1980. Nachdruck mit freundlicher Genehmigung von Lippincott Williams and Wilkins).

des Patienten tun. Die Qualität einer Handlung ist abhängig von physikalischen und physiologischen Eigenheiten, welche wiederum ein Charakterspezifikum des Patienten ist. So sind beispielsweise Qualität und Grad der Vigilanz (sympathikoadrenomedulär und adrenokortikal) charakterabhängig. Genau wie Überzeugungen und Konzepte bestimmen auch emotionale Zustände und Willenskraft die jeweilige Art einer jeden Handlung. Da diese Qualitäten bei jedem Menschen anders ausgeprägt sind, könnten physiologische Ereignisse besser erfasst werden, wenn man sie vor dem Hintergrund solcher Qualitäten untersuchen würde.

Das ist zugegebenermaßen nicht einfach. So genannte «holistische» oder ganzheitliche Einstellungen zur Heilung sind unweigerlich komplizierter und enganqierter als ihre eher reduktionistisch geprägten Gegenspieler. Und dennoch erfordert eine Würdigung der Systemtheorie die Berücksichtigung all der Aspekte der Suprasysteme, die für den jeweiligen Fall relevant zu sein scheinen. Geeignete Suprasysteme können sowohl die körperliche Verfassung des jeweiligen Patienten als auch seine persönlichen Lebensumständen sein. So kann eine körperliche Erkrankung beispielsweise in einen Kontext emotionaler, sexueller oder kultureller Aspekte eingebettet werden. Diese Aspekte wiederum sind möglicherweise ein Teil der Suprasysteme «sexuelle und sonstige Beziehungen», «Familie», «Zuhause», «Arbeitsplatz» etc. Kernpunkt ist hier, dass solche Umstände relevant sind, weil zum Begreifen der Organisation des menschlichen Wesens die Systemtheorie herangezogen wurde.

Der Physiker David Bohm (1917–1992) sagte einmal, die Gewohnheit, ein Ganzes zwecks Analyse in seine Einzelteile zu zerlegen, sei nur eine Möglichkeit, Strukturen und Funktionen näher zu untersuchen. Anstatt ein Ganzes in Teile zu zerlegen und diese zu untersuchen (was logischerweise in eine Untersuchung der Einzelteile, nicht jedoch des Ganzen gipfelt), kann ein Ganzes auch hinsichtlich *seiner Zugehörigkeit zu einem anderen, größeren Ganzen* analysiert werden. So ist es nicht möglich, einen Baum ausschließlich als Gebilde mit Wurzeln an dem einen und Blättern an dem anderen Ende zu definieren. Der auf molekularer Ebene stattfindende Austausch zwischen Luft und Blättern einerseits und Erde und Wurzeln andererseits ist Ausdruck eines zwischen Baum und einem größeren Suprasystem bestehenden wechselseitigen Abhängigkeitsverhältnisses. Und eben das Versäumnis, diese Abhängigkeit zwischen Systemen und Suprasystemen anzuerkennen, kann – um bei unserem Beispiel zu bleiben – zu Umweltzerstörungen führen. Gleiches gilt für den Menschen: Die Untersuchung der einzelnen Körperteile ohne Berücksichtigung der physikalischen, psychologischen und sonstigen umgebenden Suprasysteme kann zu mangelndem Respekt vor dem Menschen führen.

Bei Schuster & Ashburn (1980, s. 35–36) finden wir konkretere Kennzeichen für Systeme wie z. B. den Menschen oder die in ihnen ruhenden Subsysteme:

1. Die Komponenten des Systems und daraus resultierende Grenzen.
2. Suprasystem, Umwelt, Ressourcen und Beschränkungen des Systems.
3. Die Beziehung zwischen den Bestandteilen und der Leistungsfähigkeit des Kommunikationssystems.
4. Ziele oder Endzweck des Gesamtsystems.
5. Aufgaben oder Pflichten der Subsysteme und Effizienz, mit der die Subsysteme ihrer Verpflichtung nachkommen.
6. Die Management-Komponente des Systems.
7. Entwicklung oder Zeitperspektive des Systems.

Auch diese Attribute können nur vor dem Hintergrund neurologischer, psychologischer und weitergefasster Zusammenhänge einer eingehenden Betrachtung unterzogen werden. Dies gilt besonders für die Punkte 4, 5, 6 und 7, und nicht nur für Punkt 2.

Da die Systemtheorie auf der Aussage beruht, man könne Dinge nur vor dem Hintergrund des höchsten Suprasystems vollständig erfassen, sind profunde Kenntnisse psychologischer und emotionaler Konzepte Voraussetzung, um die körperlichen Subsysteme vollständig begreifen zu können. Um beispielsweise das System der Unterarmmuskulatur richtig erfassen zu können, müssen wir neben dem Wissen um physiologische Eigenschaften auch über Kenntnisse im Bereich des peripheren und des zentralen Nervensystems verfügen. Letzteres wiederum ist in das Suprasystem des Charakters zu platzieren, welches seinerseits im Zuge unterschiedlicher Beziehungen – zwischenmenschlicher und sonstiger Natur – geprägt wurde.

Die Systemtheorie impliziert den hohen Stellenwert des Ganzen. Wenn sie sich als theoretische Grundlage für die theoretische manuelle Therapie eignet, müsste auch die manuelle Therapie die Bedeutung des Ganzen implizieren – Begreifen nicht nur aus dem mechanischen, sondern auch aus dem psychologischen Kontext heraus.

2.4 Die Bedeutung der Muskeln

Wenn manuelle Praktiker die Muskelfunktionen stets in einen größeren Zusammenhang stellen, dann reicht es nicht aus, sich lediglich auf eine Aufzählung der Eigenschaften zu beschränken (wie es üblicherweise der Fall ist). So hat der Bizeps beispielsweise die Aufgabe,

- den Unterarm zu beugen,
- den Unterarm auswärts zu drehen,
- das Schultergelenk zu stabilisieren,
- ein Schiebefenster zu öffnen,
- 20 Regale pro Tag aufzustellen,
- abends ein Bierglas zu heben,
- die Faust zu heben (zum Ausdruck von Emotionen),
- bei (manchen) Frauen Aufmerksamkeit zu erregen,
- die Meisterschaften im Gewichtheben zu gewinnen.

Aus der Sicht des Patienten funktioniert ein Muskel dann gut, wenn er das erfüllt, was der Patient von ihm erwartet. Der Praktiker muss die besonderen Anforderungen, die der Patient an den Muskel stellt, immer berücksichtigen. Dieses kontextgebundene Funktionieren des Muskels unterscheidet sich von den normalen Eigenschaften des Muskelgewebes, was im Großen und Ganzen mit Hilfe der Physiologie beschrieben werden könnte.

Wer die Funktion der Muskeln ausschließlich als eine komplizierte selbstkorrigierende biochemische Maschinerie betrachtet, die nach den Grundsätzen der Mechanik funktioniert, verfügt über eine relativ beschränkte Sichtweise. Muskelfunktionen sind in erster Linie Eigenschaften von Menschen und keine leblosen chemischen Systeme wie oben beschrieben. Im Falle der Muskelfunktionen, die mehr zum Ausdruck der eigenen Persönlichkeit und zur Selbstbehauptung beitragen als zu reinem Selbstbeharren (vgl. Prämisse 2), wird die Angemessenheit einer teleologischen, kontextgebundenen Sichtweise noch viel offensichtlicher.

Manuelle Therapeuten richten ein ganz besonderes Augenmerk auf Muskelgewebe und Skelettmuskulatur des Körpers. Für diese unorthodoxe veränderte Einstellung gibt es gute physiologische Gründe. So ist z. B. die Skelettmuskulatur der größte Blut- und Energiekonsument im Körper. Die Nutzung dieser Ressourcen ist äußerst variabel. Dies zeigt, dass das Muskelgewebe in seiner Gesamtheit ein höchst anpassungsfähiges homöostatisches Reservoir bildet. Muskeln spielen folglich eine ganz wesentliche Rolle für die gesamte Körperökonomie und die verschiedenen Subsysteme. Dass sich z. B. ein kranker Mensch hinlegen muss, ist darauf zurückzuführen, dass das Muskelgewebe in aufrechter Körperhaltung riesige Mengen an Energie verbraucht. Im Krankheitsfall jedoch müssen die Muskeln auf diese Energie verzichten, weil sie für selbstregulierende und verteidigende Prozesse, die zur Heilung notwendig sind, gebraucht wird.

2.4.1 Bewegung ist Leben

Die muskuloskelettalen Gewebe haben auch eine tiefgreifende symbolische Bedeutung. Der Mensch drückt seine menschliche Natur durch Bewegung aus. Irvin Korr, ein bekannter Physiologe, betont, dass das Leben nicht nur aus Kammersystole, glomerulärer Filtration und dem Zitronensäurezyklus besteht. Leben ist auch Laufen, Sprechen, Sitzen, Essen, Arbeiten, Lieben und Kämpfen – Leben ist Muskelbewegung. Jeder Mensch drückt durch Haltung, Bewegung, Schreiben und Sprache aus, wer er ist, was er fühlt und woran er glaubt. Persönlichkeit, Intellekt, Imagination, Kreativität, Wahrnehmungen, Liebe, Mitgefühl, Werte und Weltanschauungen manifestieren sich letztendlich durch Muskelbewegungen (Korr, 1970, 1997).

Bewegung ist Leben. Muskelgewebe sind bewegende Gewebe. Als wirkende Kraft unseres Wesens verdienen sie ganz besondere Aufmerksamkeit, denn sie bewegen sich im Einklang mit unserem erlebten Leben. Die Muskelgewebe sind das Werkzeug der Seele. Wittgenstein schrieb: «Der menschliche Körper ist das beste Spiegelbild der menschlichen Seele» (Wittgenstein, 1974). Knochenskelett und Muskulatur sind die massivsten, äußerlich sichtbarsten Teile des Körpers, von denen wir zuerst Notiz nehmen.

Da Körperbewegung menschliches Leben klarer ausdrückt als es die Biochemie vermag, liegt den manuellen Therapeuten viel daran, Bewegungstheorien als kontextuellen Rahmen für ihre Arbeit zu verwenden. Die Tatsache, dass viele Patienten von diesem Gedanken Notiz genommen haben, mag erklären, warum die verschiedenen manuellen Therapien in letzter Zeit einen solchen Zuwachs erfahren haben. Die Art und Weise, wie sich ein Mensch bewegt, sagt viel über ihn selbst und seine Persönlichkeit aus, jedoch fast nichts über die Biochemie. Diese symbolische und phänomenologische Sichtweise der kinetischen Qualitäten der Körpersysteme geht über die Prinzipien der ersten Prämisse hinaus und soll in den nachfolgenden Kapiteln eingehend untersucht werden. Ich gehe jedoch bereits an dieser Stelle darauf ein, um zu verdeutlichen, warum manuelle Therapeuten so sehr an muskuloskelettalen Geweben interessiert sind, und zwar nicht nur aus ihrem Verständnis als Muskelgewebespezialisten heraus. Dieser bekannte Aspekt der osteopathischen Theorie ist ein Beispiel für ein Gebiet, das sich bewusst aus dem Rahmen der Physiologie hinausbewegt. Auch hier wird die direkte Verbindung zwischen der Wissenschaft von den Muskelfunktionen und dem Gefühlsleben deutlich.

Im Großen und Ganzen charakterisiert niemand die «Menschlichkeit» einer Person als eine Sammlung mechanischer Phänomene. Vielmehr betrachtet man sie vor dem Hintergrund teleologischer und wertebeladener Vorstellungen wie Moral und Denken. Aber wenn sich manuelle Therapeuten direkt mit den Geweben auseinandersetzen, durch die ein Mensch seine «Menschlichkeit» auslebt, dann sollte man auch überlegen, wie solche Themen in der theoretischen manuellen Gesundheitsfürsorge begründet werden könnten.

Ein weiterer psychologisch relevanter Aspekt der Wissenschaft von den Muskeln ist die unbewusste Entwicklung eines tastbaren Muskelhypertonus. Worte wie z. B. «verklemmt», «angespannt» und «nervös» sind tatsächlich physikalische Umschreibungen, die aus der Wirkung von Angstgefühlen auf das neuromuskuläre System entstanden sind. Diese Worte sind im Laufe der Zeit als metaphorische Umschreibungen der Angst in den allgemeinen Wortschatz eingeflossen. Ein durch Emotionen erzeugter Muskelhypertonus ist der dramatische Beweis für die Einflussnahme der Psyche auf die Muskelfunktion. Dieser Aspekt soll im 4. Kapitel näher erörtert werden.

2.5 Die Bedeutung der Spinalsegmente für die manuelle Therapie

Sowohl Chiropraktik als auch Osteopathie gehen theoretisch davon aus, dass alle Krankheitsprozesse eine spinalsegmentale Komponente haben. Tatsächlich handelt der Großteil der theoretischen Beiträge – besonders aus den Reihen der Chiropraktik – von Dysfunktionen der spinalen Segmente. (Auf diese hier zugrunde liegenden Theorien soll jedoch nicht näher eingegangen werden. Der Leser sei auf Standardwerke, z. B. Haldemann, 1992, oder Ward, 1997, verwiesen).

Frühe Schriften belegen, dass die Chiropraktik in erster Linie Subluxationen vertebraler und anderer knöcherner Gewebe zu korrigieren sucht, um wieder eine normale Ausrichtung und Balance der knöchernen Strukturen zu erzielen. Als Subluxation bezeichnete man ein Wirbelsegment, welches nicht vollständig verschoben, aber dennoch in einer veränderten anatomischen Beziehung zu den angrenzenden Segmenten steht. Nachlassende Beweglichkeit ist eines der Schlüsselmerkmale von Subluxationen, von denen man annimmt, dass sie durch Druckeinwirkung auch für veränderte Leitfähigkeit von Nerven verantwortlich sind. Solche Veränderungen beeinträchtigen die normalen Funktionen und tragen in erheblichem Maße zu pathogenen Veränderungen der im Versorgungsgebiet der betroffenen Nerven liegenden Gewebe bei. Man vermutet, dass das Nervensystem das Bindeglied zwischen Subluxation und Erkrankung ist. So kann ein Strukturproblem – meist im Wirbelsäulen- oder Beckenbereich – Ursache für eine verminderte neurologische Fähigkeit sein, den Anforderung des umgebenden Milieus zu entsprechen. Die Fähigkeit des Körpers zur Selbstheilung ist folglich stark eingeschränkt (Haldeman, 1992, S. 32).

Seit man diese Vermutungen erstmals artikuliert hat, werden Natur und Ursprung von Subluxationen heftig diskutiert. Sowohl Bedeutung als auch Wirkung der an subluxierten Gelenken erfolgenden Manipulationen sind Gegenstand theoretischer Spekulationen. Einigkeit besteht darin, dass der Chiropraktiker versucht, das zu korrigieren, was der Körper selbst nicht zu richten vermag, damit die angeborene Intelligenz oder innere Heilkraft wieder ungehindert wirken kann.

Vor dem Hintergrund vertebral-segmentaler Störungen sollte angemerkt werden, dass die der Osteopathie zugrunde liegende Theorie im Großen und Ganzen mit diesen Vorstellungen übereinstimmt, wobei die Osteopathie ihren Schwerpunkt möglicherweise auf funktionale anstatt auf strukturale Beeinträchtigungen legt. Chiropraktische Schriften unterstreichen den Einfluss peripherer Nervenkompressionen, die aus abnormen strukturalen Beziehungen resultieren. Osteopathische Schriften hingegen tendieren eher zur Betonung funktionaler Veränderungen und inter-/motoneuronaler Übererregbarkeit oder Bahnung (Langzeitsensibilisierung). Während der Begründer der Chiropraktik, D. D. Palmer, stets unterstrich, es sei die Nervenfunktion, die durch eine Subluxation grundlegend gestört werde, betonte A. T. Still, der Begründer der Osteopathie, den Einfluss mechanischer Störungen auf die Gefäße. Da Nerven von Blutgefäßen und Blutgefäße von sympathischen Gefäßnerven versorgt werden, sollte man die einander bedingende Natur beider Aussagen anerkennen.

In physiologischer Hinsicht sind osteopathische segmentale Läsionen – auch wenn ihre Umschreibung von der chiropraktischen Definition abweicht – mit chiropraktischen Störungen gleichzusetzen. Ob es sich nun um anatomisch inkorrekte Ausrichtung von Knochen, atypische Bewegungscharakteristika, Nozizeption etc. handelt, was für Störungen in den spinalen Segmenten verantwortlich sein kann – beide Berufsgruppen geben sich größte Mühe, vorliegende Beeinträchtigungen zu beheben (auch wenn sich die Osteopathen vielleicht weniger damit als mit körperlichen Strukturfehlern im Allgemeinen beschäftigen). Und weil die intra- und interprofessionelle Praxis sich höchst unterschiedlich gestaltet, erscheint es vor dem Hintergrund solcher theoretischen Feinheiten wenig zweckdienlich, beide Berufsgruppen klar voneinander abgrenzen zu wollen (auch wenn es in der Literatur versucht wird).

Sowohl in chiropraktischen als auch in osteopathischen Darstellungen findet sich der Hinweis, dass Praktiker sich nicht mit bestimmten Krankheitsprozessen oder Gebrechen wie die Schulmedizin sie beschreibt, auseinandersetzen müssen, weil die von ihnen vorgenommenen manipulativen Techniken Behandlungsmethoden sind, die bei jedem Patienten anwendbar sind. So müssen lediglich relevante strukturale/funktionale Störungen lokalisiert werden, um sie dann entsprechend korrigieren zu können. Die Praktiker versuchen also, all diejenigen atypischen neurologischen, vaskulären und sonstigen wesentlichen Mechanismen positiv zu beeinflussen, die normalerweise zur Entstehung eines Krankheitsprozesses beitragen.

2.5.1 Rückenmarksreflexe

Wie sensibel Muskelgewebe auf neurologische Informationen reagiert, ist sehr unterschiedlich und wird sowohl vom zentralen als auch vom peripheren Nervensystem bestimmt. Die Steuerung dieser Empfindlichkeit erfolgt zum Teil über eine Reihe von Reflexen, die in einem zyklischen Kontinuum vom ZNS zur Peripherie und wieder zurück ablaufen. «Horizontal organisierte» Systeme wie diese Reflexe werden jedoch in letzter Instanz von stimulierenden und inhibitorischen Einflüssen «longitudinaler», zentral gesteuerter und hochorganisierter unbewusster neurologischer Mechanismen gesteuert.

Sowohl gesunde als auch ungesunde Reflexsysteme bauen teilweise auf Signalen von Rezeptorstationen in Muskeln, Gelenkkapseln, Faszien und sonstigen Weichteilen auf. Die Rezeptoren signalisieren Geschwindigkeit und Verlangsamung/ Beschleunigung der Dehnung des Gewebes bzw. dessen Spannung, d. h. mechanische Größen. Man geht davon aus, dass anhaltende schädigende Stimuli (biochemischer oder mechanischer Natur) den neurologischen «Lautstärkeregler» muskulärer Reizbarkeit auf zentraler Ebene verändern können. Die interneuronale und motoneuronale Reizschwelle scheint zu sinken, das betroffene Gebiet wird anfällig für Veränderungen. Dieser Zustand verursacht funktionale Störungen, die sich in Form von ungünstigen Eigenschaften hinsichtlich Beweglichkeit, Tonus und oftmals Unwohlsein manifestieren.

Osteopathen behaupten, mit Hilfe bestimmter manueller Techniken solche funktionalen Störungen behandeln zu können, indem sie die abnorme neurologische Reizbarkeit auf spinaler Ebene mindern. Dies soll durch die besonderen Wirkungen von unterschiedlich häufigen und intensiven passiven Bewegungen (an Wirbelsäule und Peripherie) auf die interneuronale und motoneuronale Reizbarkeit erreicht werden – d. h. sie behandeln das Reflexsystem. Während es durchaus möglich erscheint, lokale periphere Gewebefaktoren, die ursächlich für veränderte Propriozeption und Nozizeption sind, durch manuelle Behandlungsformen zu beeinflussen, wurde jedoch die Aussage, dass manuelle Therapien Einfluss auf den neurologischen Spannungszustand nehmen können, kürzlich ernsthaft in Frage gestellt (Lederman, 1997, Kap. 8).

Von Veränderungen in den spinalen Segmenten wurde erstmals in der ersten Hälfte des zwanzigsten Jahrhunderts gesagt, es handele sich um einen Mechanismus, der zur Entstehung sowohl viszeraler als auch nichtviszeraler Störungen beitragen könne. Die Osteopathen führten ihre erfolgreiche Behandlung solcher Störungen auf die Normalisierung der atypischen Reflexmuster durch lokale Wirkungen der Manipulationen zurück. Grundlage dieser Vermutung ist, dass die Langzeitsensibilisierung segmentaler Reflexsysteme von höheren Einflüssen unabhängig ist (Patterson & Wurster, 1997). Lederman (1997) hingegen vertritt die Ansicht, dass eine Normalisierung dieser Störungen durch Stimulation von

Reflexsystemen nicht erfolgen kann, weil die übergeordneten, zentralmotorischen Systemdeterminanten nicht ausreichend angesprochen werden. Er geht davon aus, dass eine dauerhafte motorische Dysfunktion ein neurologisch erlerntes Phänomen ist, welches nicht ohne aktive (willentliche) und kognitive Prozesse aufgelöst werden kann. Lederman verwendet den Begriff «guidance» (Anleitung), um zu beschreiben, wie manuelle Therapie diese Rehabilitationsprozesse unterstützen kann. Er betont nachdrücklich, dass ausschließlich passive Techniken am vollständig entspannten Patienten keinen Einfluss auf das motorische System nehmen können.

Wichtig ist jedoch, dass viele Osteopathen in der Praxis dennoch auf das Konzept der segmentalen Reflexbehandlung vertrauen. Dies gilt für die Behandlung sowohl viszeraler Störungen durch viszerosomatische und somatoviszerale Reflexe als auch für die Behandlung nichtviszeraler Beeinträchtigungen. Lederman stellt nicht die Existenz veränderter spinaler Reflexe in Frage, sondern vielmehr die Aussage, dass manuelle Techniken mittels Reflexstimulation diese Störungen behandeln können. Diese Infragestellung ist eine Kampfansage an einen der zentralen Leitsätze der modernen Osteopathie.

Des weiteren betont Lederman, dass – wenn das Nervensystem des Patienten nicht von peripheren Ereignissen reguliert werden kann – spezielle Techniken anzuwenden sind, die den Patienten aktiv und kognitiv einbeziehen, um eine motorische Lernreaktion unter der Anleitung des Therapeuten in Gang zu setzen (Lederman, 1997, Kap. 9, 10). Dieser Gedanke ist weit entfernt von der typischen Vorstellung vom passiven, relativ unwissenden Patienten, der sich manipulativen Handlungen unterzieht.

Die meisten Osteopathen und Chiropraktiker messen aktiven und kognitiven Techniken in ihrer Behandlung jedoch keine große Bedeutung bei. Sollte sich Ledermans vernichtender Angriff auf die Reflextheorie bewahrheiten, dann muss es für die offensichtliche Wirksamkeit der Behandlung eine andere Erklärung geben. Wenn die Wirkung der Manipulation auf dysfunktionale Motoneuronen-Pools nicht peripher erfolgt, dann müssen höhere Zentren dafür verantwortlich sein. Das bedeutet: Die Wirkung der Manipulation auf periphere und spinalneuronale Systeme müsste durch psychologische Ereignisse verursacht werden.

Doch wie bereits erwähnt, ist dies nach Lederman nur durch aktive und kognitive Einbeziehung des Patienten in die manuelle Therapie möglich. Bezeichnenderweise widmet er ein Drittel seines Buches «psychologischen und psychophysiologischen Prozessen in der manuellen Therapie». Lederman setzt sich dort mit der Frage auseinander, welchen Einfluss weitgehend unbewusste psychologische Ereignisse auf das Behandlungsergebnis der manuellen Therapie nehmen. Trotz der einführenden detaillierten Analyse physiologischer Mechanismen ist Ledermans Werk aufgrund o. g. Überlegungen für die in vorliegendem Buch vertretene These eine wichtige Stütze.

An dieser Stelle möchte ich darauf hinweisen, dass nichtneurologische Prinzipien zur Erläuterung der manuellen Therapie nicht von Ledermans kritischer Beurteilung betroffen sind. Solche Wirkungen der Manipulation auf äußere Gewebeschichten, die durch Veränderungen, Wiederherstellungsprozesse, verbesserte mechanischer Gewebeeigenschaften sowie verbesserte Fließeigenschaften von Blut, Lymphe und Gelenkschmiere erzielt werden, tragen vermutlich zu einer positiven Beeinflussung afferenter neurologischer Störungen und zu einem gesteigerten Wohlbefinden bei. Wo sich die manipulative Theorie jedoch auf spinalsegmentale neurologische Vorgänge konzentriert – was bei einem Großteil moderner osteopathischer und chiropraktischer Theorien der Fall ist –, ist Vorsicht geboten, denn hier muss noch viel Forschungsarbeit geleistet werden.

2.5.2 Manuelle Therapie und Psychiatrie und die psychologischen Auswirkungen der Segmentologie

Chiropraktik

Obwohl Chiropraktiker und Osteopathen gleichermaßen auf mechanische Konzepte vertrauen, findet man in allen Schriften eine Einführung in die psychologischen Komponenten einer Erkrankung. Die ersten Chiropraktiker waren überzeugt, psychische Erkrankungen mit Hilfe der Manipulation heilen zu können, da ihre Behandlung Blockaden in Nerven und Gefäßen auflösen und somit einen ungehinderten Fluss der Lebensenergie sicherstellen sollte. Diese körpereigene Intelligenz sollte bei ungestörtem Fluss dem Individuum eine Besserung in physischer, mentaler und spiritueller Hinsicht ermöglichen (Haldeman, 1992, S. 32). «Man muss der inneren Kraft freie Entfaltung gewähren, dann wird alles, was der Mensch tut, zu seinem Besten gereichen» (Waagen & Strang, 1992). Obwohl man davon überzeugt war, dass psychische Faktoren sehr wohl Dysfunktionen auslösen können (vgl. z. B. Haldeman, 1992, S. 37, über die Arbeiten von W. D. Harper), war das Mittel der Wahl trotzdem immer die Manipulation. Willard Carver, einer der ersten chiropraktischen Theoretiker glaubte, die Grundlage aller medizinischen Systeme sei die Suggestion, da alle Systeme der gleichen Anteil an Heilerfolgen verzeichnen konnten. Er glaubte, dass eine Behandlung auf die Beseitigung jener strukturalen Hindernisse abzielen sollte, die verhindern, dass die Wirkungen der Suggestion über das Nervensystem Einfluss auf den gesamten Körper nehmen können (Haldeman, 1992, S. 38). Auch wenn die moderne Chiropraktik dem wissenschaftlichen Aspekt in ihren Erläuterungen den Vorzug gibt, so erkennt sie dennoch das holistische, vitalistische und nicht wissenschaftlich belegbare Prinzip der naturgegebenen inneren Kraft an.

In *Mental Health and Chiropractic – a Multidisciplinary Approach* (Mentale Gesundheit und Chiropraktik – ein multidisziplinärer Ansatz) räumt Schwartz (1973) mit folgenden einführenden Worten der chiropraktischen Behandlung einen Platz in der Psychiatrie ein: «Zum ersten Mal ist es gelungen, die Chiropraktik als mögliche Behandlungsform bei emotionalen Störungen vollständig zu erforschen, sofern diese Störungen auf Subluxationen im Bereich der Wirbelsäule zurückzuführen sind. Die möglicherweise belastenden Reaktionen, die aus verschobenen Wirbelkörpern resultieren und die physiologischen und psychologischen Zustandsverbesserungen, die sich im Zuge ihrer Beseitigung einstellen, haben eine weitreichende und signifikante Wirkung auf den gesamten Organismus.» Schwartz spricht von direkten psychologischen Wirkungen, besonders von solchen, die sich im Zuge der Beziehung zwischen Therapeuten und Patienten entwickeln. Er erörtert kurz, welche psychologisch befriedigenden und Vertrauen schaffende Wirkungen physikalische, aktive und direkte manipulative Strategien auf den Patienten haben können. Im Kern jedoch geht es um die schädigenden Wirkungen spinaler Subluxationen auf die Psyche und die Vorzüge, die mit ihrer Beseitigung einhergehen.

Osteopathie

A. T. Still, der Begründer der Osteopathie, definierte sein therapeutisches Verfahren wie folgt:

> «Osteopathie ist die Wissenschaft vom exakten, umfassenden und verifizierbaren Wissen um anatomische, physiologische und psychologische Strukturen und Funktionen des menschlichen Mechanismus, wozu auch das Wissen um die chemischen und physikalischen Eigenschaften seiner bekannten Elemente zählt, die gewisse organische Gesetze und heilende Ressourcen innerhalb des menschlichen Körpers erkennbar werden ließen, kraft derer die Natur mit Hilfe wissenschaftlicher Behandlungsmethoden nach den Gesetzen der osteopathischen Praxis, losgelöst von herkömmlichen Methoden befremdlicher künstlicher oder medizinischer Stimulation, und in harmonischem Einklang mit den körpereigenen mechanischen Prinzipien, molekularen Aktivitäten und Stoffwechselprozessen, von Dislokationen, Desorganisationen, Geistesstörungen und daraus resultierenden Erkrankungen genesen und ihr gesundes Form- und Funktionsgleichgewicht für ein gesundes und starkes Leben wiedererlangen kann.» (Still, 1908, S. 403).

Diese höchst rätselhafte («gewisse organische Gesetze»), jedoch grundlegend mechanisch-physikalisch geprägte Darstellung verweist auf den psychologischen Aspekt hinsichtlich Struktur und Funktion. Sie berücksichtigt eine mechanische Korrektur von Dislokationen, Desorganisationen und Geistesstörungen, um die Natur (d. h. die naturgegebene innere Kraft) in der Genesung zu unterstützen.

Der psychologische Aspekt ist in dieser Definition sehr wohl enthalten, jedoch in mechanistischen Termini verpackt. Still selbst lenkte seine Arbeit manchmal ausdrücklich auf die Psyche des Patienten (Still, 1908, S. 112).

Nur 20 Jahre nach der Gründung der ersten Schule für Osteopathie in Kirksville, Missouri, öffnete das Still-Hildreth Osteopathic Sanatorium in Macon, ebenfalls in Missouri, seine Pforten. Dies ist ein deutliches Zeichen für die Wirksamkeit osteopathischer Manipulation auf dem Gebiet der Psychiatrie. Floid Dunn veröffentlichte im Jahre 1948 «The Osteopathic Management of Psychosomatic Problems». Dunn beschreibt in diesem Werk auf höchst verständnisvolle Art und Weise nicht nur die Wirkung der Behandlung auf viszerale Störungen wie Magengeschwüre und Herzrhythmusstörungen, deren Entstehung man einer Kombination aus Angst und somatischen Faktoren zuschrieb, sondern auch die direkten psychologischen Wirkungen, die nachfolgend ungekürzt wiedergegeben werden sollen:

«1. Die beruhigende Wirkung der manuellen Kontakts. Wir alle erinnern uns noch daran, wie viel Trost uns Sicherheit uns die warmen, liebenden Hände unserer Mutter in frühester Kindheit spendeten, wenn wir von Sorgen und Ängsten geplagt wurden. Und wenn wir krank sind, neigen wir dazu, emotional in unsere relativ unbeschwerte und relativ sichere Kindheit zurückzugehen. Bei Krankheiten mit emotionaler Ursache verstärkt sich diese Tendenz noch. Deshalb kann ein kranker Patient in psychologischer Hinsicht bestmöglich von den Handlungen seines Osteopathen profitieren.

2. Die Wirkung der physischen Handlung. Die Tatsache, dass der Osteopath am Körper des Patienten «etwas tut», hat neben den rein physiologischen Reaktionen, die aus der manuellen Handlung resultieren, auch einen psychologischen Effekt. Jeder von uns hat eine geistige Vorstellung von seinem physischen Körper. Psychiater sprechen hier vom «Körperschema». Im Verlauf einer therapeutischen Behandlung sieht und fühlt der Patient eine Veränderung in seiner Körperstruktur, was zu einer positiveren geistigen Vorstellung von sich selbst führt.

3. Die Wirkung einer verringerten Spannung der Skelettmuskulatur auf die Psyche. Diese Wirkung bedarf keiner näheren Erläuterung. Wir alle kennen das Gefühl nachlassender emotionalen Anspannung, die auf Muskelrelaxation im Zuge einer qualifizierten osteopathischen manipulierenden Therapie erfolgt.

4. Die Wirkung verbesserter viszeraler Funktionen auf die Psyche. Auch das Gefühl des Wohlbefindens, das mit einer einwandfreien Funktion der inneren Organe einhergeht, ist dem Osteopathen nur allzu gut bekannt und bedarf deshalb ebenfalls keiner näheren Erläuterung. Ebenso wenig muss ich wohl erläutern, dass die osteopathische Behandlung bei korrekter Anwendung die Funktion der inneren Organe stärkt.

5. Die Wirkung von Zuwendung und Aufmerksamkeit. Von einem Menschen, dem wir Respekt und Achtung entgegenbringen, Zuwendung und Aufmerksamkeit zu erfahren, ist Balsam für das eigene Ego. Allein die Tatsache, dass eine osteopathische Behandlung den Therapeuten Zeit und Mühe kostet, löst beim Patienten ein Gefühl

des Ernstgenommenwerdens aus, was sich wiederum positiv auf die Psyche auswirkt.» (Dunn, 1948).

Weitere Aufsätze zum Thema «manuelle Behandlung in der Psychiatrie» verfassten beispielsweise Dunn (1950, 1952) und Bradford (1965). Wenngleich Bradford im Prinzip lediglich Dunns Gedanken aufgreift und weiterentwickelt, versucht er jedoch zu erläutern, wie periphere Afferenzen die Funktion des zentralen Nervensystems beeinträchtigen und somit emotionale Störungen hervorrufen können. Gellhorn (1964) schließt sich Bradfords Ausführungen an, notiert jedoch paradoxerweise, dass «durch passive Bewegungen verursachte erhöhte propriozeptive Entladungen zu verstärkten sympathischen Entladungen führen und über den Hypothalamus die Vigilanz erhöhen». Man fragt sich, was für passive Bewegungen in dieser Studie wohl angesichts Bradfords Anmerkungen verabreicht wurden, der schrieb, dass «rhythmische Stimulation der sensorischen Rezeptoren seit Menschengedenken als Beruhigungsmittel eingesetzt wird» (Bradford, 1965, S. 485).

Bradford beendet einen weniger als drei Spalten umfassenden Überblick über die unmittelbaren Einflüsse der Manipulation auf die Psyche mit folgendem Satz: «Wenn die Vorzüge der osteopathischen Therapie bei diesen [emotionalen] Störungen einzig im Bereich des Psychologischen lägen, dann ginge dieser Behandlungsform ein durchaus beachtliches Wirkpotential verloren», um sich dann 13 Spalten lang mit den positiven lokalen physiologischen Wirkungen der Manipulation auf zerebrale Irritationen auseinander zu setzen.

In seiner Abhandlung über die erfolgreiche Behandlung schizophrener Patienten hält R. Hope Robertson (c 1938) dogmatisch fest: «[Das] Grundprinzip der osteopathischen Therapie liegt in der Korrektur physischer Ursachen, welche aufgrund ihres schädigenden Einflusses auf das autonome Nervensystem eine gestörte [zerebrale] Zirkulation, die Ursache dieser Erkrankung, nach sich ziehen». Hope Robertson gab an, mindestens 62 % aller repräsentativen Fälle, die bereits seit zwei Jahren unter der Krankheit litten, und 90 % aller Fälle in früheren Stadien geheilt zu haben.

Im Großen und Ganzen ging man davon aus, mit den Behandlungstechniken eine physiologische Relaxation der Skelettmuskulatur erzielen zu können, was wiederum eine Herabsetzung der körperlichen Spannung und somit Entspannung des Patienten zur Folge hat. Auch glaubte man, spinale Irritationen mit negativen Konsequenzen für das somatische und das viszerale autonome System abschwächen zu können. Dies sollte zur Auflösung physischer Symptome beitragen, die im Zuge von Veränderungen in den spinalen Segmenten auftreten und durch Angstgefühle noch verstärkt werden. Die mit Hilfe von Manipulationen erzielte Dämpfung der Nozizeption und Verringerung sonstiger unangemessener peripherer Afferenzen sollte das afferente neurologische Grundrauschen abschwächen, welches bis dahin Irritationen auf psychologischer Ebene (vgl. o.a. Zitat aus Dunn, 1948, Punkte 3 und 4) ausgelöst hatte. Fazit: Man glaubte, mit einer osteopathischen Behandlung sowohl die neurologische Belastung, die von der Peripherie auf höhere Zentren einwirkt, als auch durch Angst induzierte periphere Störungen, deren Ursprung in höheren Zentren liegen, abschwächen zu können. Außerdem vermutete man, im Zuge der Behandlung eine verbesserte zerebrale Zirkulation zu erzielen.

Wo die Autoren sich in Spekulationen über die Wirkung der Manipulation verlieren, da formulieren sie ihre Gedanken stets auf der Basis der spinalsegmentalen Reflexneurologie. Wenn Ledermans kritische Anmerkungen zu solchen Erläuterungen jedoch Berechtigung haben, dann muss daraus notwendigerweise gefolgert werden, dass die osteopathische Behandlung in erster Linie eine tiefe psychologisch entspannende Wirkung hat und einen zentral gesteuerten Einfluss auf spinalmotorische Lerneffekte ausübt. Diese werden dann in eine globale Absenkung des Muskeltonus und eine verminderte Irritabilität der Inter- und Motoneuronen-Pools übersetzt. Lederman schreibt, dass «der Versuch, die motorischen Systeme über eine Aktivierung peripherer Mechanismen und segmentaler Reflexe zu steuern, dem Bemühen gleichkommt, den Verlauf eines Flusses durch Hineinwerfen eines Kieselsteins abändern zu wollen». Eine solche Metapher erscheint umso angemessener, wenn man eine Behandlung psychologischer Probleme mit Hilfe der manuellen Therapie in Erwägung zieht. Dunns direkte psychologische Wirkungen sind möglicherweise viel umfassender und wesentlicher für die Behandlung psychologischer und physischer Störungen, als bis dahin angenommen.

Physiotherapie

Ich möchte an dieser Stelle erwähnen, dass die Physiotherapie trotz ihrer Eingliederung in die Schulmedizin keineswegs immer in der psychiatrischen und psychosomatischen Medizin Verwendung fand. Dennoch wurden im Laufe der Zeit immer bessere physikalische Therapien entwickelt, um Probleme wie Angst und Stress, psychosomatische und psychiatrische Störungen wirksam bekämpfen zu können. Hier sind vor allem psychomotorische Therapie, Körperbewusstseinstherapie, integrierte Atemtherapie und der Einsatz des Autogenen Trainings in physiotherapeutischen Sitzungen zu nennen. Diese speziellen Disziplinen werden eingehend in *Psychological und Psychosomatic Problems* (Psychologische und psychosomatische Probleme; Hegna & Sveram, 1990) erläutert, wobei ein Kapitel der Integration psychologischer Faktoren in die physikalische Behandlung des postraumatischen Stresssyndroms gewidmet ist.

Nur wenige Physiotherapeuten praktizieren diese Disziplinen aktiv. Sie unterstreichen die Unteilbarkeit von Seele und Leib, die Rolle der Emotionen für die

Entstehung körperlicher Störungen und für die Genesung, die zentrale Bedeutung der Beziehung zwischen Patient und Therapeut und das dringende Bedürfnis nach Selbstentwicklung und Reifung des Therapeuten. Trotz unterschiedlichster therapeutischer Ausübung stärken diese und verwandte Disziplinen im Patienten Verantwortungsgefühl, Selbstvertrauen, Selbstbewusstsein und die Fähigkeit zur Entspannung. Und da unbestritten ist, dass ein Individuum stets eine Einheit aus Seele und Leib ist, unterstützt man die Patienten dabei, zu verstehen und zu erforschen, wie ihre eigenen Gefühle und Verhaltensweisen ihre Körpersprache, ihr Selbstbild, ihre Haltung, Bewegungsmuster und die Entstehung von Symptomen beeinflusst haben.

An dieser Stelle möchte ich auf ein weiteres, umfassendes – wenngleich auch orthodoxeres – Werk hinweisen: *Physiotherapy in Mental Health* (Die Rolle der Physiotherapie in der mentalen Gesundheit; Everett et al., 1995). Hier finden Sie einige Kapitel über die physiologischen Aspekte von Stress, Stressbewältigung, Entspannungstraining, Sport- und Bewegungstherapie und – bezeichnenderweise – ein sehr nützliches Kapitel über Berührung, Manipulation und nonverbale Kommunikation. Das Buch behandelt im Großen und Ganzen praktische Aspekte der Physiotherapie in den unterschiedlichsten fachspezifischen Differenzierungen – von der Kinderpsychiatrie über Essstörungen und Suchtverhalten bis hin zu posttraumatischem Stress und Demenz. Im Gegensatz zu den weniger orthodoxen Disziplinen Osteopathie und Chiropraktik (bis auf wenige Ausnahmen) muss man fairerweise sagen, dass eine solche physiotherapeutische Theorie psychologischen Aspekten der physikalischen Therapie im Ansatz aufgeschlossener und humanistischer gegenübersteht. Das mag zum Teil daran liegen, dass sich die erzieherische Rolle in der Physiotherapie gut etabliert hat – möglicherweise in dem Maße wie die direkte manuelle Beteiligung abnahm. Dies erlaubt den Physiotherapeuten, den Patienten aus seiner passiven Rolle herauszulösen und ihn kognitiv in die Therapie einzubeziehen und sein Selbstvertrauen zu stärken. Aber auch die Physiotherapie hat – wie die anderen manipulativen Therapieformen – der Erforschung der psychologischen Bedeutung des manuellen Kontakts nur wenig Aufmerksamkeit geschenkt.

2.6 Massage und nicht-neurologische physiologische Wirkungen der manuellen Therapie

Im Jahre 1894 gründete eine Gruppe von Krankenschwestern und Hebammen, die bis dahin «medizinische Abreibungen» praktiziert hatten, die «Society of Trained Masseuses» (Poon, 1995). Gemeinsam mit Massagetherapeuten beanspruchen sie eine therapeutische Kunst für sich, die möglicherweise viel älter als die Manipulation selbst ist. Das Berufsbild als solches hat sich im Laufe der Zeit von einer ausschließlich manuellen Körperarbeit hin zur Verordnung von speziellen Übungen unter Einbeziehung der technischen Spezialisierung entwickelt, die Teil der modernen physikalischen Therapie sind. Die Begründer dieser Disziplin gingen jedoch davon aus, dass dieser Berufszweig stets mit manuellem Können assoziiert würde (Williams, 1986).

Die physiologischen Wirkungen der Massagetherapie und anderer rhythmischer Körperarbeiten – einschließlich der Mobilisierung von Gelenken – können beschrieben werden als

- Techniken zur Unterstützung der Wiederherstellung gestörter Gewebefunktionen,
- Techniken zur Veränderung mechanischer Gewebefaktoren,
- Techniken zur Verbesserung der Zirkulation der Fließsysteme (Lederman, 1997, S. 55).

Solche Theorien dienen der Verstärkung neurologischer und mechanischer Prinzipien, wie sie in diesem Kapitel dargestellt wurden. Die durch diese Techniken erzielten verbesserten Gewebequalitäten tragen zweifellos zu einem gesteigerten Wohlbefinden des Patienten bei, weil das Selbst weniger durch schädliche somatische Empfindungen gereizt wird. Und dennoch vernachlässigte man weitgehend, in welchem Maße manuelle Techniken direkt zu gesteigertem Wohlbefinden des Patienten und somit zur Lösung peripherer Störungen beitragen.

Und dabei spricht vieles dafür, dass Berührung und massageähnliche Techniken durchaus wohltuende physiologische Wirkungen im Körper erzeugen – sowohl bei unspezifischen als auch bei ganz spezifischen Störungen. So haben Massagetherapeuten der unterschiedlichsten Richtungen schon immer vor allem die entspannende Wirkung dieser Behandlungsform und das allgemeine Wohlbefinden, welches sich nach einer guten Massage einstellt, beobachten können. Deutlicher als bei jeder anderen manuellen Behandlungsform stellt sich bei der Massage die Frage, ob hier nicht in erster Linie psychologische Faktoren und nicht rein lokale physiologische Wirkungen eine Rolle spielen. Massagetherapeuten propagieren ihre Arbeit mit dem Hinweis auf die stress- und spannungsabbauende Wirkung der Massage, die sich im Zuge physiologischer Entspannung einstellt. Untersuchungen zur Wirkung der Relaxationsreaktion auf Nozizeption, sympathische Vigilanz, Funktionsfähigkeit des Immunsystems und Heilungsprozesse im Allgemeinen stärken die Aussage, dass zentrale, psychologisch gesteuerte Ereignisse zum Abbau peripherer Störungen beitragen und nicht umgekehrt.

Gjertrud Roxendals Anmerkungen (Roxendal, 1990, S. 94) zu bestimmten psychologischen Aspekten der Massage bestätigen einige dieser Vorstellungen:

«1. Massage ist Kommunikation. Der Therapeut geht auf den Patienten ein und sendet ihm Botschaften, vor allem aber stellt er ihm die Frage: «Wie geht es dir?» Der Patient spürt die Fürsorge des Therapeuten und antwortet in Form von veränderter Atemtätigkeit, Muskelspannung und Hautreaktion.

2. Massage bestätigt den Patienten (den Empfänger der Massage) durch seinen Körper. Die Tatsache, dass der Therapeut bereit ist, den Patienten zu berühren, impliziert, dass er ihn als Person akzeptiert.

3. Massage kann innere Prozesse anregen. Rhythmischer Druck auf die tieferen Körperebenen kann Prozesse wie orthostatische Aktivitäten, Atmung und Verdauung stimulieren.

4. Massage kann sowohl Muskelspannung als auch innere Anspannung reduzieren. Es ist nicht notwendig, eine entspannende Massage als lokale Therapie zu verabreichen. Spannungskopfschmerz kann häufig durch Fußmassage oder Behandlung der Wadenmuskulatur gelindert werden.

5. Massage kann beim Patienten zu Passivität und Regression führen.
Entspannung und Ruhe öffnen einerseits dem Patienten das Tor zu den eigenen Ressourcen, können jedoch andererseits auch den Hang zu Passivität und Abhängigkeit verstärken. In solchen Fällen sollte vorübergehend auf Massage verzichtet oder evtl. mit unabhängigen Übungen kombiniert verabreicht werden.

6. Massage kann die Produktion körpereigener Endorphine steigern. Dies stärkt das Wohlbefinden und wirkt schmerzlindernd.

7. Massage kann hypotonen Muskeln zu erhöhter Spannung verhelfen. Geeignete Techniken werden derzeit beispielsweise in Norwegen entwickelt.

8. Es gibt Techniken, die bestimmte Gewebe oder autonome Reflexe ansprechen. Bei fachkundigem Einsatz wirken sie auf Körper und Psyche des Patienten.»

Dies ist kein Literaturabriss zum Thema «psychologische Wirkungen der manuellen Therapie», sondern vielmehr eine kurze Untersuchung dessen, welche Fragen aufkommen würden, wenn man sich einen detaillierten Überblick über verfügbare Literatur verschaffen wollte. Gibt uns die verfügbare Literatur einen ausgewogenen Überblick über das, was die manuelle Therapie tatsächlich bewirkt bzw. zu bewirken vermag? Aus der näheren Betrachtung fast aller, wenn nicht sogar aller therapeutischen Theorien erwachsen wesentliche psychologische Fragen. Dies lässt vermuten, dass die verfügbare Literatur eine unangemessen starke Neigung zu physiologischen Erklärungen und zur Mensch-als Maschine-Sichtweise hat.

Grieves *Modern Manual Therapy* (Boyling & Palastanga, 1994), das vermutlich anerkannteste Werk zur manuellen Therapie, befasst sich eingehend mit dem Versagen der modernen Medizin, das verbreitete Rückenschmerzsyndrom erfolgreich zu behandeln, die ständig steigenden Kosten einzudämmen und die eingeschränkte Lebensqualität zu verbessern. Die Medizin muss leider anerkennen, dass «keine einzige Behandlung wirksamer als die andere ist – keine Behandlung ist erfolgreicher als der natürliche Krankheitsverlauf oder der Plazeboeffekt» (Zusman, 1994). Dieses Eingeständnis steht am Ende eines Kapitels, das mit folgendem Satz beginnt: «Wichtige Elemente, die für die Begegnung zwischen Patienten und Therapeuten wesentlich sind, so z. B. Bestätigung, Erwartungen, Vertrauen, Enthusiasmus, Überzeugungen, Wahrnehmungen und der so genannte Plazeboeffekt, sollen hier unberücksichtigt bleiben». Es ist sehr bedauerlich, dass die Literatur dazu tendiert, so genannte unwissenschaftliche Aspekte zu ignorieren, auch wenn diese sich als zumindest ebenso bedeutsam wie andere Faktoren, die normalerweise Berücksichtigung finden, erwiesen haben.

2.7 Manipulation als prozedurales Berühren

Mit Hilfe der Berührung erhält der manuelle Therapeut einen Teil der Informationen, die für eine diagnostische Beurteilung erforderlich sind. Die Berührung ist aber auch Teil der Behandlung. Um welche Art von Berührung handelt es hier eigentlich?

Bei den bereits erwähnten mechanisch-physikalischen Theorien handelt es sich um eine *prozedurale* oder *bedeutungsvolle* Berührung. Der Körper wird mit einer komplexen Maschinerie und die Therapie mit einer Technik verglichen. Im Behandlungsverlauf kommen verschiedene Verfahren zum Einsatz: Weichteilknetung, rhythmische Artikulation, schiebende Bewegungen, Traktion, multidimensionale Kompression usw. Diese Prozeduren werden an einem Objekt – dem Körpergewebe – wie an einer Maschine ausgeführt. Tatsächlich geht die manuelle Therapie davon aus, dass das Körpergewebe gewisse Ähnlichkeit mit einer Maschine hat. So kann man beispielsweise Hebel, Kegel, Spindeln, Scharnier- und Kugelgelenke im menschlichen Körper identifizieren.

Sowohl manuelle Therapie als auch die Chirurgie sind im Umgang mit Körpergewebe vergleichbar, auch wenn die manuelle Therapie deutlich weniger invasiv und weniger schmerzhaft ist und mit Patienten arbeitet, die bei vollem Bewusstsein sind. Die Sichtweise jedoch ist dieselbe: Der Patient ist nicht in der Lage, sein Fleisch in dem Maße psychisch zu beeinflussen, dass Manipulationen (operative Eingriffe) hinfällig werden. Außerdem ist Fleisch eine konkrete physikalische Materie, an der man – im Gegensatz zum nicht greifbaren Selbst – Handlungen vornehmen kann. Die physikalischen Eigenschaften des Fleisches werden im Zuge einer Behandlung verändert.

Genau wie bei anderen medizinischen Verfahren, so z. B. Inzisionen, Ultraschalluntersuchungen, Injektion von Steroiden und Reflextests, scheint auch der Körpertherapeut bestimmte Techniken am Körper des Patienten auszuüben: laterale Verschiebungen, Thrust-Techniken, Korrektur von Fehlstellungen, Muskel-

Energie-Techniken, neuromuskuläre Reprogrammierungs-Techniken (strain-counterstrain) und Harmonietechnik. Diese hierbei eingesetzte Berührung ist charakteristisch für die moderne Gesundheitspflege und unterscheidet sich gänzlich von der normalen, alltäglichen Berührung zum Ausdruck der eigenen Persönlichkeit und zur Selbstbehauptung. Das heißt: Diese Art der Berührung unterscheidet sich von der Berührung, die sich im Zuge nonverbaler Kommunikation vollzieht. Eine lobenswerte Ausnahme in modernen Gesundheitseinrichtungen bilden z. B. professionell Pflegende, die während einer schmerzhaften medizinischen Intervention die Hand des Patienten halten.

Die kartesianisch geprägte wissenschaftlich medizinische Denkweise bewertet Manipulationen als rein prozedurale Verfahren, denn Körper und Geist oder Seele werden streng voneinander getrennt und als voneinander unabhängige Teile erachtet. Tatsächlich gelten Fleisch und Mensch als so isoliert voneinander, dass Eingriffe am Körper des Patienten möglich werden, bei denen der Patient zuschaut. Der Patient wird zu einem passiven, unschuldigen Zuschauer – isoliert, aber zugleich untrennbar mit dem therapeutischen Schlachtfeld verbunden. Wäre es möglich, den Körper in der Klinik abzugeben und nach der Behandlung wieder abzuholen, dann würden sicherlich viele Patienten davon Gebrauch machen. Auch die Patienten sind folglich der Meinung, ihr Körper sei eine Maschine, die von Zeit zu Zeit aus unerfindlichen Gründen kaputt geht und reparaturbedürftig wird. Für die Patienten ist es unangenehm, dem Mechniker bei seiner Arbeit zuzuschauen, sie haben aber keine andere Wahl.

«Etwas an jemandem auszuführen» statt «etwas mit jemandem zu tun» oder «mit» dem Patienten zu sein, unterstreicht die mechanische zu Lasten der persönlichen Komponente. Die prozedurale Berührung beruft sich auf das Unbelebte als Objekt ihrer Handlung. Das mag zum Teil darin begründet sein, dass die dem «Erlittenen» innewohnende Passivität charakteristisch für das Unbelebte und nicht für das mit Leben Erfüllte ist. Es liegt aber auch daran, dass Techniken stets mit Technologie assoziiert werden, deren Objekte im Großen und Ganzen keine Menschen sind.

Ich möchte an dieser Stelle erwähnen, dass da, wo physiologische Theorien für manuelle Gesundheitsfürsorge-Ansätze fehlen, so z. B. beim «Handauflegen», die Berührung nicht als rein technische oder prozedurale Handlung bezeichnet werden kann. Stattdessen impliziert der Akt der Berührung hier eine Art Kommunikation, die einen direkteren Kontakt ermöglicht – «in touch», also in Berührung mit dem Patienten als Person. Handelte es sich bei dieser Art der Berührung ausschließlich um eine Technik, dann bezöge sich die Wirkung ausschließlich auf den Körper, nicht aber auf den ganzen Menschen, wie es beispielsweise beim «Handauflegen» der Fall ist.

Therapeuten behandeln ihre Patienten natürlich nicht wie eine leblose Maschine; aber sie behandeln deren Körper wie eine Maschine. Zweifelsohne hat diese Einstellung der Behandlung und dem Körper gegenüber ihre Berechtigung. Die meisten Therapeuten zeigen Respekt, Sorgfalt und Einfühlungsvermögen, während sie den Körper ihres Patienten behandeln. Aber sie behandeln eben nur Körper, weil sie keine (zumindest soweit sie sich dessen bewusst sind) Psychotherapeuten sind.

2.8 Behandeln wir Menschen oder Körper?

Wenn manuelle Therapeuten nur den Körper ihrer Patienten behandeln würden (und körperliche Beschwerden sind nun einmal körperlicher Natur), dann wären die derzeit geltenden physiologischen Grundprinzipien zumindest für den Augenblick ausreichend. Aber trotz o. g. veranschaulichender Darstellung, dass manuelle Praktiker die Körper ihrer Patienten behandeln, erheben doch viele Therapeuten (wie auch andere Vertreter des ganzheitlichen Ansatzes) den Anspruch, «den ganzen Menschen» zu bearbeiten. Wenn dies der Fall wäre, dann müssten sie ihre Arbeit in einen philosophischen Kontext stellen und beweisen können, dass Menschen in erster Linie durch ihren Körper und nicht durch Geist und Persönlichkeit repräsentiert werden. Somit wäre die Behandlung des Körpers gleich der des Menschen.

Man muss sich klarmachen, dass ein rein materialistisch geprägtes Konzept, wie es derzeit die konventionelle Medizin vertritt, für diesen Zweck nicht geeignet ist, auch wenn es die Auffassung einschließt, dass mentale Phänomene auf rein physikalisch-chemische Prozesse reduziert werden können. Die Vorstellung vom Menschen-als-Körper lässt sich eben nicht mit mechanisch-physiologischen Begriffen erklären. Menschliche Attribute lassen sich mit anderen Worten sinnvoller umschreiben (vgl. Kap. 1). Die Art und Weise, wie ein Mensch sein Körper ist und folglich die Behandlung des Körpers mit der Behandlung des Menschen identisch ist, kann mit Hilfe des mechanischen Paradigmas einfach nicht beschrieben werden. Und jetzt wird auch klar, warum die Vorstellung von der angeborenen inneren Intelligenz für die manuelle Medizin so hilfreich ist: Dieses Modell beinhaltet die Vorstellung vom Menschen und seiner naturgegebenen Fähigkeit, zu funktionieren und sich selbst auszudrücken (solange diese sich in einem harmonischen Gleichgewicht befindet). Dank dieser inneren Kraft kann der Therapeut sich von den rein physikalischen Gegebenheiten lösen und sich durch einen verbesserten Fluss der «Lebenskraft» dem mentalen und emotionalen Aspekt zuwenden.

Die manuelle Therapie als eine ganzheitliche Therapie muss möglicherweise verdeutlichen, wie das physische, taktile Leben der Menschen die Basis für ihre Erfahrungen als menschliche Wesen bildet. Hierzu bedarf es einer phänomenologischen Darstellung der durch manuelle Therapie erzeugten Wirkung auf die Psyche-im-Körper oder auf den «erlebten Körper». Die Phänomenologie ist hier insofern geeignet, als sie es ablehnt, den Körper genau wie andere materielle Dinge zu betrachten. So distanziert sie sich auch von Descartes Aussage (1972), dass «das auf ewig im Herzen brennende Feuer ... dasselbe Feuer ist, das auch in unbeseelten Körpern brennt.» Die Phänomenologie betont die Einzigartigkeit des menschlichen Fleisches. Nur durch unser Fleisch können wir andere materielle Dinge empfinden. Durch unser Fleisch erleben wir unsere Welt und kommunizieren mit ihr. Dies kann von anderen Objekten nicht gesagt werden. Andere hilfreiche verbindende Theorien zur Einheit von Leib und Seele oder dem «Selbst» wurden in einigen Schulen der Psychotherapie erarbeitet, vor allem in der modernen Gestalt-Psychotherapie.

Mit dem in der manuellen therapeutischen Methode enthaltenen transaktionalen psychologischen Element verfügen wir über eine weitere Alternative zur Erläuterung, warum manuelle Therapeuten Menschen und nicht nur deren Körper behandeln. Ohne dieses Element wäre jeder psychologische Effekt rein zufälliger Natur oder eine bloßes Beiwerk dieser Methode, nicht jedoch eine der Therapie von Natur aus gegebene Wirkung. Patienten verkörpern immer beides, Seele und Leib. Sie sind nicht Seele in einer und Leib in einer anderen Situation. Eine solche Dualität ist reine Illusion.

Die theoretische manuelle Therapie befindet sich ganz offensichtlich in einer Krise. So ist es nur vernünftig, die Diskussion neu zu entfachen, indem wir untersuchen, welchen Dienst manuelle Praktiker wirklich am Patienten erbringen.

2.9 Zusammenfassung der Kernpunkte

In diesem Kapitel wurde/n

1. verschiedene manuelle therapeutische Modelle vorgestellt, die auf der Energiefeld- und nicht auf der physiologisch geprägten Theorie basieren. Solche Modelle berücksichtigen auch, dass die Probleme des Patienten psychische Ursachen haben können;

2. verschiedene der manuellen Therapie zugrunde liegende Konzepte vorgestellt, so z. B.:
   - die Vorstellung, dass mechanische Interventionen physiologische Reaktionen produzieren,
   - die Vorstellung, dass der Körper über Selbstheilungsmechanismen verfügt,
   - die Anwendbarkeit der Systemtheorie auf die anatomische Organisation,
   - Funktion und Eigenschaften der Muskeln,
   - das Zwischenwirbelsegment und die segmentalen Veränderungen,
   - die manipulative Behandlung psychologischer Probleme,
   - die Wirkungen der Massage;

3. gezeigt, dass trotz weitgehend mechanisch oder physiologisch geprägter Konzeptionen sämtliche Modelle bei genauerer Betrachtung auch psychologische Verflechtungen aufweisen;
4. die in manuellen therapeutischen Interaktionen eingesetzte Berührung vor dem Hintergrund der Behandlungsziele als rein prozeduraler, technischer oder instrumenteller Natur eingestuft;
5. prozedurale Berührung und die üblichere Form der Berührung in unserem tagtäglichen Leben, die wir als expressiv bezeichnen wollen, miteinander verglichen;
6. die Behauptung mancher Therapeuten, den ganzen Menschen zu behandeln, in Frage gestellt, da in der Literatur nur die Behandlung körperlicher Phänomene Erwähnung findet.

Folgende Fragen blieben bisher weitgehend unberücksichtigt:

1. Können physiologische und mechanische Modelle das Zusammentreffen zwischen Patient und Therapeut in der manuellen Therapie überhaupt richtig veranschaulichen?
2. Ist die manuelle Therapie von Natur aus emotional und psychologisch bedeutsam? Bis jetzt gibt es noch keine Antwort darauf.

Die Berührung ist ein alltägliches zwischenmenschliches Ereignis, das in der Regel über die Natur des zwischen unterschiedlichen Parteien bestehenden Verhältnisses Auskunft gibt und deshalb ausgesprochen nichttechnischen, nichtprozeduralen Charakter hat. Die prozedurale Berührung ist eine Spezialform der Berührungsgewohnheiten, die normalerweise nicht in den Berührungskontext einfließt. Lässt man sie jedoch außer acht, wird man kaum beurteilen können, was in der manuellen Therapie geschieht. Um richtig verstehen zu können, was hier passiert, müssen die emotionalen Konnotationen der Berührung eingehend untersucht werden.

Literatur

Angyal, A., 1981: A logic of systems. In: Emery F. E. (Hrsg.): Systems thinking. Penguin, London, S. 27–40

Boyling, J. D., Palastanga, N. (Hrsg.), 1994: Grieve's modern manual therapy. Churchill Livingstone, Edinburgh

Bradford, S., 1965: Role of osteopathic manipulative therapy in emotional disorders: a physiologic hypothesis. Journal of the American Medical Association 64: 484–493

Descartes, R., 1972: Treatise of man. Übersetzt und herausgegeben von Thomas Steele Hall. Harvard University Press, Cambridge, MA, S. 113 (zitiert in Leder, S., 1992: A tale of two bodies. In: The body in medical thought and practice. Philosophy and Medicine Series, Bd. 43. Kluwer Academic Publishers, Dordrecht)

Dunn, F., 1948: The osteopathic management of psychosomatic problems. Journal of the American Osteopathic Association 48 (4): 196–199

Dunn, F., 1950: Osteopathic concepts in psychiatry. Journal of the American Osteopathic Association 49: 354–357

Dunn, F., 1952: Altered cervical and thoracic vertebral mechanisms in psychiatric disorders. In: Page, L. E. (Hrsg.), 1952: Academy of Applied Osteopathy Yearbook: selected osteopathic papers. Academy of Applied Osteopathy, Carmel, Kalifornien

Everett, T., Dennis, M., Ricketts E (Hrsg.), 1995: Physiotherapy in mental health. Butterworth Heinemann, Oxford

Gellhorn, E., 1964: Motion and emotion: the role of proprioception in the physiology and pathology of the emotions. Psychological Review 71 (6): 457–472

Haldeman, S., 1992 (Hrsg.): Principles and practice of chiropractic, 2. Aufl., Appleton & Lange/Prentice Hall, East Norwalk, Conneticut, Kap. 2

Hegna, T., Sveram M. (Hrsg.), 1990: Psychological and psychosomatic problems. Churchill Livingstone, Edinburgh

Hope Robertson, R., c. 1938: Booklet outlining a proposal for a British osteopathic mental hospital. In: Collins, M., 1994: Views of the past. British Osteopathic Journal 13: 42–43

Korr, I. K., 1970: The sympathetic nervous system as mediator between the somatic and supportive processes. Post Graduate Institute of Osteopathic Medicine and Surgery, New York

Korr, I. K., 1997: An explication of osteopathic principles. In: Ward, R. C. (Hrsg.): Foundations for osteopathic medicine. American Osteopathic Association/Williams & Wilkins, Baltimore, S. 7–12

Lederman, E., 1997: Fundamentals of manual therapy. Churchill Livingstone, Edinburgh

Martinke, D. J., 1991: The philosophy of osteopathic medicine. In: DiGiovanna E. L., Schiowitz, S. (Hrsg.): An osteopathic approach to diagnosis and treatment. Lippincott, New York

Millenson, J. R., 1995: Mind matters: psychological medicine in holistic practice. Eastlans Press, Seattle

Patterson, M. M., Wurster, R. D., 1997: Neurophysiologic system: integration and disintegration. In: Ward, R. C. (Hrsg.): Foundations for osteopathic medicine. American Osteopathic Association/Williams and Wilkins, Baltimore

Poon, K., 1995: Touch and handling. In: Everett, T., Dennis, M., Ricketts, E. (Hrsg.): Physiotherapy in mental health. Butterworth Heinemann, Oxford, S. 94

Roberts, A. H., 1993: The power of non-specific effects in healing: implications for psychosocial and biological treatments. Clinical Psychology Review 13(5): 375–391

Rossi, E. L., 1986: The psychobiology of mind-body healing. Norton, New York

Roxendal, G., 1990: Physiotherapy as an approach in psychiatric care with emphasis on body awareness therapy. In: Hegna T., Sveram M. (Hrsg.): Psychological and psychosomatic problems. Churchill Livingstone, Edinburgh, S. 94–95

Schwartz, H. S. (Hrsg.), 1973: Mental health and chiropractic – a multidisciplinary approach. Sessions, New York

Schuster, C. S., Ashburn, S. S., 1980: The process of human development. Little, Brown, Boston
Sheldrake, R., 1985: A new science of life: the hypothesis of formative causation. Anthony Blond, London, Kap. 1
Still, A. T., 1908: Autobiography. Vom Autoren herausgegeben, Kirksville, MO. Reprint: American Academy of Osteopathy, Colorado Springs, 1981
Waagen, G., Strang, V., 1992: Origin and development of traditional chiropractic philosophy. In: Haldeman, S. (Hrsg.): Principles and practice of chiropractic, 2. Aufl., Appleton & Lang. East Norwalk, S. 33
Ward, R. C. (Hrsg.), 1997: Foundations for osteopathic medicine. American Osteopathic Association/Williams and Wilkins, Baltimore, S. 137–151
Watkins, A. (Hrsg.), 1997: Mind-body medicine: a clinician's guide to psychoneuroimmunology. Churchill Livingstone, Edinburgh
Williams, J., 1986: Physiotherapy is handling. Physiotherapy 72: S. 66–70
Wittgenstein, L., 1974: Philosophical investigations. Blackwell, Oxford, S. 178
Zusman, M., 1994: What does manipulation do? The need for basic research. In: Boyling, J., Palastanga, N. (Hrsg.): Grieve's modern manual therapy. Churchill Livingstone, Edinburgh, S. 657

Ergänzende Literatur: Der Einfluss des Geistes auf das Immunsystem

Berry, D. S., Pennebaker, J. W., 1993: Nonverbal and verbal emotional expression and health. Psychotherapy and Psychosomatics 59: 11–19
Biselli, R., Farrace, S., D'Amelio, R. et al., 1993: Influence of stress on lymphocyte subset distribution – a flow cytometric study in young student pilots. Aviation, Space and Environmental Medicine 64, S. 116–120
Brosschot, J. F., Benschop, R. J., Godaert, G. L. R. et al., 1994: Influence of life stress on immunological reactivity to mild psychological stress. Psychosomatic Medicine 56: S. 216–224
Cohen, S., Tyrrell, D. A. J., Smith A. P., 1991: Psychological stress and susceptibility of the common cold. New England Journal of Medicine 325: 606–612
Cunningham, A. J., 1995: Pies, Levels and languages: why the contribution of mind to health and disease has been underestimated. Advances: The Journal of Mind-Body Health 11 (2): 4–11
Dienstbier, R. A., 1989: Arousal and physiological toughness: implications for mental and physical health. Psychological Review 96: 84–100
Dillon, K. M., Minchoff, B., 1985–1986: Positive emotional states and enhancement of the immune system. International Journal of Psychiatry in Medicine 15: 13–18
Dreher, H., 1996: Is there an «immune power personality»? Advances: The Journal of Mind-Body Health 12 (1): 59–62
Dworkin, R. H., Portenoy, R. K., 1996: Pain and its persistence in herpes zoster. Pain 67: 241–251

Fallowfield, L, 1996: Psychosocial interventions in cancer. British Medical Journal 311: 1316–1317

Fawzy, I., Kemeny, M. E., Fawzy, N. W. et al., 1990: A structured psychiatric intervention for cancer patients: II – changes over time in immunological measures. Archives of General Psychiatry 47: 729–735

Fawzy, F. I., 1994: Immune effects of a short-term intervention for cancer patients. Advances: The Journal of Mind-Body Health 10 (4): 32–33

Glaser, R., Rice, J., Sheridan, J. et al., 1987: Stress-related immune suppression: health implications. Brain, Behavior and Immunity 1: 7–20

Green, M. L., Green, R. G., Santoro W., 1988: Daily relaxation modifies immunoglobulins and psychophysiologic symptom severity. Biofeedback and Self-Regulation 13: 187–199

Groer, M., Mozingo, J., Droppleman, P. et al., 1994: Measures of salivary secretory immunoglobulin A and state anxiety after a nursing back rub. Applied Nursing Research 7: 2–6

Jemmott, J. B., Borysenko, J. Z., Borysenko, M. et al., 1983: Academic stress, power motivation, and decrease in secretion rate of salivary secretory immunoglobulin A. Lancet i (8339): 1400–1402

Kennedy, S., Kiecolt-Glaser, J. K., Glaser, R., 1998: Immunological consequences of acute and chronic stressors: mediating role of interpersonal relationships. British Journal of Medical Psychology 66: 77–85

Kiecolt-Glaser, J. K., Fisher, L. D., Ogrocki, P. et al., 1987: Marital quality, marital disruption, and immune function. Psychosomatic Medicine 49: 13–34

Kiecolt-Glaser, J. K, Glaser, R., 1992: Psychoneuroimmunology: can psychological interventions modulate immunity? Journal of Consulting and Clinical Psychology 60: 569–575

Kiecolt-Glaser, J. K, Marucha, P. T., Malarkey, W. B. et al., 1995: Slowing of wound healing by psychological stress. Lancet 346: 1194–1196

La Perriere, A., Tronson, G., Antoni, M. H. et al., 1994: Exercise and psychoneuroimmunology. Medicine and Science in Sports and Exercise 26: 182–190

Longo, D. J., Clum, G. A., Yaeger, N. J., 1988: Psychosocial treatment for recurrent genital herpes. Journal of Consulting and Clinical Psychology 56: 61–66

Lutgendorf, S. K., Antoni, M. H., Kumar, M. et al., 1994: Changes in cognitive coping strategies predict EBV-antibody titre change following a stressor disclosure induction. Journal of Psychosomatic Research 38: 63–78

Martin, R. A., Dobbin, J. P., 1988: Sense of humour, hassles, and immunoglobulin A: evidence for a stress-moderating effect of humour. International Journal of Psychiatry in Medicine 18: 93–105

Rein, G., Atkinson, M., McCraty, R., 1995: The physiological and psychological effects of compassion and anger. Journal of Advancement in Medicine 8 (2): 87–105

Riley, V., 1981: Psychoneuroendocrine influences on immunocompetence and neoplasia. Science 212: 1100–1109

Schleifer, S. J., Keller, S. E., Camerino, M. et al., 1983: Suppression of lymphocyte stimulation following bereavement. Journal of the American Medical Association 250: 374–377

Toth, L. A., 1995: Sleep, sleep deprivation, and infectious disease: studies in animals. Advances in Neuroimmunology 5: 79–92

Watkins, A. (Hrsg.), 1997: Mind-body medicine: a clinician's guide to psychoneuroimmunology. Churchill Livingstone, Edinburgh
Whitehouse, W. G., Dinges, D. F., Orne, E. C. et al., 1996: Psychosocial and immune effects of self-hypnosis training for stress management throughout the first semester of medical school. Psychosomatic Medicine 58: 249–263

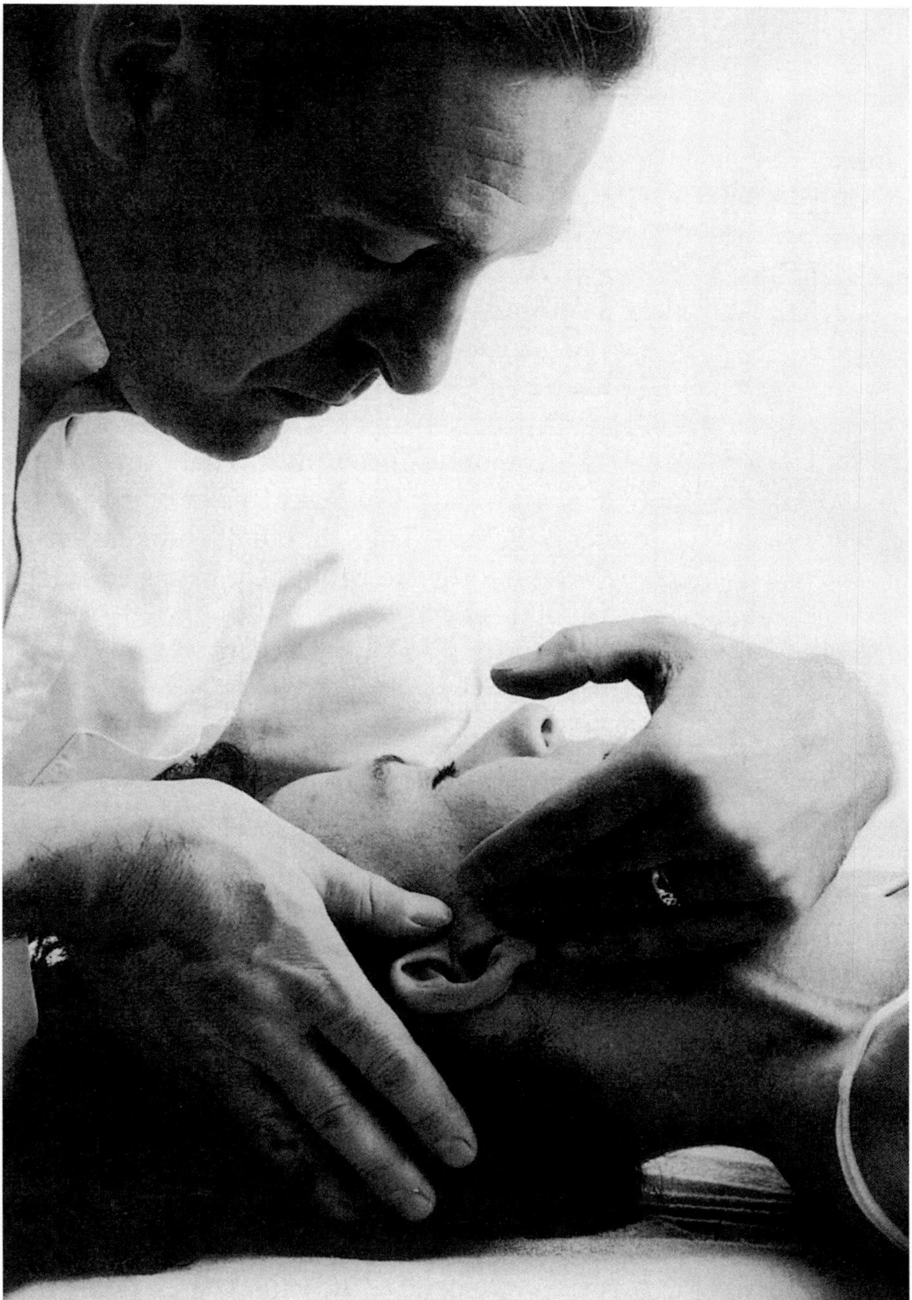

3. Das Wesen der Berührung

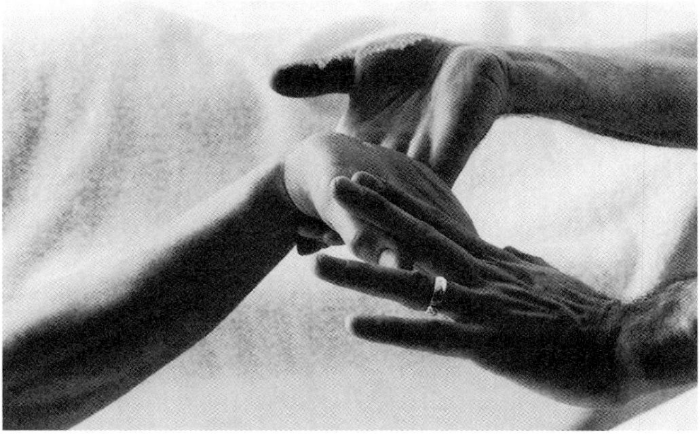

> «Der Tastsinn ist die Grundlage des ‹In-der-Welt-Seins›, denn er ist das Medium, welches dem Menschen die Orientierung in Zeit und Raum ermöglicht.» (Burton & Heller 1964, S. 126)

In diesem Kapitel soll die Berührung aus verschiedenen Blickwinkeln heraus analysiert werden, um ihre Beziehung zur Welt der Emotionen zu offenbaren. Es soll verdeutlicht werden, dass die Berührung in hohem Maße mit einem Gefühl von Vertrautheit verbunden ist. Und da Vertrautheit eine emotionale Bedeutung hat, muss auch die intentionale Berührung emotional bedeutsam sein – wenn auch nur geringfügig oder unterschwellig. Diese Schlussfolgerung würde die Angemessenheit der geltenden, ausschließlich mechanistisch geprägten Grundprinzipien der manuellen Therapie in Frage stellen.

3.1 Die Berührung und ihre unterschiedlichen Formen

Im zwischenmenschlichen Kontakt sind wir stets auf der Suche nach einem ausgewogenen Verhältnis zwischen angemessener Nähe und gebührender Distanz. In diesem Nahbereich ist die Berührung am äußersten Kontaktende anzusiedeln. Oft kann man anhand der Art und Weise, wie zwei Menschen sich berühren, erkennen, in welchem Verhältnis sie zueinander stehen.

3.1.1 Kommunikation

Die Berührung wird normalerweise als ein allen Menschen gemeinsames, jedoch höchst distinktives Mittel zum Ausdruck der eigenen Persönlichkeit definiert. Sie ist Teil der zahllosen Ausdrucksmöglichkeiten des Körpers, zu denen auch die lautlose, nonverbale Kommunikation zählt. Man geht davon aus, dass die Kommunikation zu einem Großteil auf nonverbaler Ebene erfolgt, also z. B. durch:

- Intonation, Betonung und Lautstärke der Stimme,
- Interaktion zwischen Stimme und Atmung,
- nonverbale Laute, Schreie, Seufzen etc.,
- Bewegungen und Körperhaltungen, die die unterschiedlichen Satzteile begleiten.

Kommunikation kann auch lautlos verlaufen, so z. B. in Form von

- körperlicher Nähe,

- Mimik und Gestik,
- Blickkontakt,
- Streicheln,
- zufälligen Berührungen,
- Halten,
- Umarmung,
- Liebkosung,
- Intimkontakt.

In der Vielfalt der Kommunikationsmöglichkeiten spielt die Berührung eine wichtige Rolle. Auf einige Aspekte möchte ich kurz eingehen.

Eine Berührung sagt mehr als tausend Worte

Die Berührung ist ein einzigartiges Kommunikationsmittel. Sie unterscheidet sich grundlegend von der Sprache, weil sie Emotionen und Botschaften übermitteln kann, welche Worte nicht auszudrücken vermögen. Mit einer Berührung lassen sich zahllose, unterschiedlichste Informationen weitergeben – «ganze Gefühlseinheiten», die mit Worten nur schwer auszudrücken wären (es sei denn, man bediene sich der Poesie). Stellen Sie sich die verbalen Versuche einer Therapeutin vor, eine neue Patientin davon zu überzeugen, dass sie «vertrauenswürdig» genug ist, um die «wahren» Probleme der Patientin zu erfahren; dass die Patientin in ihrer Gegenwart ruhig weinen kann, wenn ihr danach ist; dass sie sich aufrichtig um die Patientin als Person kümmern wird; dass die Konsultation absolut vertraulichen Charakter hat; dass sie die Verwirrung der Patientin nicht für kindisch oder dumm hält und dass es für sie durchaus akzeptabel ist, dass Erwachsene ihre Verletzlichkeit offen zeigen sollten, usw. Ein solcher Monolog klänge sicherlich unbeholfen und schwerfällig. Im Prinzip könnte eine Berührung des Armes oder der Schulter der Patientin all dies vermitteln und spräche Bände über die Einstellung der Therapeutin. Forschungen belegen, dass eine Berührung dem Patienten dazu verhilft, sich leichter zu öffnen und eine zwischenmenschliche Transaktion positiv zu erleben.

Schon die leichteste Berührung der Schulter eines emotional geladenen Patienten, dem man Fragen stellt, kann ihn in Tränen ausbrechen lassen, weil in seinem Unterbewusstsein ein Gefühl psychologischer Sicherheit erwächst. Es ist die moralische Verpflichtung eines jeden Therapeuten, ein psychologisch sicheres Umfeld zu schaffen, denn dies trägt erheblich zum Aufbau des notwendigen Vertrauensverhältnisses zwischen Patient und Therapeut bei. Nichts und niemand kann jedoch garantieren, dass Gefühle so ankommen, wie sie übermittelt wurden. Deshalb ist besonders mit nichttherapeutischen Berührungen äußerste Vorsicht geboten.

Die aufrichtige Berührung

Ebenso wie andere Formen der nonverbalen Kommunikation kann auch die Berührung im Widerspruch zur verbalen Äußerung stehen. Normalerweise drückt eine Berührung die aufrichtige (häufig im Unterbewusstsein gehegte) Gesinnung desjenigen aus, der einen anderen Menschen berührt. So schreibt Blondis (1982), dass ein Patient sehr wohl an der Art und Weise, wie eine Krankenschwester die Bettpfanne wegräumt und den Patienten abputzt, Abscheu und Unbehagen spürt, egal wie sehr sie sich um ein Lächeln bemüht.

Sind zwei Menschen einander abgeneigt, so drückt sich das in aller Regel in der Körpersprache und der Art und Weise der Berührung aus, wenn es zu näherem Kontakt kommt. Bei Nichtübereinstimmung zwischen verbalen und nonverbalen Kommunikationsmustern entstehen verwirrende Botschaften. Und wenn Angehörige der Gesundheitsberufe solche widersprüchlichen Signale aussenden, dann kann einfach kein Vertrauensverhältnis zwischen ihnen und ihren Patienten entstehen – was sich häufig weder Patienten noch Praktiker erklären können.

Der Körper vermag nur schwer zu lügen, da die Steuerung der meisten Körperbewegungen unbewusst erfolgt. Nur die gröbsten, äußerlichsten Aspekte eines Bewegungsmusters lassen sich willkürlich beeinflussen. Und da die unbewussten, die jeweilige Einstellung widerspiegelnden kinetischen Merkmale einer Handlung bei allen Menschen gleich sind – zumindest bei Angehörigen desselben Kulturkreises –, können nonverbale Botschaften ebenso leicht und natürlich empfangen wie ausgesandt werden. Aber sowohl das Empfangen als auch das Aussenden dieser Botschaften erfolgt häufig rein instinktiv. Dies erklärt zum Teil, warum Menschen, sobald oder nachdem sie mit einem anderen Menschen in Kontakt treten bzw. getreten sind, Gefühle füreinander entwickeln, ohne jedoch genau zu wissen, warum oder woher diese Gefühle kommen.

Die assertorische Berührung

Die Berührung kann auch eingesetzt werden, um der eigenen Persönlichkeit mehr Ausdruckskraft zu verleihen – um verbale Äußerungen zu verstärken und zu unterstreichen. In solchen Fällen ist es so, als ob die Sprache allein nicht genug Aussagekraft hat. Eine assertorische Berührung verleiht der Botschaft größeres

Gewicht oder stärkere Bedeutung; sie lässt den Berührenden glaubwürdiger und aufrichtiger erscheinen, weil er die Aufmerksamkeit des Berührten sozusagen «hält». Sowohl Ärzte als auch psychologische Berater nutzen diese Technik – mit der nötigen Vorsicht – in der Sprechstunde als Mittel zur Verstärkung der verbalen Argumentation. Ein leichtes Berühren des Armes zur Unterstreichung eines wichtigen Hinweises oder Ratschlags verstärkt die verbale Ausdruckskraft enorm (Zigmond, 1984). Eine logische Konsequenz oder Umkehrung dieser Praxis ins Negative ist die Anwendung körperlicher Gewalt.

Die defensive Berührung

Berührung und kinästhetischer Sinn (Bewegungssinn) dienen im Allgemeinen der Selbsterhaltung. Dies gilt nicht nur für sichtbare verteidigende Bewegungen, sondern auch für die eher feinen Versteifungen und Kontraktionen berührender oder berührter Körperteile, und zwar besonders bei unwillkommenem Körperkontakt. Solche taktilen Ereignisse müssen vom manuellen Therapeuten richtig erkannt und interpretiert werden, da sie auf patientenseitiges Unbehagen und Ablehnung bestimmter Formen der Berührung, also Ablehnen von Intimität, verweisen können und nicht unbedingt auf eine schmerzende Stelle hinweisen müssen.

Zusammenfassend ist festzuhalten: Berührung ist direkte Kommunikation, weil im Gegensatz zu den anderen vier Sinnen kein Medium zwischengeschaltet ist. Im Abschnitt über die Analyse der Berührung als Sinnesorgan werde ich näher auf diesen Aspekt eingehen. Eben weil die Berührung auf direktem Wege erfolgt, spielt sie im Ausdruck zwischenmenschlicher Nähe eine große Rolle. Dieser Aspekt trägt dazu bei, dass die Berührung im Vergleich zu anderen Kommunikationsformen weniger von Falschheit geprägt ist.

3.1.2 Bewegung

Die Berührung kann neben einer speziellen Art des Selbstausdrucks auch als eine besondere Form der Bewegung erachtet werden. Um eine Berührung ausüben zu können, muss man sich bewegen, und Aktivität ist – viel stärker als Passivität – das charakteristische Merkmal der menschlichen Natur.

Wir können einen guten Freund auf 400 m Entfernung deutlich erkennen, weil sich seine Bewegungsart tief in unser Gedächtnis eingegraben hat. Kein anderer Mensch ist jemals so gelaufen oder wird jemals so laufen wie er. Bewegungen (dynamische Körperhaltungen) sind einzigartig. Sie sind noch einzigartiger und eindeutiger als ein Fingerabdruck. Sie sind Ausdruck von Charakter und Persönlichkeit eines Menschen. In der Bewegung drückt der Mensch sich selbst und seine

Geisteshaltung aus. Viel wichtiger jedoch ist, dass Bewegungen offenbaren, wie und was Menschen empfinden, welches Ausmaß diese Gefühle haben und wie lange sie schon von diesen Gefühlen geleitet werden. Letzteres ist für Körperarbeiter und Psychotherapeuten gleichermaßen von Bedeutung, weil langfristige emotionale Verhaltensweisen die Körpergestalt verändern. Die Bewegung als Aspekt des Körperbaus hat eine autobiographische Funktion. Sie ist das bewegte Bild, statische Körperhaltung hingegen ein Foto.

Die Berührung ist also eine Subkategorie dieses Spektrums verschiedener Bewegungsformen und für jeden Menschen gleichermaßen individuell und einzigartig. Teilt man eine Klasse Studenten der manuellen Therapie in zwei Gruppen ein und weist die eine Gruppe an, sich auf den Bauch zu legen und die Augen zu schließen, dann werden diese «Patienten» an der individuellen Berührung ihrer Klassenkameraden sehr schnell erkennen, wer sie gerade berührt; und das, obwohl alle mit derselben Technik arbeiten.

3.1.3 Expressive/prozedurale Berührung und Intimität

Wo eine Berührung als expressives Mittel verwandt wird, drückt sie Gefühle, Einstellungen und Empfindungen aus. Als Prozedur oder Technik demonstriert sie Wissen, Gedanken und Überzeugung. Und hier finden wir eine Parallele zu den beiden Verhaltensweisen, die für die medizinische Konsultation eine Rolle spielen -affektiv (als Zeichen von Empathie und Versicherung) und instrumental (gibt Informationen, hinterfragt, untersucht und behandelt; Adams, 1997). Natürlich gibt es Situationen, in denen das Berühren fast ausschließlich Technik und Know-how ist, so z.B. eine besonders subtile und schwierige manipulative Technik. Ebenso kann das Berühren auch reine Kommunikation sein, z.B. in einer Situationen, in der wir einen von Trauer erfüllten Menschen tröstend in die Arme nehmen. Je nach Art der Beziehung und sonstigen Umständen ist die Berührung oftmals eine komplexe Mischung aus beiden.

Im Alltag hat die zwischenmenschliche Berührung meist einen ausschließlich expressiven Charakter, auch wenn von Kultur zu Kultur große Unterschiede erkennbar sind (Jourard, 1966). Eine expressive Berührung unterscheidet sich deutlich von einer prozeduralen oder technischen Berührung, weil sie in sich selbst bedeutsam ist. Ob die Berührung ritualisiert ist oder nicht (z.B. das Händeschütteln), sie offenbart meist die Gesinnung, die Menschen füreinander hegen. Sie kann Zugehörigkeit, Brüderlichkeit, Zuneigung, Sorge und Fürsorge bekunden, manchmal aber auch Versicherung und Aggression. Der Mensch tendiert dazu, einen anderen Menschen immer dann zu berühren, wenn er seine Anteilnahme ausdrücken oder zeigen möchte, dass er sich um jemanden kümmert. Wenn wir den bestimmenden und aggressiven Charakter einer Berührung für einen Augenblick beiseite schieben, dann können wir festhalten, dass Körperkontakt einen gewissen Grad an Intimität symbolisiert und ausdrückt; Berührung ist Intimität.

Das Berühren der Schulter, Händehalten, ein spielerischer Schlag auf die Brust, ein Kniff in die Wange, ein Arm auf der Schulter eines anderen, eine innige Umarmung, sexueller Körperkontakt, Streicheln, Halten, Schütteln, um der eigenen Botschaft mehr Ausdruck zu verleihen – der Mensch ist es gewohnt, im Kontext zwischenmenschlicher Beziehungen berührt zu werden.

3.1.4 Sinnlichkeit, Sexualität und Existenzangst

In der westlichen Welt, und ganz besonders in Großbritannien, gilt es als unsittlich, einen anderen Menschen vorsätzlich und ohne Erlaubnis zu berühren – die Berührung als Tabu unterstreicht die intime, psychologische Bedeutung des Körperkontakts. Diese psychologische Bedeutung hat einen sexuellen Hintergrund und ist eine Folge viktorianischer sexueller Prüderie und Verwechslung von Sexualität und Sinnlichkeit. Aus Angst vor der Sexualität wollte man sich auch der Sinnlichkeit nicht mehr hingeben, obwohl diese einen eindeutig nichtsexuellen Charakter hat. Sinnlichkeit ist Genuss, der aus der normalen Funktion der Sinne heraus erwächst. Auch der verderbliche Charakter gewisser religiöser Vorstellungen, z. B. die Assoziation fleischlicher Lust mit Erbsünde und Unreinheit, hat zu einer deutlichen Verschlechterung des Verhältnisses zu Sex und Sinnlichkeit beigetragen. Natürlich hat Intimität häufig eine sexuelle Komponente, jedoch bei weitem nicht immer. Der Unterschied zwischen Anteilnahme und Leidenschaft ermöglicht «brüderliche» oder einfach verbindende Intimität, und nicht zwangsläufig ausschließlich sexuelle Intimität.

Körperliche Nähe ist auch aus einem anderen Grunde bewegend – körperliche Nähe ist eine lebenswichtige Herausforderung. Um ein Gefühl für das Selbst entwickeln zu können, muss ich mir darüber im Klaren sein, was «Selbst» ist und was nicht. Diese Erkenntnis schließt auch das Begreifen der Grenzen zwischen dem Selbst und anderen ein. Wie ausgeprägt das Gefühl des körperlichen Getrenntseins von anderen sein muss, um sich selbst eine Identität verleihen zu können, variiert beträchtlich. Ein gewisser Grad an «sicherem Raum» ist jedoch für jeden von uns lebensnotwendig. Körperliche Nähe kann Getrenntsein und Individualität dieser Selbst-Identität gefährden. Da Selbst-Identität und die mit ihr assoziierte Willenskraft höchst psychologische Konzepte sind, birgt körperliche Nähe – insbesondere zu relativ fremden Menschen – zumindest auch die Gefahr gravierender Folgen. Diese drücken sich in aller Regel in Form von Furcht oder Angstgefühlen aus.

Tastbarkeit ist für jeden Teil unseres Körpers von fundamentaler Bedeutung und kann im Zuge zwischenmenschlicher Kontakte urplötzlich zu einer furchtbar bedeutungsvollen Erfahrung werden, die uns aufschrecken lässt und uns unsere geheimsten, tiefsten Gefühle und grundlegendsten Bedürfnisse vor Augen führt.

3.2 Die expressive Berührung in der Heilung

3.2.1 Berührung als Heilung im frühen Leben

Die expressive Berührung ist die ursprüngliche Form des Heilens. Alle Arten von Halten, rhythmischem Wiegen, Schmusen, Streicheln sowie ganz natürliche Massage sind heilende Handlungen, deren Wurzeln im Mutterleib liegen. Die Erschaffung eines guten Gesundheitszustandes in der Urform ist perfekte menschliche Ganzheit in umsorgter Existenz und kein Wandlungsprozess von Krankheit zu Wohlgefühl. Dieser Zustand lässt sich am besten anhand der beständigen, ununterbrochenen Befriedigung sämtlicher Bedürfnisse in utero darstellen. Nach der Trennung von Mutter und Kind im Zuge der Geburt muss das Kind seine eigene Ganzheit begründen. Dieser Prozess zieht sich über viele Jahre hin und erfordert in der Anfangsphase viel Unterstützung – Unterstützung in Form von taktilen Reizen, Nahrung und sonstigen Bedürfnissen. Halten, Wiegen, Streicheln usw. sind heilende Akte der Berührung. Sie helfen dabei, die Entwicklung von Selbst-Ganzheit und Selbst-Heilung zu fördern und zu erhalten. Und aus welchen Gründen auch immer ein Kind leidet, die heilendste und Ganzheit bringende Handlung, die ein Erwachsener zu erbringen vermag, ist innige körperliche Fürsorge durch Halten und Wiegen. Solche Akte erfolgen aus einem Urinstinkt heraus, sind in der ganzen Welt üblich und müssen nicht erlernt werden.

Mit zunehmender Entwicklung des Menschen tritt diese Art des Heilens in dem Maße in den Hintergrund, wie der Mensch Ängste verliert und selbständiger agiert, wenn er unglücklich ist. In der westlichen Welt sind die unterschiedlichen Arten des Heilens von einer immer stärker werdenden Abhängigkeit von hoch entwickelten, wissenschaftlichen Systemen geprägt, sodass die moderne Medizin körperliche Gebrechen bis auf wenige Ausnahmen überhaupt nicht mehr mit Berührungen behandelt. Stattdessen verschreibt man Medikamente, die ganz offensichtlich in nur geringem Maße oder überhaupt keine zwischenmenschlichen Transaktionen erfordern. (Tatsächlich belegen Plazebo-Studien, dass je nach Arzt äußerst unterschiedliche Ergebnisse erzielt wurden). Es ist jedoch höchst unverständlich, warum man nach dem Ende der Kindheit von der Berührung weniger intensiven Gebrauch machen sollte. In weniger hoch entwickelten Gemeinschaften sind Halten und Wiegen – mütterliche Fürsorge also – auch in der Heilung und Pflege Erwachsener im Familienkreis noch häufig anzutreffen.

Die Ähnlichkeiten zwischen einer Berührung zum Heilen von Kindern und einer «primitiven» heilenden Berührung von Erwachsenen beinhalten ein gemeinsames Konzept der Ganzheit, welches in starkem Gegensatz zu unserer dualistisch geprägten Auffassung steht. Das instinktive Halten/Umarmen eines Menschen als heilende Handlung ist Ausdruck der Erkenntnis, wie wichtig es ist, einen bedürftigen Menschen zu beschützen, ihn zu umsorgen, ihn in seiner Ganzheit aufzunehmen unabhängig davon, ob dieser unter körperlichem oder seelischem Schmerz leidet. Bei körperlichen Leiden hat die westliche Medizin jedoch das Interesse am Menschen weitgehend verloren. Solange es ein Medikament gibt, das die Maschine Mensch wieder reparieren kann, sieht man keinen Grund, warum man sich mit der Person als solcher eingehender befassen sollte.

Säuglinge und Kleinkinder, die noch nicht zwischen körperlichem und seelischem Schmerz unterscheiden können, reagieren auf beide Reize relativ ähnlich, was sich in charakteristischen Verhaltensmustern, die auf jegliche Art von Leid folgen, äußert. (Mein 3 $^1/_2$ Jahre alter Sohn jammert mit zitternder Unterlippe: «Ich fühle mich nicht so gut»; so jammerte er immer, ob er sich auf die Zunge gebissen hatte, unter den Schmerzen einer Mittelohrentzündung litt, sich einfach krank und müde fühlte oder nur schlechte Laune hatte.) Bei denjenigen, die ihre Emotionen frei ausdrücken, ist emotionales Leid auch in ihrem Körper spürbar, und körperliche Beschwerden wiederum bedingen emotionale Reaktionen.

3.2.2 Vom Instinkt zur Technik

Die Menschen haben einander schon immer in Zeiten körperlichen oder emotionalen Leids berührt. Wir berühren Menschen, ziehen sie an uns und halten sie, wenn sie betrübt, verzweifelt oder todunglücklich sind, wenn sie Angst haben, wenn wir uns um sie sorgen, ihnen nahe sein möchten oder wenn sie uns irgendwie verwundbar erscheinen. Dies ist die ursprüngliche und archetypische Form von Empathie (Fähigkeit, sich in andere Menschen einzufühlen), ein Versuch, den Schmerz eines Mitmenschen durch Anteilnahme zu lindern. Dies erweckt irgendwie ein Gefühl des geteilten Leids und lindert den Schmerz.

Instinktive, expressive Berührungsformen – besonders das Halten eines anderen Menschen – sind die einzig verfügbaren heilenden Akte zur Linderung des emotionalen Leids eines Erwachsenen. Gleichzeitig ist jedoch eine Zunahme verschiedenster Arten der Berührung in Form von Techniken zur Behandlung mechanischer oder funktionaler Störungen zu verzeichnen, was sich in einer ständig steigenden Zahl manipulativer therapeutischer Berufsbilder widerspiegelt. Die Angehörigen dieser Berufe nutzen die therapeutische Berührung, die in der Regel zur Heilung von Kindern (Heilung des ganzen Menschen) und zur Betreuung emotional gestörter Erwachsener verwendet wurde, um das in der modernen Medizin bestehende Berührungsdefizit zu kompensieren. Gemeinsamer Nenner der Heilung von Kindern und der Betreuung emotional gestörter Erwachsener sind die Emotionen.

Die manuellen therapeutischen Disziplinen, die sich im Schatten der westlichen, wissenschaftlichen Denkweise entwickelt haben, versuchen, Berührungsformen in einen prozeduralen oder technischen Rahmen einzubetten. Halten, Wiegen, reibende oder streichelnde Berührungen, die in allen manuellen Therapien Anwendung finden, sind prozeduralisierte Ausformungen expressiver Berührungen. Da ist es nur natürlich, dass manuelle Praktiker hart darum kämpfen, einen physiologischen Rahmen für ihre Techniken zu finden, der ihnen wissenschaftliche Anerkennung verschafft. Auch ist es nicht erstaunlich, dass die «strenge Wissenschaft» die manuellen Therapien mehr als einmal beschuldigt hat, in erster Linie mit Suggestion oder dem «Plazebo» zu arbeiten. Da dem Plazebo-Effekt nachgesagt wird, er sei verantwortlich für die positivere Einstellung der Patienten ihren Problemen gegenüber – ob dies nun bewusst oder unbewusst geschieht –, verweist dies auf Aspekte des schwer zu definierenden «ganzheitlichen» Heilens oder einfach des Heilens.

Obwohl zahlreiche manuelle Therapeuten die ihren Patienten Genuss verschaffenden und emotional befriedigenden Wirkungen ihrer Handlung anerkennen, schreiben sie diese jedoch Faktoren zu, die nicht Teil des theoretischen Unterbaus ihrer Disziplin sind. Was jedoch zur Theorie der manuellen Therapie gehört bzw. nicht gehört, ist eine Frage der Definition und bedarf der Klärung. Die manuellen Therapeuten müssen anerkennen, dass die Wurzeln ihrer Disziplin im primitiven und instinktiv heilenden Verhalten im Rahmen der expressiven Berührungsvielfalt liegen. Diese Auffassung ist für jede Diskussion um therapeutische Grundprinzipien von wesentlicher Bedeutung.

3.2.3 Die expressive, heilende Berührung professionell Pflegender

Im Gegensatz zu medizinischen oder paramedizinischen Verfahren, die Ausdruck unserer heutigen Behandlungsgewohnheiten sind, gilt die Berührung einer professionell Pflegenden als kraftvolles und beispielhaftes Symbol des Mitgefühls. In Intensivstationen und Operationssälen will die menschliche Wärme ausstrahlende, nichttechnische, pflegeorientierte Berührung einer Schwester die starke, Verwundbarkeit schaffende, heilungsorientierte Berührung des medizinischen Personals ausgleichen. Sally Gadow (1988) betont immer wieder, dass die Pflege der ethische Standard sein muss, an dem therapeutische Interventionen zu messen sind. Die Pflege als solche sollte das Umfeld für kurative Verfahren schaffen, denn die Ausübung von Macht, welche kurative Prozeduren mit sich bringt, erzeugt ein Kräfteungleichgewicht, was die Verwundbarkeit des Patienten noch verstärkt. Aus diesem Grund ist die Ausübung kurativer Macht moralisch problematisch, weil sie nicht im Pflegekontext nachweisbar ist. Eine fürsorgliche Berührung hingegen ist expressiver Natur und kann die moralische Grundlage für wissenschaftlich-therapeutische Interventionen bilden.

Es ist also Aufgabe der Schwester, die verletzenden Kräfte, denen der Patient im Zuge kurativer Prozesse und damit verbundenen technischen Verfahren ausgesetzt wird, auszugleichen. Durch die Berührung der Schwester kann die Kluft, die sich im Zuge des Kräfteungleichgewichts aufgetan hatte, überwunden werden; der Patient ist weniger verletzbar, hat weniger Angst – wird gestärkt. All dies passiert nach Gadow, weil die Schwester durch die Berührung ihre eigene körperliche Verwundbarkeit offenbart – die des Patienten ist ja nur allzu offensichtlich. Damit entsteht eine Situation wechselseitiger Verwundbarkeit. Diese Wechselseitigkeit erklärt sich auch aus der «von Mensch-zu-Mensch»-Natur der Berührung, aus der Tatsache, dass ihr kein Ungleichgewicht der Kräfte innewohnt. Diese Berührung ist kein Verfahren, keine «Mensch-an-Maschine-Technik» wie die mechanistisch geprägten medizinischen Berührungen. Sie ist vielmehr Ausdruck von Empathie, von zwischenmenschlicher Kommunikation.

Wenn eine Krankenschwester keine medizinischen Handgriffe am Patienten ausübt (sondern z. B. die Hand eines Patienten hält, dem man gerade eine Knochenmarkprobe entnimmt), dann zählt diese Art der Berührung zur Kategorie der expressiven Berührungen. Sie lässt den Patienten spüren, dass man mit ihm ist, seinen Schmerz teilt; sie gibt ihm nicht das Gefühl, dass etwas an ihm verübt wird. Solch eine Handlung könnte eigentlich schon als heilende Intervention eingestuft werden.

In der modernen Medizin heilt man nicht durch Berührungen, sondern mit Hilfe der Chirurgie, Pharmakologie, mittels Bluttransfusionen etc. Mitfühlende, herzliche Berührungen in der Pflege können die heilende Wirkung medizinischer Interventionen – den scheinbaren Heilungsakt – verstärken. Leider gilt eine solche Pflegeintervention als Beiwerk medizinischer Pflege. Ist die Krankenpflege aber wirklich nur eine fein abgestimmte Ergänzung zur modernen Medizin? Die Möglichkeit, dass expressive Berührung und Pflege durch eine Schwester ebenso nachhaltig auf die Selbstheilungsmechanismen des Patienten wirken wie die mächtigen und mysteriösen Interventionen eines Arztes, ist nach wie vor gegeben.

3.2.4 Übertragende Heilung

In modernen westlichen Gesellschaften tendieren Erwachsene dazu, ihre Körperkontakte auf ein Mindestmaß zu beschränken. Den intensivsten Körperkontakt pflegen Säuglinge und Kleinkinder mit ihren Müttern – ein Erwachsener erfährt im Vergleich zu seinen ersten Lebensjahren nur noch einen Bruchteil an ausdrucksstarken Berührungen. In diesem Kapitel wird der Leser erfahren, dass die frühe körperliche und emotionale Entwicklung eines Kindes hauptsächlich durch taktile und andere körperliche Erfahrungen geprägt wird. Die Erinnerungen an kindliche Erfahrungen sind im Erwachsenen in einer riesigen Datenbank in Form von emotionalen, taktilen und kinästhetischen Empfindungen, Instinkten und Reaktionen gespeichert. Welche Bedeutung diese Erinnerungen haben, zeigt sich dann besonders deutlich, wenn Erwachsene einander berühren und dabei ein Kräfteungleichgewicht entsteht, z. B. wenn ein Mensch dem anderen erlaubt, ihn zu pflegen. In solchen Situationen, beispielsweise in einer Beziehung zwischen Körpertherapeut und Patient mit charakteristischen Formen des Berührens und Haltens, tendiert der Patient in nahezu allen Fällen zu einer Rückkehr in frühere Kindheitheitsphasen. Der Therapeut wird nicht selten mit unwirklichen mysteriösen oder allgewaltigen Fähigkeiten ausgestattet. (Die Eltern eines Säuglings sind natürlich ganz real mit wundersamen und allmächtigen Fähigkeiten ausgestattet).

Aufgrund dieser frühen einflussreichen Begriffsinhalte, die durch Berührungen hervorgerufen werden, kann es im Verlauf einer therapeutischen Sitzung unbewusst zu einer Eltern-Kind-ähnlichen Übertragung kommen, die viel mächtiger ist als eine Beziehung mit einem Berührungstabu. Diese Übertragung oder Projektion von Attributen und Gefühlen im Lichte vergangener Erfahrungen auf gegenwärtige Personen wird in zahlreichen psychotherapeutischen Disziplinen zur Erforschung gespaltener Charaktere genutzt. Für eine Verwendung der Übertragung in der manuellen Medizin gibt es jedoch keine Beispiele (abgesehen von manuellen Techniken, welche in psychotherapeutischen Modellen wie der biodynamischen Massage oder der bioenergetischen Analyse genutzt werden).

Diese Facette des Plazeboeffekts in der Heilung, die auf die patientenseitige Wahrnehmung des Therapeuten als kraftvollen, auf unerklärliche Weise allwissenden, fähigen und fürsorgenden Menschen zurückzuführen ist, könnte als übertragende Heilung bezeichnet werden. Wo es durch Berühren zu einer solchen Heilung kommt, da muss es die expressive und nicht die prozedurale Komponente der Berührung sein, die den Heilungsprozess in Gang setzt. Untersuchungen auf dem Gebiet des Rückenschmerzes deuten darauf hin, dass derzeit keine Therapie besser als der normale Krankheitsverlauf und der Plazeboeffekt ist (Waddell, 1987). Vielleicht ist es nun an der Zeit, der «Berührung-als-Plazebo» einen Platz im Schmelztigel der manuellen therapeutischen Grundprinzipien einzuräumen.

3.3 Wachstum und Entwicklung

3.3.1 Berührung in utero

Der Tastsinn entwickelt sich beim menschlichen Embryo als erster vor allen anderen Sinnen. Die Haut reagiert etwa ab der siebten Woche auf taktile Reize (Frank, 1957). Im Mutterleib macht der Fötus in Form von Druckwellen die unterschiedlichsten kinästhetischen und taktilen Erfahrungen. Einige dieser Druckwellen werden später zu akustischen Erfahrungen. Taktile und kinästhetische Empfindungen reichen von Herzschlag, Atmung, Verdauungsgeräusche bis hin zu Druck- und Schockwellen, welche im Zuge der unterschiedlichen Bewegungen der Mutter während der Schwangerschaft entstehen. Viele dieser Wahrnehmungen sind konstanter, regelmäßiger, rhythmischer und phasischer Natur. Herzschlag von Fötus und Mutter wirken zusammen und erzeugen Resonanzen und Dissonanzen.

Die gesamte Oberfläche des Fötus steht bei etwa gleich bleibendem Umgebungsdruck in ständigem Kontakt mit dem warmen Fruchtwasser und der Gebärmutterschleimhaut. Der Fötus treibt völlig neutral in der Fruchtblase umher. Lunge und Darm sind luftleer, Sinus noch nicht entwickelt – der Fötus kennt noch keine Schwerkraft. Auch die konstante Umgebungstemperatur und die direkte Nährstoffversorgung über die Blutbahn vermitteln dem Fötus ein Gefühl von Sicherheit und Schutz. Diese umhüllende und in höchstem Maße angenehme taktile Erfahrung stillt alle Bedürfnisse – Hunger oder jegliche Art von Mangel sind ihm fremd. Der Fötus wird von allen Seiten sicher gehalten – so gut, dass er wirklich eins mit der Mutter ist. Er ist sie. Mutter und Fötus sind ein Organismus, deren Trennung jedoch vorbestimmt ist. Die Erfahrung einer haltenden, nährenden Tastbarkeit stimmt mit dem ursprünglichen Gefühl der Einheit, Sattheit und Glückseligkeit gänzlich überein.

3.3.2 Postnatale Berührung

Während der Geburt wird der Säugling furchtbar starken, austreibenden und intensiven Kräften und Druck ausgesetzt. Die erste Erfahrung, die der Säugling im Zusammenhang mit physischen und physiologischen Anstrengungen macht, ist also eng mit taktilen Empfindungen verknüpft. Das Baby wird mit unvorstellbarer Kraft aus dem Körper der Mutter herausmassiert – aus seiner warmen, schützenden Umgebung herauskatapultiert. Urplötzlich verspürt der Säugling die ganze Wucht der Schwerkraft und den Widerstand, gegen den er mit jeder Bewegung ankämpfen muss. Die Umgebung ist hart und unnachgiebig, das Licht grell, die umgebende Temperatur niedriger. Die lauten, pulsierenden und bekannten vorgeburtlichen Töne werden durch unberechenbare, unrhythmische Geräusche unterschiedlichster Qualität ersetzt.

Wenn der Säugling sofort nach der Geburt auf den warmen, weichen Bauch der Mutter gelegt wird und sie ihn mit ihren Händen umschließt, dann wird dies den Übergang von der Einheit in die Zweiheit wesentlich erleichtert. Der Tastsinn ermöglicht bis zu einem gewissen Grade die Aufrechterhaltung der «normalen» (vorgeburtlichen) Realität – mit der Mutter eins zu sein. Die anderen, bis dahin noch unreifen Sinne werden sich von nun an stärker entwickeln. Der Arzt Frederic Leboyer ist der Ansicht, dass dieser unmittelbar auf die Geburt folgende transitorische Zustand der frühen Trennung so allmählich und sanft wie nur irgend möglich einsetzen sollte. Seiner Meinung nach ist dies für den Säugling und seine Fähigkeit, im späteren Leben gesunde Beziehungen aufzubauen, entscheidend (Leboyer, 1975).

Manche Menschen behaupten, die Gewohnheit «zivilisierter» Mütter, ihre Kinder irgendwo «abzulegen» anstatt sie überall mit sich herumzutragen, sei für psychische Schäden und gestörtes Sozialverhalten der Kinder mehr verantwortlich als alle anderen ätiologischen Faktoren zusammen. Der Wandel von der so weichen, überall berührenden intrauterinen Erfahrung zur relativ harten und berührungslosen extrauterinen Umgebung sollte sich ganz allmählich vollziehen und von Fortschritt und Entwicklung des Kindes, und nicht von den Wünschen der Mutter bestimmt werden (Liedlorf, 1986). Winnicotts Theorie (1965), dass mütterliches Halten den Säugling dabei unterstützt, sich selbst in seiner Ganzheit zu spüren, untermauert Liedlorfs Aussage, denn eine vollkommene und positive Erfahrung des Selbst ist notwendig, um sich selbst Achtung entgegenbringen zu können.

Mittels taktiler Empfindungen sammelt der Säugling erste Erfahrungen mit dem Leben und der Welt außerhalb der Gebärmutter. Das instinktive Bedürfnis nach mütterlichem Körperkontakt ist stärker als alles andere. Bleibt dieses Bedürfnis unbefriedigt, so entwickelt der Säugling extreme Ängste. Die Berührung der Mutter war bis zur Geburt Teil des Kindes und nicht nur Bedürfnisse befriedigendes Fleisch. Das Neugeborene weiß nicht, dass es innerhalb bestimmter Grenzen lebt, denn bis zu seiner Geburt kannte es keine Grenzen. Auch nach der Geburt «glaubt» es, auch weiterhin Teil seiner Mutter zu sein. Folglich muss es spüren, dass das noch immer der Fall ist, damit es die neuen Erfahrungen verarbeiten kann. Erwachsene schließen einen Säugling ganz instinktiv in ihre Arme, umschließen ihn mit ihrem Körper. Sie umgeben ihn mit Wärme und körperlicher Nähe, erschaffen somit den mütterlichen Uterus neu. Es dauert Monate, bevor der Säugling erkennt, dass die Welt, in der er jetzt lebt, eine andere ist. Nach und nach wird er sich selbst als eine Einheit begreifen. Erst die Ganzheit der taktilen Erfahrung, wozu auch propriozeptive und andere kinästhetische Empfindungen zählen, macht Selbsterfahrung möglich. Am Anfang des Lebens ist das Selbst ein Körper-Selbst; und die Welt eines Säuglings ist zuerst und vor allem eine taktile Welt.

«Der Tastsinn ermöglicht dem Neugeborenen, sich an der Mutter, also am Leben auszurichten. Ein Kind spürt seine Mutter schon lange bevor es sie sehen kann. So ist es die körperliche Nähe der Mutter und weniger die unscharfe Vorstellung von ihrem Gesicht, die dem Kind auf einzigartige Art und Weise Trost spendet. Während des Stillens sind Hautkontakt und Manipulation der Brust für den Säugling psychologisch genauso wichtig wie die der Akt der Nahrungsaufnahme selbst. Auf diese Art und Weise kann sich das Kind die ursprüngliche Einheit der beiden Körper bewahren. Denn hinter der Trennung verbirgt sich mehr als nur körperliche Distanz; tatsächlich bricht etwas auseinander, was ursprünglich eins war.» (Burton & Heller, 1964)

«Im Spiel genießen Mutter und Kind in vollen Zügen die gegenseitigen Berührungen mit allen Emotionen, die sie zu wecken vermögen. Körperkontakt eröffnet ihnen eine neue Dimension – die Erfahrung der Welt des anderen. Und eben dieser Körperkontakt gibt uns Trost, Sicherheit, Wärme und öffnet uns für neue Erfahrungen.» (Norman Autton, 1989, S. 31)

3.3.3 Mütterlicher Körperkontakt und Entzug taktiler Erfahrungen

Die vollständige Entwicklung des kindlichen Selbstempfindens zu untersuchen geht über den Rahmen vorliegenden Buches hinaus. Wichtig ist allein die Tatsache, dass das zwischen Mutter und Säugling bestehende Band zu Beginn fast ausschließlich aus Berührungen und Umarmungen geknüpft ist. Das Gefühl, geliebt und geschätzt zu werden, sich sicher zu fühlen und als etwas Wertvolles erachtet zu werden, erwächst vor allem aus intensivem Körperkontakt. Zahlreiche Studien belegen, dass diese psychische und physische Nähe für die körperliche und geistige Gesundheit eines Säuglings und für das Wohlbefinden im späteren Leben eines Erwachsenen von grundlegender Bedeutung ist (vgl. z. B. Spitz, 1955; Greenwald, 1958; Harlow & Zimmermann, 1959; Winnicott, 1965; Bowlby, 1969; Klaus & Kennell, 1970, 1976; Montagu, 1986). Des Weiteren bestimmt die Art und Weise des mütterlichen Körperkontakts maßgeblich, welche Vorstellung das Kind von seinem Körper entwickelt (Schilder, 1964), wie es sein Selbst sieht und welchen Wert es sich selbst beimisst.

«Taktile Erfahrungen …spielen für die Entwicklung der eigenen Persönlichkeit eine wichtige Rolle. …Die ersten taktilen Erfahrungen sind die Basis, auf der sich der Säugling in seiner neuen Welt orientiert; sie sind die physiologischen Reize, die beim Kind naive, spontane Reaktionen auslösen. Diese verändern und verfeinern sich, um nach und nach durch Gestik, Gesichtsausdruck, Stimmlage und Sprache in hochsensible Formen zwischenmenschlicher Kommunikation übersetzt zu werden …Diese [frühen körperlichen] Erfahrungen begründen die frühen Verhaltensmuster bzgl. Intimität und Zuneigung; sie prägen die ersten zwischenmenschlichen Beziehungen, die sich wie eine Schablone im Gehirn einbrennen und ein ganzes Leben lang für die Natur sämtlicher zwischenmenschlicher Kontakte bestimmend sein werden. ...Diese frühen taktilen Erfahrungen begründen das Vertrauen des Neugeborenen in die Welt und seine Mitmenschen. Sie sind maßgebend für Erwartungshaltung und Gefühle, die der Säugling der Welt entgegenbringt, und sie bestimmen, welche Bedeutung er der Welt beimisst.» (Frank, 1957, S. 229)

3.3.4 Experimente mit Affenjungen

Durch taktile Anregungen erhält ein Säugling sowohl lebensspendenden Kontakt als auch die zum Überleben notwendige Nahrung, wobei Körperkontakt für das Neugeborene wichtiger als Nahrung ist. Harlows Experimente mit Affenjungen (Harlow & Zimmermann, 1959) belegen, dass das Bedürfnis nach inniger körperlicher Nähe zur Mutter das Bedürfnis nach Körperwärme und Nahrung bei weitem übertrifft:

> «Eine Frotteemutter und eine Drahtmutter wurden als Ersatzmütter in verschiedenen kleinen Zellen neben dem Käfig der Affenjungen aufgestellt. Acht neugeborene Affen wurden mit den Ersatzmüttern in Einzelkäfige gesetzt; vier Neugeborene wurden von der Frotteemutter gestillt; die Drahtmutter gab keine Milch. Bei den anderen vieren wurde umgekehrt verfahren.» (Harlow & Zimmermann, 1959, S. 423)

Harlow fand heraus, dass beide Versuchsgruppen eine ausgeprägte Vorliebe für die Stoffmutter zeigten, und dass – im Vergleich zum Berührungsbehagen – «das Säugen eine untergeordnete Rolle» für die gesunde emotionale Reaktionsfähigkeit der Jungen spielte. Die Affenjungen zogen die Stoffmutter sogar einer künstlich erwärmten, gefalteten Gazewindel auf dem Käfigboden vor. Harlow übte auch angststimulierende Reize auf die Affenjungen aus:

> «Ungeachtet des andauernden Terrors verloren die Affenjungen schnell ihre Angst vor Furcht erregenden Stimuli, wenn sie sich eng an die Stoffmutter schmiegten und ihren Körper an ihr reiben konnten. Bereits nach einer oder zwei Minuten beobachteten fast alle Affenjungen interessiert genau das Objekt, was ihnen eben noch größte Angst eingejagt hatte. Die mutigsten Affenjungen trauten sich sogar, sich von der Mutter zu lösen und sich dem angsteinflößenden Monster zu nähern – natürlich unter dem schützenden Blick ihrer Mütter.» (Harlow & Zimmermann, 1959, S. 423)

Die Affenjungen, die eine Drahtmutter in ihrem Käfig hatten, schmiegten sich bei angsteinflößenden Stimuli nicht eng an sie – es war auch unerheblich, ob diese Milch gab oder nicht. Diesen Jungen blieb nichts anderes übrig als sich selbst zu umarmen, sich hin und herzuwiegen, beruhigende Laute auszustoßen oder ihren Körper am Käfig zu reiben.

Harlow setzte die Befriedigung, welche sich durch weichen Körperkontakt bei den Affenjungen einstellte, mit Liebe gleich. Seine Experimente zeigen, «wie wichtig innige körperliche Nähe für das Neugeborene ist. Die Versuchsresultate sind so bemerkenswert, dass man in Erwägung ziehen muss, ob die primäre Funktion des Säugens (Saugens) nicht darin besteht, häufigen und engen Kontakt zwischen Mutter und Kind sicherzustellen» (Harlow & Zimmermann, 1959, S. 423). Tatsächlich hat sich gezeigt, dass inniger Körperkontakt für das Überleben neugeborener Affen von großer Bedeutung ist (van Wagenen, 1950).

Die negativen Auswirkungen eines Berührungsentzugs reichen von Entwicklungsdefiziten über erhöhte Anfälligkeit für körperliche Störungen bis hin zu Verhaltensauffälligkeiten und sozialen Integrationsproblemen. Neugeborene Affen, die man ein paar Stunden nach der Geburt von ihren Müttern getrennt hatte und unter Laborbedingungen aufzog, legten ein ausgeprägtes emotionales Verhalten an den Tag, wenn die Gazewindeln, mit denen man die Maschendrahtböden der Käfige bedeckt hatte, entfernt wurden (Harlow & Zimmermann, 1959, S. 422).

Affenkinder brauchen die Nähe ihrer Mutter, um einen normalen Spieltrieb und eine gesunde Neugier entwickeln zu können. Entzieht man ihnen den innigen Körperkontakt der Mutter, so wachsen sie in emotionaler und körperlicher Isolation heran. Sie umarmen sich selbst, schaukeln sich selbst hin und her und lutschen am Daumen. Bringt man sie im Alter von sechs Monaten mit Spielgefährten zusammen, sind sie nicht in der Lage, mit ihnen zu spielen oder sich zu vergnügen. Werden diese Affenjungen jedoch nach einer sechswöchigen Trennung wieder mit ihren Müttern zusammengebracht, so entwickeln sie sich völlig normal.

3.3.5 Erste Berührungserfahrungen beim Menschen

Das Bedürfnis nach Körperkontakt ist vermutlich das grundlegendste und ureigenste Verlangen des Menschen. Wenn Säuglinge unter taktilen Entbehrungen leiden, versuchen sie, diesen Mangel durch z. B. Decken, weiche Spielsachen und Daumenlutschen zu kompensieren (obwohl es nicht stimmt, dass Säuglinge nur dann am Daumen lutschen, wenn sie unter mangelnder taktiler Stimulation leiden).

> «Ein Säugling, der niemals aus seinem Bettchen genommen wird, ...liegt Stunde um Stunde, Tag für Tag ohne jegliche Ablenkung in seiner einem Gefängnis gleichenden Wiege, wobei das Füttern die einzige Abwechslung bietet. ...Diese Monotonie führt nach und nach zu einem körperlichen und geistigen Zusammenbruch, denn das «Erregungssystem» (Formatio reticularis) ...benötigt regelmäßige Stimuli, um den Körper eines Menschen bei guter Gesundheit halten zu können. Bei mangelnder Stimulation ist eine Verschlechterung der Gesamtbefindlichkeit die Folge...» (Berne, 1973, S. 190)

Steht ein Säugling zu Beginn seines Lebens nicht in ständigem Körperkontakt zu seiner Mutter, kommt es zu einer ernsthaften Störung der grundlegenden physiologischen Prozesse im Körper, was wiederum zu einer gestörten Persönlichkeitsentwicklung führt. Die gesamte künftige Lernfähigkeit des Kindes, wozu auch Spracherwerb, Wahrnehmung und Erkennen von Symbolen gehören, ist stark gehemmt, wenn es keine taktilen Erfahrungen sammeln kann. Das liegt daran, dass der Tastsinn der Sinn ist, mit dessen Hilfe ein Mensch die Welt erlebt und formt. Er ist sein wichtigstes Kommunikationsmittel (Frank, 1957, S. 226–235).

René Spitz (1955) untersuchte, welche Auswirkungen mangelnde mütterliche Zuwendung auf sehr kleine Kinder haben kann. Er fand heraus, dass die körperliche/emotionale Bindung zwischen einem Kind und seiner Mutter für das Kind lebenswichtig ist:

> «Im ersten Monat der Trennung legt das Kind eine weinerliche, fordernde Haltung an den Tag; es ist so, als ob das Kind nach einer anderen Person greifen wollte. Im zweiten Monat zieht sich das Kind zurück, wenn man sich ihm zu nähern versucht; es beginnt zu schreien; verliert an Gewicht; seine Entwicklung verzögert sich. Ab dem dritten Monat der Trennung nimmt das Kind eine charakteristische Körperhaltung ein: Es liegt flach auf dem Bauch ...schirmt sich von der Welt ab; wird es gestört, schreit es permanent. Das Kind beginnt, unter schwerer Schlaflosigkeit zu leiden, es verliert weiter an Gewicht, wird anfällig für Infektionen, neigt zu Unfällen, weist Schnitte, Kratzer, Blutergüsse und sonstige Hautverletzungen auf. Ab dem vierten Monat ...versteinert sich sein Gesichtsausdruck, es schreit nicht mehr, sondern wimmert nur noch.» (Spitz, 1955, S. 105)

Spitz beobachtete schwere Entwicklungsstörungen bei von ihren Müttern getrennten vierjährigen Kindern. Zu diesen Störungen zählten Gewichtsverlust, Unfähigkeit zu Laufen, Unfähigkeit, alleine mit einem Löffel zu essen, Unfähigkeit, sich selbst anzukleiden, Unfähigkeit, eine Toilette zu benutzen, Unfähigkeit, zu sprechen. Im Extremfall trat der Tod ein. In diesem Zusammenhang soll darauf hingewiesen werden, dass in den betroffenen Einrichtungen vorbildliche hygienische Zustände herrschten, das Essen von hohem Nährwert und die medizinische Versorgung einwandfrei waren. Trotzdem kam es häufig zu epidemischen Erkrankungen. In der einen Einrichtung lag die Sterberate der unter fehlender mütterlicher Zuwendung leidenden Kinder bei ca. 37 %. Dagegen ging es Kindern, die von ihren leiblichen Müttern im Gefängnis unter erheblich schlechteren Bedingungen versorgt wurden, gut; von epidemischen Erkrankungen wurde nicht berichtet.

Diese Erkenntnisse zeigen, wie lebensnotwendig mütterlicher Körperkontakt ist und welchen emotionalen Nährwert er hat. Spitz vertrat die Meinung, dass ein Kind seine Existenzgrundlage verliert, wenn es von seiner Mutter getrennt wird (Spitz, 1955, S. 105). Für Erwachsene ist es schwer zu verstehen, was die Mutter dem Kind bedeutet, denn der Zustand fehlender mütterlicher Zuneigung kann von einem Erwachsenen einfach nicht nachempfunden werden. Die Welt der Erwachsenen ist groß, für ein Kind hingegen ist die Mutter seine ganze Welt. Die Mutter gibt ihrem Kind alles, was es braucht. Sie ist alles für das Kind. Diese emotionalen Reichtümer werden zum größten Teil durch taktile Empfindungen übermittelt.

Im frühen 20. Jahrhundert wurden die Mütter in Großbritannien angewiesen, ihre Säuglinge und Kinder stets auf Armeslänge von sich zu fern zu halten. Man hatte Angst, die Kinder zu verziehen und sie mit schädlichen Keimen zu infizieren (Autton, 1989). Dieser mehr als zweifelhafte Ratschlag kann sehr gut die Ursache für das Verlangen nach Berührung und die damit verbundenen emotionalen Probleme sein, unter denen unsere heutige Gesellschaft leidet. Solche Ratschläge scheinen heute gerade ins Gegenteil umzuschlagen. Man hat erkannt, dass bei einem Säugling, der in seinem derzeitigen Entwicklungsstadium ja nichts anderes als eine von seinen Instinkten geleitete Kreatur ist, stets alle Bedürfnisse befriedigt werden müssen, damit es sich sicher und geachtet fühlen kann. Berührung und Körperkontakt werden deshalb intensiviert, da sie für die Entwicklung des kindlichen Selbstwertgefühls und Selbstvertrauens als essentiell erachtet werden.

Säuglinge, die intensivere körperliche Zuwendung erfahren, entwickeln sich zu Kindern, die weniger weinen, öfter lachen und im Alter von einem Jahr weniger Ansprüche stellen (Autton, 1989, S. 35). Sie müssen weniger häufig ermahnt werden, sind wissbegieriger, sprachlich weiter entwickelt und intelligenter (Klaus & Kennell, 1976; Kennell, 1974). Außerdem schafft ein ausgedehnter Hautkontakt zwischen Mutter und Kind unmittelbar nach der Geburt die Basis für intensivere mütterliche Zuneigung im künftigen gemeinsamen Leben (Ainsfield & Lipper, 1983).

3.3.6 Berührung, Liebe und das Körper-Selbst

Die Liebkosungen einer Mutter sind anerkennend, Genuss bringend und vereinend – voller Liebe. Man kann gar nicht oft genug darauf hinweisen, wie emotional bedeutsam taktile Stimulationen in diesem Entwicklungsstadium für den Säugling sind. Selbst im Erwachsenenalter erinnert sich unser Körpergedächtnis noch sehr genau an die Liebkosungen unserer Mutter, die Art und Weise, wie sie uns in ihre Arme schloss, wie sie uns hin und herwiegte und an das damit verbundene Gefühl der Sicherheit, das daraus erwachsende Selbstwertgefühl und andere positive Erlebnisse. Diese Erinnerungen existieren als emotional-kinästhetische Realitäten. Fehlen sie, so offenbart sich dieses Defizit möglicherweise als Unsicherheit, mangelndes Selbstwertgefühl und geringes Selbstvertrauen. Hieraus wiederum resultieren Kommunikationsprobleme und das Unvermögen, gesunde soziale Beziehungen aufzubauen. Diese Probleme sind in unserer westlichen Welt weit verbreitet und wirken sich nachteilig auf den allgemeinen Gesundheitszustand der Bevölkerung aus.

Im ersten Lebensjahr ist die Mutter umso wichtiger für den Säugling, je hilfloser er ist (Spitz, 1955, S. 103). In dieser Phase der Hilflosigkeit muss das Kind gefüttert, gewaschen, gekleidet und getragen werden. Und aus der Art und Weise, wie diese taktilen Dienste verrichtet werden, kann man erkennen, was die Mutter für ihr Kind empfindet. Sie gibt auch Hinweise auf den allgemeinen Charakter des Erwachsenen und auf wechselnde Emotionen und Einstellungen. Später werden diese Kommunikationsformen durch andere nonverbale Kommunikationsmittel und durch den Gebrauch der Sprache ergänzt oder ersetzt. Aber diese letztgenannten Zeichen, Symbole und Kommunikationsmuster werden zu einem Ersatz für taktile Erfahrungen. Ein Außenstehender kann aus der Art und Weise, wie ein Elternteil z. B. den Genital- und Analbereich eines Kindes beim Waschen oder beim Auftragen von Creme berührt, leicht erkennen, was die Mutter bzw. der Vater für Kot, Genitalien und After im Allgemeinen (und bei ihrem Kind im Speziellen) empfinden. Das elterliche Verhaltensspektrum wird direkt an das Unterbewusstsein des Kindes weitergemeldet und prägt somit die Gefühle des Kindes seinem Körper und seinem Selbst gegenüber prägt.

Dieser Abschnitt verweist auf etwas, was – gerade weil es so nahe liegend ist – häufig übersehen wird: nämlich auf die Tatsache, dass diese frühen Körpererfahrungen in gleichem Maße auch Selbsterfahrungen sind. Sie laufen nicht nur auf ein und dasselbe hinaus, sie sind ein und dasselbe. Und es reicht nicht aus zu sagen, dass solche Erfahrungen vom Körper wahrgenommen und gleichzeitig Geist und Seele durch neurologische Verknüpfungen beeinflussen. Sie sind Erfahrungen des Selbst – des gesamten, totalen, einzigartigen und individuellen menschlichen Selbst – durch und durch. Körperliche Erfahrung ist psychische Erfahrung.

Es stimmt, dass wir dazu neigen, psychologische Realitäten mit anderen Worten als körperliche Realitäten zu umschreiben. Es handelt sich unserer Meinung nach um zwei unterschiedliche Formen der Wirklichkeit. Tatsächlich jedoch existieren beide – ob sie nun ontologisch unterschiedlich sind oder nicht – nicht voneinander getrennt, sondern als ein verschmolzenes Ganzes. Die Anhänger Platons lehrten, dass Seele und Leib, obwohl sie verschiedenen Welten angehören, sich zu einem Seelen-Körper mit dualistischen Attributen vereinigen.

Eine Betrachtung des frühen menschlichen Lebens vermag uns die psychologische Bedeutung taktiler Erfahrungen am besten zu verdeutlichen. Außerdem können wir anhand der Tatsache, was mütterlicher Körperkontakt für den Säugling bedeutet, am ehesten nachvollziehen, dass Körper und Seele als Selbst im tagtäglichen Leben eins sind. Taktile Erfahrungen verraten dem Säugling, was sein Selbst für seine unmittelbare Umwelt bedeutet. Und dies wiederum ist bestimmend dafür, was das Selbst für den *Säugling* bedeutet. Das ist eine tief greifende und intensive psychologische/emotionale Erfahrung. Für ein Neugeborenes oder ein in der Entwicklung befindliches Kind ist nichts prägender als die Liebe (oder fehlende Liebe), die aus bestimmten Arten der Berührung (bzw. vorenthaltenen Berührungen) spricht.

3.4 Die Berührung als Sinnesorgan – eine Analyse

3.4.1 Der Körper als Tastorgan

Der Tastsinn ist einer unserer fünf Sinne. Aus dem schulmedizinischen Verständnis heraus gehört zu einer Empfindung eine Leitungsbahn, über die sie bestimmte physikalische Informationen erhält. Dieses «Wissen» wird dann mit Hilfe kognitiver Fähigkeiten interpretiert und unter Einbeziehung affektiver Fähigkeiten «eingefärbt» (indem bestimmte Qualitäten zugeordnet werden). Die Empfindung eines Menschen beinhaltet damit sowohl psychologische als auch körperliche Aspekte. Wir alle kennen die verschiedenen Sinnesorgane – Augen, Ohren, Geruch und Geschmack sowie die zur Auswertung der jeweiligen Informationen verantwortlichen Hirnregionen (Lobus olfactorius, visueller Kortex etc.). Was jedoch ist das Tastorgan?

Normalerweise lautet die Antwort auf diese Frage: Die Haut, denn sie reagiert extrem sensibel auf alle taktilen Stimulationen, die auf ihre Oberfläche treffen. Das ist jedoch nur die halbe Wahrheit. Wir können auch spüren, wie wir atmen, wir fühlen unseren eigenen Herzschlag; und wenn wir ganz ruhig liegen und uns auf unser Inneres konzentrieren, dann können wir sogar die Bewegungen unserer Eingeweide wahrnehmen. Aber merken wir nicht auch, dass wir gehen, rennen, uns im Bett umdrehen, schreiben, tippen, sprechen und lachen? Wenn es sich hierbei nicht um eine Tastempfindung handelt, um was dann? Die von der Haut abgeleitete Empfindung ist eine ganz spezielle Art der Wahrnehmung; wir können jedoch unseren gesamten Körper auf taktile oder kinästetische Art und Weise wahrnehmen. Ein Großteil dieser gefühlten Informationen ist unbewusste Propriozeption. Das muss auch so sein, denn sonst würden alle Bewegungen und körperlichen Empfindungen auf unser Bewusstsein einwirken und die mentalen Prozesse so stark beschäftigen, dass nichts anderes mehr verarbeitet werden könnte. Eine kurze Betrachtung von Anzahl, Anordnung und unterschiedlichen Arten von Tastrezeptoren verdeutlicht, dass Empfindungen am gesamten Körper wahrgenommen werden. Ein kleines praktisches Experiment zeigt, dass der Sinn, dank dem wir spüren können, wie sich unser Körper bewegt bzw. dass er überhaupt existiert, taktiler Natur ist. (Auch das Hören ist in Wirklichkeit eine modifizierte Form der Tastfähigkeit. Beim Hören werden hochfrequente Druckwellen von einem speziellen Organsystem aufgefangen. Und um schmecken zu können, muss man den jeweiligen Gegenstand erst berühren).

Offensichtlich gibt es kein spezielles Tastorgan – vielmehr ist es der gesamte Körper, mit dem wir fühlen. Diese Tatsache, die der Aufmerksamkeit der Wissenschaft entgangen ist, distanziert den Tastsinn radikal von seinen vier, in unseren Augen nunmehr weniger nahen Verwandten.

3.4.2 Berührung als Objekt und Subjekt

Von dieser Aussage über die Berührung lässt sich eine weitere ableiten: Sich selbst zu berühren, bedeutet auch, von sich selbst berührt zu werden. Manche Frauen empfinden es in der Endphase der Geburtswehen als unangenehm, schockierend oder unwirklich, den hervortretenden Babykörper zu berühren. Das ist darauf zurückzuführen, dass die Frauen erwarten, auch zu spüren, wie sie berührt werden. Diese Erwartungshaltung ist tief in der verkörperten Erfahrung verwurzelt.

Rom Harre schreibt:

> «… Die Berührung [seiner selbst] macht eine Unterscheidung zwischen Wahrnehmendem und Wahrgenommenem möglich, wobei beide Perspektiven im erfahrbaren Bereich ein und desselben Wahrnehmenden liegen. Durch den Tastsinn wird der Körper sowohl zum Objekt der Wahrnehmung als auch zum Mittel der Wahrnehmung.» (Harre, 1995, S. 96)

Eben dieses Merkmal des Tastsinns ermöglicht uns, die Einzigartigkeit unseres Körpers im Vergleich zu anderen Objekten herauszustellen: Dieses Kennzeichen offenbart sich selbst und die Welt der anderen Objekte. Ein wesentlicher Aspekt der phänomenologischen These (Maurice Merleau-Ponty, 1989) liegt in der Feststellung begründet, dass ein Mensch, der sich selbst berührt, weiß, dass er sowohl wahrnimmt als auch wahrgenommen wird. Tatsächlich steht dieses Konzept in engem Bezug zur Frage der Beziehung zwischen Berührung und emotionaler Bedeutung, weil Merleau-Ponty seine Behandlung des Themas «Berührung und Verkörperung» als wesentlichen Beweggrund für das Begreifen von «Bedeutung-an-sich» nutzt.

Von einem anderen Menschen berührt zu werden bedeutet folglich auch, den anderen zu berühren, denn sowohl der andere als auch ich spüren die Berührung des anderen. Unsere anderen vier Sinne verfügen nicht über diese Fähigkeit, in der jedoch der Schlüssel zur Gabe liegt, sich in andere Menschen einzufühlen. Wir wissen, wie sich eine Berührung anfühlt – innerhalb gewisser Grenzen, auferlegt durch eigene Erfahrungen, weil wir stets so berühren, wie wir die taktile Stimulation selbst empfinden. Wenn dem nicht so wäre, dann wäre es sehr schwierig zu lernen, wie eine der Situation und den jeweiligen Umständen angepasste Berührung sein muss. Den Therapeuten verpflichtet dies zu Phantasie und Selbstreflexion.

3.4.3 Unmittelbare Berührung

Der zweite offensichtliche Unterschied zwischen dem Tastsinn und den anderen Sinnen liegt in seiner Direktheit. Die Berührung braucht kein Medium. Zum Schmecken brauchen wir Wasser, zum Riechen in der Luft enthaltene Moleküle, zum Sehen Licht und zum Hören Druckwellen in einer Flüssigkeit. Außerdem benötigen diese Sinne häufig eine gewisse Nähe zu den anderen Sinnen, vor allem Geruchs- und Geschmackssinn. Die Berührung jedoch erfolgt über kein anderes Medium, sie ist direkter, fühlbarer Kontakt. Das hat natürlich zur Folge, dass zwischenmenschliche Berührungen unweigerlich intimer Natur sind (abgeleitet aus dem Lateinischen *intimus*, der Steigerung von interior, intrinsisch, der/die/das Innerste, was sich durch enge Verbindung charakterisiert oder aus ihr heraus erwächst). Der Tastsinn ist der Sinn, der stets mit engen zwischenmenschlichen Beziehungen assoziiert wird.

3.4.4 Der Tastsinn als erster und wichtigster aller fünf Sinne

Aus all diesen besonderen Eigenschaften des Tastsinns erwächst für uns die Frage: Ist es eigentlich vernünftig, den Tastsinn im gleichen Atemzug mit den anderen vier Sinnen zu nennen? Ist die Berührung, ebenso wie Hören, Sehen, Schmecken und Riechen, wirklich nichts weiter als eine besondere Art der Wahrnehmung?

Gesichts-, Gehör-, Geschmacks- und Geruchssinn sind hoch entwickelte Systeme zur Wahrnehmung unserer Umwelt. Der Tastsinn ist der anatomisch am wenigsten spezialisierte Sinn, denn er ist die natürliche und fundamentalste Weise, in der wir die physikalische Welt erfahren. Die unmittelbare physikalische Welt eines Menschen ist sein Körper. Körper und körperliche Interaktionen (sowohl mit belebten als auch unbelebten Körpern) werden mit dem *gefühlten* Sinn wahrgenommen. Dies ist so grundlegend, dass es leicht in Vergessenheit gerät. Der Mensch achtet so intensiv auf Symbole und deren Bedeutung, dass er die ursprünglichste Art seines Seins überhaupt nicht wahrnimmt – nämlich sein gefühltes, fleischliches Sein.

Aus diesem wichtigen Gedanken heraus entwickelt sich die Auffassung, den Tastsinn nicht als einen von fünf Sinnen zu betrachten, sondern vielmehr als den Sinn zu verstehen, der die Basis unserer fleischlichen Erfahrung bildet. Der Tastsinn sollte als der Sinn betrachtet werden, von dem alle anderen Empfindungen abhängen, und ohne den diese niemals ihre ultimative Bedeutung erlangen könnten. Merleau-Ponty (1989, S. 244) erwähnt in seinen Aufzeichnungen ein außergewöhnliches Experiment, welches diese Beobachtung bestätigt:

> «Setzt man einem Menschen eine Brille auf, die das Netzhautbild korrigiert, also das Bild umdreht, so erscheint die Welt zuerst unwirklich und auf den Kopf gestellt; am zweiten Tag des Experiments steht die Welt zwar nicht mehr auf dem Kopf, dafür aber scheinbar der Körper. Vom dritten bis zum siebten Tag bringt sich der Körper nach und nach ins Gleichgewicht und scheint schließlich eine normale Position einzunehmen, besonders wenn der betreffende Mensch aktiv ist.»

Der Tastsinn verliert niemals die Orientierung, der Gesichtssinn hingegen passt sich ihm an, um die Voraussetzungen für normale Aktivitäten zu schaffen. Das bedeutet, dass die Sehfähigkeit wegen der körperlichen Erfahrung der Schwerkraft auf den Bewegungs- und Lagesinn sowie die Tastfähigkeit angewiesen ist. Der Philosoph G. Berkely (1910) leitet die elementare Bedeutung des Tastsinns auch für die Interpretation des Gesichtssinns ab. Die Philosophin Edith Wyschogrod schreibt in «Empathy and Sympathy as Tactile Encounter» (Wyschogrod, 1981), es sei nicht möglich, die Berührung in eine allgemeine Empfindungstheorie mit einzubeziehen, da die Berührung selbst die Grundlage für eine solche Theorie bilde. Die Tatsache, *dass der gesamte Körper auf Berührungen reagiert und die ersten menschlichen Begegnungen meist auf taktiler Basis erfolgen,* lässt die taktilen Offenbarungen der Umwelt zur elementarsten Erfahrung des Menschen werden.

> «Dem Tastsinn wurden im Laufe der Zeit immer wieder einzigartige Eigenschaften zugesprochen. Solange er jedoch nur einer von fünf Sinnen war und genau wie Sehen, Hören und die anderen Sinne interpretiert wurde, blieben die ihn auszeichnenden Eigentümlichkeiten ungeklärt. In den meisten Fällen basierten die Theorien über die unterschiedlichen Sinneswahrnehmungen auf der eindeutigen Lokalisierung derselben. Man unterschied ausschließlich auf funktionaler Ebene, um eine formale Struktur schaffen zu können, die auf alle Sinneswahrnehmungen anwendbar ist. Der Tastsinn jedoch untergräbt diese vereinheitlichende Struktur, da der Körper in seiner Gesamtheit das taktile Organ ist. Der ganze Körper mit seiner Sensibilität gegenüber Druck, Temperatur und Oberflächenqualitäten zusammen mit Bewegungsempfinden, gefühlten Atembewegungen, Puls, der Fähigkeit seiner Hand, manipulative Aktionen durchzuführen, und seinem Bewegungsvermögen bildet die ursprünglichste Basis der menschlichen Existenz. ...Die Art und Weise, in der die Berührung die Welt erfährt, bestimmt, wie wir sie letztendlich begreifen. ...Wenn die ursprünglichste Art des seienden, erlebten Körpers als takile Existenz verstanden werden muss, dann kann unser Tastsinn nicht einer allgemeinen Sinnestheorie zugeordnet werden; vielmehr bildet er die Grundlage für eine solche Theorie.» (Wyschogrod, 1981, S. 26, 39).

Taktilität sollte nicht als Sinnesempfindung aus einer bestimmten Perspektive heraus verstanden werden, sondern vielmehr als eine tief greifende und in erster Linie ganzheitliche Erfahrung – d. h. als eine Erfahrung auf der Ebene grundlegender körperlicher Existenz. Genau wie Merleau-Ponty vertritt auch Wyschogrod die

Meinung, dass der Tastsinn die anderen Sinne, perzeptive Akte und deren Bedeutung modifiziert. Diese umstrittenen Schlussfolgerungen über das Wesen der Berührung wurden von der theoretischen manuellen Medizin bisher vernachlässigt, verdienen es jedoch durchaus, Objekt intensiver Forschung zu werden.

3.4.5 Der Tastsinn ist der bewegende Sinn

Mit Hilfe der Berührung sind wir in der Lage, Objekte zu manipulieren und auszumachen und uns (unseren Körper) im Raum zu orientieren. Sie lässt uns Hitze, Kälte, Druck, Oberflächenqualitäten etc. empfinden. Die Berührung ist folglich untrennbar mit Kinästhesie (Wahrnehmung von körperlicher Spannung und Bewegung) jeglicher Art verbunden (Kinästhesie = griechisch kinein sich bewegen, aisthesis Wahrnehmung).

Berührung

> «… ist das Sinnesorgan, durch das Bewegungen sowohl aktiv als auch passiv empfunden werden können. Durch taktile Empfindungen werden zahlreiche Körperbewegungen, die sonst nicht im Zentrum der Aufmerksamkeit liegen, zum Brennpunkt.»
>
> «Da die Berührung auch die Fähigkeit des Körpers zur Bewegung einschließt, vermittelt sie uns das Gefühl «Ich kann», die Fähigkeit, etwas zu tun, zu drücken, zu ziehen, zu tragen, zu bewegen usw.» (Wyschogrod, 1981, S. 39).

All diese Beobachtungen wurden wegen ihrer Fundamentalität im Großen und Ganzen als selbstverständlich betrachtet. Der Tastsinn schließt den Bewegungssinn ein. Und diese wichtige Feststellung war Anlass für die Theorie, Muskeln und angrenzende Gewebe als Sinnesorgane zu betrachten. Dies soll nachfolgend kurz erläutert werden.

3.4.6 Berührung und Einfühlungsvermögen

Edith Wyschogrods Arbeit ist auch wegen eines weiteren Aspektes bemerkenswert: Sie spricht von einer Analogie zwischen der Berührung auf der einen und Einfühlungsvermögen und Sympathie auf der anderen Seite. Diese Analogie besteht aufgrund der Tatsache, dass der Akt des Berührens ein Musterbeispiel für gleichzeitiges Fühlen und gefühlt werden ist (wie bereits festgestellt). Die Berührung bringt das Gefühlte in unmittelbare Nähe des Fühlenden. Auch Einfühlungsvermögen und Sympathie sind «fühlende Handlungen», die das Selbst in direkte Beziehung zu anderen setzen. Wyschogrod schreibt, dass Einfühlung und Sympathie als affektive, relationale Akte am besten als Erfahrungen taktile Natur und nicht als Erfahrungen sehender oder hörender Natur verstanden werden können. Sehen und Hören sind Formen der Wahrnehmung, die keinerlei Nähe erfordern. Die Berührung hingegen braucht den Kontakt – Nähe, um fühlen zu können, was gefühlt wird.

Auch hier wird die Berührung erneut zu einem grundlegenden Konzept, von dem das Begreifen anderer menschlicher Akte abhängt. Diesmal sind es Akte der Zuneigung oder Emotionen – Empathie und Sympathie –, die in das Konzept der taktilen Begegnung eingebettet werden. Einfühlungsvermögen ist für jeden Arzt lebensnotwendig. Die Vorstellung, dass Empathie sich am besten anhand der Besonderheiten der Berührung erklären und begreifen lässt, hat für alle manuellen Therapeuten eine große Bedeutung. Wenn es uns gelingt, nachzuweisen, dass das Berührungskonzept auch emotionale Akte wie Empathie einschließt, dann müsste die manuelle Therapie auch affektive Konzepte in ihre theoretischen Überlegungen einbeziehen.

Fleischliche Verkörperung bedeutet Zerbrechlichkeit, Vulnerabilität, Zerstörbarkeit (lat. *vulnerabilis* verletzlich, Verletzungen zulassend). Dies ist Teil körperlicher Existenz. Die Tatsache, dass wir verletzlich sind, verleiht uns aber auch die Gabe, Empathie und Sympathie zu empfinden. Folglich sind diese beiden starken «Gefühlsakte» in unserer körperlichen Zerbrechlichkeit verwurzelt – in einer fleischlichen, kinästhetischen Realität.

Aristoteles wollte seinerzeit das Herz und nicht die Haut zum Tastorgan machen. Er wollte damit der Tatsache Rechnung tragen, dass es scheinbar kein offensichtliches Sinnesorgan gibt, seine Theorie zur Empfindung jedoch ein Organ, ein Medium und ein Objekt erforderlich machte. Er leitete den Gedanken einer fleischlichen Verletzlichkeit zum Teil aus der Vorstellung ab, dass Fleisch als Medium (nicht als Sinnesorgan) über nur unzureichende Brechungskräfte verfügt, aber auch aus der Erkenntnis, dass wir z. B. mit Hilfe des Sehens oder Hörens

> «… wahrnehmen, weil das Medium eine gewisse Wirkung auf uns ausübt. Bei der Wahrnehmung von Berührungen hingegen werden wir nicht von, sondern zusammen mit dem Medium beeinflusst. Es ist so, als ob ein Mann durch sein Schutzschild einen Stoß versetzt bekäme, wobei die Erschütterung nicht zuerst an das Schutzschild und dann an den dahinter stehenden Mann weitergegeben wird, sondern die Erschütterung beider gleichzeitig erfolgt.» (Aristoteles, 1941, S. 43 b)

Das Herz ist das Symbol der Zuneigung, Gefühle, Emotionen, Einstellungen und innersten Erfahrungen. Und weil Fleisch – wie Wyschogrod belegen konnte – im Zuge einer taktilen Erfahrung als Verletzlichkeit erlebt wird, muss Aristoteles auf die enge Beziehung zwischen dem Tastsinn als dem innersten aller Sinne und der emotionalen Fähigkeit der Seele hingewiesen haben. Taktile Erfahrungen werden also im Herzen gefühlt.

3.4.7 Muskeln als Sinnesorgane

Philip Latey (1996) vertritt die Ansicht, dass Muskeln als Sinnesorgane mit eigener Berechtigung wichtige Funktionen ausüben. Er geht davon aus, dass sich der Tastsinn aus fünf Empfindungsvermögen zusammensetzt:

1. Hautberührungsempfindung im herkömmlichen Sinne;
2. nach außen gerichteter Lagesinn und Körperschema, welches in hohem Maße propriozeptiv und bewegungsorientiert ist. Hierzu zählt auch das Erleben der eigenen Körpersprache (nonverbale Kommunikation) bei äußeren Handlungen. Es ist ein Sinn zur Selbstwahrnehmung, der durch unsere eigene Vorstellung, wie andere uns erleben und durch unseren Wunsch, wie wir wahrgenommen werden wollen, modifiziert wird. Er ist deshalb – wenn auch häufig völlig unbewusst – verwandt mit körperlich empfundenem Druck in Gegenwart anderer Menschen;
3. inneres Bewusstsein körperlicher Ganzheit, innerer Stärke, Tiefe und des Seins. In diese Kategorie bettet Latey die für uns offensichtlicheren, intensiveren inneren Empfindungen, die wir z. B. durch Strecken, Gähnen, Lachen, Weinen und andere manchmal emotionsgeladene körperliche Reaktionen schaffen. Hierzu zählen auch zwischenmenschliche Handlungen wie tief wirkende Massagen und sonstige Arten der therapeutischen Berührung, aber auch das Gefühl des Gekitzeltwerdens, eng umschlungenes Tanzen, das Gefühl, jemanden in den Armen zu halten, zu umarmen, Akte voller Sinnlichkeit und Sexualität. Zu dieser Kategorie zählen emotional «bewegende» Erfahrungen jeglicher Art;
4. Gefühle, die aus den Eingeweiden heraus in den Körper schießen – Angst, Unwohlsein, Kummer, Wut und Zorn, Freude und Euphorie, Schmerz und Trauer, aber auch mehr kognitiv geprägte Empfindungen wie Verzweiflung in Verbindung mit Schwäche und Müdigkeit. Dass Gefühle in den Eingeweiden entstehen, ist eine Auffassung, die von körperorientiert arbeitenden Psychotherapeuten vertreten wird – dies gilt insbesondere für biodynamische Therapie, Biosynthese, bioenergetische Analyse und Gestalttherapie;
5. feinere, mental-sensorische Funktionen wie z. B. Hochgefühl und verschiedene Arten von Schmerz, Depression und Elend, aber auch Anstrengung, Konzentration, «Leere, Taubheit, Ausweglosigkeit, Anstrengung, unkontrolliertes Gehenlassen, Gemütsruhe» und «ergötzliches Abdriften» (Latey, 1997 a). Latey schließt auch Erfahrungen ein, die «das Gehirn erhellen» oder «den Geist durcheinander bringen». Auch innere Entdeckungen und sogar Humor zählen dazu – die Erfahrung der Sprache selbst als Vergnügen.

Interessanterweise tendiert Latey dazu, ausdrucksstarke motorische Aktivität mit ihrem emotionalen Gehalt auf der einen Seite mit ihrer gefühlsmäßigen Wahrnehmung auf der anderen Seite zu verschmelzen. In der zweiten Kategorie setzt er die emotionale Erfahrung des Seins in Gegenwart anderer Menschen mit aus dem Körper erwachsenden Empfindungen gleich. In der dritten Kategorie kommt diese Gleichsetzung noch expliziter zum Ausdruck, wobei Latey noch den nontransaktionalen Ausdruck einschließt. Kategorie 4 umschreibt die Emotionen an sich, allerdings im Zusammenhang mit der Empfindungsfunktion der Muskeln. Latey schreibt, dass Muskelempfindungen einerseits einen emotionalen Inhalt haben können, andererseits definiert er Emotionen als wahrnehmende Funktionen. Nachdem er diese taktil-kinästhetische Affinität der Emotionen herausgearbeitet hat, beschreibt er schließlich in der fünften Kategorie Ereignisse als Sinneswahrnehmungen, sogar dann, wenn sie sich vom Emotionalen zum Kognitiven hin wandeln.

Es bleibt weitgehend unklar, wie die Entstehung von Emotionen mit Muskelempfindungen in Verbindung gebracht werden kann. Oft wird anerkannt, dass Emotionen «im Bauch» entstehen und unverzüglich in Muskelaktivität umgesetzt werden. Tatsächlich gelten Emotionen als die bewegenden Kräfte (lat. *emovere*, e aus, heraus, *movere* bewegen), die zum Ausdruck und dem Abbau ihrer selbst Muskelaktivität benötigen. Da Latey die Empfindungsfunktion der Muskeln und die emotionale Natur solcher Empfindungen nachdrücklich betont, verkompliziert er diese Auffassung noch. Wichtig ist, dass seine Analyse erneut das Verschmelzen von Affekt und Tastsinn unterstreicht.

Die Projektion einer Sinneswahrnehmung auf einen bestimmten Bereich des Körpers – d. h. das Zurückführen einer Empfindung auf ein Körperteil als imaginativer Akt (am besten durch das Phantomschmerz-Phänomen veranschaulicht) – ist eine Sache, die subjektive Wahrnehmung eines konkreten körperlichen physiologischen Ereignisses eine andere. Eine Unterscheidung dieser beiden ist bisher noch nicht erfolgt. Schließt man sich Lateys Modell vor diesem Hintergrund ohne weitergehende Untersuchungen an, so läuft man Gefahr, aufgrund von Ungenauigkeiten fehlgeleitet zu werden. Überdies unterscheidet sich die Erfahrung körperlicher Genüsse, z. B. im Verlauf einer Massage, die Latey zum Teil als Muskelfunktion bezeichnet, von der Art von Vergnügen, die uns die Lektüre humorvoller Verse bereitet. Es ist fraglich, ob letztere Art von Vergnügen auch aus der Muskulatur erwächst, obwohl das Lesen lustiger Verse emotionale Gefühle körperlichen Vergnügens auslösen kann. Latey geht davon aus, dass der Mensch seine eigenen Gedanken «fühlen» kann, weil mentale Prozesse eine Empfindung im weichen Muskelgewebe der zerebralen Nervengefäße erzeugen; diese Art der Darstellung muss jedoch nicht unbedingt richtig sein. Untersuchungen jedoch haben ergeben, dass mentale Prozesse zu physiologisch charakteristischen Veränderungen im Hirngewebe führen (Petersen et al., 1988, Posner et al., 1988).

Lateys Gedanken sind aber sehr hilfreich, wenn es darum geht, die Bedeutung des somatischen Feldes des Körpers als Erzeuger taktiler und kinästhetischer Sinnesempfindungen zu unterstreichen. Sie sind auch eine gute Übung zur Lösung der Leib-Seele-Problematik.

3.5 Berührung der Sprache

3.5.1 Fühlbare Emotionen und körperliche Empfindungen

Die neueste Ausgabe des Oxford English Dictionary widmet sich auf sechs Seiten den Bedeutungen der Berührung als Substantiv, Verb und Substantiv/Verb-Kombination. Dies liegt wohl daran, dass der Tastsinn mehr als jeder andere Sinn die Erfahrungs- und phänomenologische Grundlage bildet, auf der zahlreiche Begriffe, Wörter und Sätze entstanden sind. Bedeutung und tieferer Sinn zahlreicher Symbole hängen von einer vorhergehenden taktilen Erfahrungen ab (Frank, 1957). Solche frühen Erfahrungen statten das Symbol sowohl mit Bedeutung als auch mit emotionalem Reichtum aus. Edith Wyschogrods Auseinandersetzung mit diesem Thema stützt diese These. Im Verlauf ihrer Untersuchung der strukturellen Affinitäten zwischen Empathie, Sympathie und Berührung gelingt es ihr zu zeigen, dass unsere Alltagssprache auf eine Verbindung zwischen diesen hinweist:

> «Wenn wir umgangssprachlich sagen, «X ist empfindlich», dann meinen wir damit, dass X überempfindlich und verletztbar ist. Wenn «Ich von Y's Liebenswürdigkeit angerührt bin», dann meine ich damit, dass Y es geschafft hat, meine Wachsamkeit zu durchbrechen, er hat es geschafft, mir so nahe zu treten, dass er mir nicht mehr gleichgültig ist. Von einem anderen Menschen unberührt zu bleiben, bedeutet, sich nicht in Gefühle verstricken lassen zu wollen, die Licht in die Notlage des anderen bringen. Man weigert sich, sich in den anderen einzufühlen. Die aktive Verwendung der Taktilität drückt sich in umgangssprachlichen Wendungen wie «Ich fühle mit dir» aus, was bedeutet, dass mein Körper deinen Körper ersetzt, um dich von deinen Schmerz zu befreien.» (Wyschogrod, 1981, S. 40)

Worte und Redensarten, die als Hinweis auf emotionale Erfahrungen verwendet werden, finden auch häufig als Hinweis auf taktile Erfahrungen Verwendung. Das fällt Gilbert Ryle im Zuge der Untersuchung von geistiger Aktivität und Affekt in The Concept of Mind (1988) ins Auge.

> «Mittels Gefühlen verweise ich auf Dinge, die der Mensch häufig als Erzittern, Schmerz, stechender Schmerz, Pochen, heftigen Ruck, Jucken, Stechen, Kälteschauer, Hitzewellen, Bürde, Gewissensbisse, Verlangen, Todesangst, Beklommenheit, Spannung, Nagen und Schock beschreibt. Wenn Menschen einen Gefühlsausbruch beschreiben, dann verwenden sie in aller Regel Ausdrücke wie «eine Welle des Mitleids», «die Überraschung überkam mich wie ein Schock» oder «freudige Erregung». Es ist eine wichtige

linguistische Tatsache, dass die Bezeichnungen für bestimmte Gefühle, z. B. «Jucken», oder «Stechen», gleichermaßen zur Umschreibung bestimmter Körperempfindungen verwendet werden. Wenn jemand sagt, es plage ihn etwas, dann könnte man fragen, ob ihn seine Gewissensbisse oder ob sein Rheumatismus plagen, obwohl das Wort «Plagen» in einem anderen Zusammenhang nicht notwendigerweise im gleichen Sinne verwendet wird.» (Ryle, 1988, S. 81–82).

Auch Lawrence Frank (1957) erwähnt den sowohl affektiven als auch taktilen Gebrauch bestimmter Worte und schließt daraus, dass affektive und taktile Erfahrungen durchaus vergleichbar sind . Manche Emotionen und Gefühle fühlen wir in unserem Körper genauso wie physikalische körperliche Empfindungen.

«... wir sagen so oft «Ich bin gerührt (etwas berührt mich)» oder «ich fühle», was sowohl eine taktile als auch eine emotionale Reaktion beinhaltet. Wir umschreiben Erlebnisse als «anrührend» (i. S. von ergreifend), während zahlreiche Adjektive wie barsch, roh, weich, zart, warm, kalt oder schmerzhaft eine taktile Empfindung oder Erfahrung implizieren, die auch zur Umschreibung nichttaktiler Ereignisse verwendet werden. Ohne vorherige taktile Erfahrungen hätten diese Adjektive nur wenig Sinn.» (Frank, 1957, S. 214)

Die Verwendung von «ich fühle/spüre ...» veranschaulicht ganz besonders gut die Vereinigung von Affekt und Taktilität zu einer Empfindung. Ich kann wütend sein, zu Tode erschrocken sein, eifersüchtig, schlecht oder froh sein; ich fühle, dass meine Schuhe drücken, dass ich Hunger habe, ich spüre die wärmenden Sonnenstrahlen in meinem Gesicht, deine Lippen in meinem Nacken usw.

Ein weiteres, interessantes Beispiel ist in diesem Zusammenhang die Umschreibung der Haltung. Mit dem Wort «Haltung» kann sowohl die Körperhaltung als auch die geistige Gesinnung gemeint sein. Auch dieses Wort ist mehrdeutig. Latey (1996) verwendet zur Beschreibung eines stehenden Patienten folgende Wörter: Größe, Ansehen, Stellung, Haltung, Position, Auftreten, Pose, Präsenz, Präsentation, Eindruck, Wirkung, Perspektive, Blick, Verhalten, Halt, Situation, Platz, Natur, Veranlagung, Neigung. All diese Wörter können sowohl zur Umschreibung physischer Qualitäten als auch zur Beschreibung des Charakters eines Menschen, seiner sozialen und politischen Neigung verwendet werden. Diese Wörter sind keine emotinalen Ausdrücke, sie geben jedoch Verhaltenstendenzen wider, die – so Latey und andere Wissenschaftler – aus der konkreten Gestalt eines Menschen abgeleitet werden können. Latey kommt zu dem Schluss, dass sich die subjektive Welt eines jeden Menschen in seiner Fleischlichkeit manifestiert. Diese These soll in den Abschnitten zur Körper-Psychotherapie eingehend untersucht werden.

3.5.2 Emotionen sind körperliche Empfindungen

Da echte Emotionen außergewöhnliche somatische Phänomene sind, spüren wir den so genannten emotionalen Schmerz auch in unserem Körper. Emotionen sind keine kognitiven Ereignisse, auch wenn sie häufig von solchen begleitet werden. Emotionen sind äußerlich beobachtbare, innerlich aufwühlende Erlebnisse, die mit tief greifenden physiologischen Vorbereitungen auf Handlung und Ausdruck verbunden sind. Die Tatsache, wie wir Freude, Wut, Angst, Schock, Elend, Eifersucht, sexuelles Verlangen usw. erleben, verdeutlicht dies.

Es erscheint mir wichtig darauf hinzuweisen, dass wir (emotionale) Gefühle genauso wie taktile Reize in unserem Körper spüren. Die Sprache der Psychologie stiftet insofern Verwirrung, als sie Gefühle wie Wut als mentale Ereignisse klassifiziert. Geistige Aktivität oder Denken ist nicht automatisch eine emotionale Erfahrung. Logik und Gedankengänge werden nicht gefühlt, sie laufen ganz einfach «im Geist» und begrifflich isoliert vom Soma ab. Die Ergebnisse mentaler Prozesse können affektive Phänomene hervorrufen, welche im Körper als Gefühle entstehen. Obwohl solche Gefühle in Verbindung mit geistiger Arbeit entstehen, müssen sie ihrer Art nach dennoch als körperlich beurteilt werden. Emotionen sind häufig ebenso tastbar wie somatische Empfindungen und können mit nachweisbaren physiologischen Aktivitäten verglichen werden. Die Bedeutung des Geistes liegt in seiner Fähigkeit, eine Verbindung zu gemachten Erfahrungen, Überzeugungen und Wissen herzustellen, was zur Folge hat, dass der Mensch bewegt wird (Emotion = lat. emovere herausbewegen).

Die Sprache entwickelt sich spontan. Sie symbolisiert, wie das Leben konkret erfahren wird. Wer also sagt, dass sowohl emotionale als auch taktile Phänomene «gefühlt» werden, der macht eine fundamentale Beobachtung über den menschlichen Zustand. Und diese Beobachtung bezeugt die enge Beziehung zwischen Emotionen und taktilen Erfahrungen.

Es ist natürlich nicht dasselbe, wenn ich sage, dass taktile Erfahrungen auch emotionale Erfahrungen sind. Ich empfinde die Küchenfliesen unter meinen nackten Füßen möglicherweise als kalt und unangenehm. Das kann daran liegen, dass ein solches Gefühl biologisch notwendig ist, um eine instinktive oder vernünftige Reaktion hervorzurufen, die mich vor Frostbeulen bewahrt – nämlich dass ich meine Schuhe anziehe. Wenn jedoch das Haus meiner Großmutter zusammen mit all den reichen und komplexen Erinnerungen und Assoziationen meine früheste und ursprünglichste Erfahrung mit Fliesen gewesen wäre, deren Kälte ich damals als Kind unter meinen Füßen spürte, dann hätte dieses erste und vornehmlich taktile Gefühl für den Rest meines Lebens eine starke emotionale Bedeutung. Ich möchte mit diesem Beispiel nur verdeutlichen, dass das Gedächtnis voller Sinneseindrücke ist. Vom Geruchssinn weiß man, dass er früheste Erinnerungen an Ereignisse, Orte oder Personen zu wecken vermag. Ausschlaggebend ist jedoch, dass die Art der Beziehung zwischen taktil-kinästhetischer Erfahrung und emotionaler Erfahrung dergestalt ist, dass ein Großteil emotionaler Erfahrung in der taktil-kinästhetischen Erfahrung enthalten ist. Wie viel stärker emotional geladen müssen dann Erinnerungen an zwischenmenschliche Berührungen sein?

Alle Empfindungen sind gnostischer Natur, eine primitive Form von Wissen. Aus dieser einfachen philosophischen Analyse heraus wird deutlich, dass die gnostische Fähigkeit des Tastsinns über Eigenschaften verfügt, die ihn von den anderen Sinnen unterscheiden. Diese Analyse zeigt, dass Berührung und Berühren eine viel größere Bedeutung haben, als in den meisten Lehrbüchern der Physiologie dargelegt. Wenn es eine Kategorie taktiler Erfahrungen gibt, die tatsächlich oder wahrscheinlich auch emotionaler Natur sind, dann kann man berechtigter Weise annehmen, dass der Akt des Berührtwerdens und des Berührens eines anderen Menschen zu dieser Kategorie zu zählen.

3.6 Unterdrücken von Emotionen in der prozeduralen Berührung

3.6.1 Zwischenmenschliche Rituale bei medizinischen Untersuchungen

Was passiert eigentlich, wenn Verfahren oder Techniken zur Berührung eines Menschen verwendet werden? Diese dürfen nicht gefühlsbetont sein, da sie rein technischer und unpersönlicher Natur sind. Sie werden in der modernen Medizin im Allgemeinen und in der manipulativen Therapie im Besonderen ausgiebig verwendet. Manuelle Therapeuten wenden an den Körpern ihrer Patienten die unterschiedlichsten Techniken an: Weichteiltechniken, Artikulationstechniken, Muskelenergie-Techniken, Kraniosakral-Techniken usw. Technologie entspringt aus Vernunft und Wissen – nicht aus dem Herzen und aus Gefühlen. Wir haben gelernt, dass Wissenschaft und Technologie keine emotionalen Disziplinen sind und die meisten unter uns fänden es absurd, wenn sie so bezeichnet würden (obwohl wissenschaftliches Streben paradoxerweise schon immer und überall emotionale Reaktionen provoziert hat, und das Hauptthema dieses Buches in gewisser Weise eine dieser emotionalen Reaktionen auf die technologische Erscheinung der Medizin ist). Therapeuten üben ihre Techniken an Patienten aus – mit «losgelöstem Geist». Und obwohl sie Menschen respektvoll und fürsorglich behandeln, betrachten sie deren Körper in erster Linie in einem technologischen Kontext.

Aber wenn die Berührung so eng mit menschlicher Nähe und emotionalen Sachverhalten verbunden ist, wie es in diesem Buch behauptet wird, dann stellt sich die Frage, was bei einem Arztbesuch und der körperlichen Untersuchung aus diesen Umständen wird. Arztbesuche und körperliche Untersuchungen gelten normalerweise nicht als emotional bedeutsame Ereignisse (abgesehen von der Angst des Patienten, dass der Arzt etwas feststellen könnte). Wie ist es möglich, dass Ärzte der meisten Fachrichtungen ihre Patienten so intensiv und so leicht berühren können, ohne dass sich dabei irgendwelche Gedanken aufdrängen oder Emotionen und Gefühle frei werden?

In normalen zwischenmenschlichen Beziehungen dauert es eine ganz Weile, bis man zu dem anderen Körperkontakt aufnimmt, da dazu eine gewisse emotionale Nähe notwendig ist. Angehörige der Gesundheitsberufe hingegen können die Körper ihrer Patienten sofort und auf jede erdenkliche Art und Weise berühren – sie verstoßen damit gegen sämtliche Rituale und Kodizes nichttherapeutischen Verhaltens. Diese offensichtliche Verkürzung des normalen Ablaufs, die gegen jeglichen Anstand verstößt, soll demonstrieren, wie un-innig diese Begegnung ist. In Wirklichkeit jedoch ist es höchst sonderbar, dass manchmal auch ohne Schaffung einer emotionalen Basis eine gewisse körperliche Nähe möglich ist, die dann als unpersönliche Begegnung gilt. Werden Patienten in ein unpersönliches Arzt-Patient-Zusammentreffen gedrängt, weil es die Überzeugung der modernen Medizin so verlangt?

3.6.2 Unterdrücken von Emotionen

Sollte der bis hierhin erbrachte Beweis auf soliden Fundamenten ruhen, d. h. sollte die intentionale zwischenmenschliche Berührung – besonders dann, wenn beide Parteien wach und bei vollem Bewusstsein sind – von grundlegender emotionaler Bedeutung sein, dann würde das bedeuten, dass emotive Sachverhalte um Berührung und Krankheit im Verlauf einer ärztlichen Untersuchung unterdrückt werden. Was Ärzte und Therapeuten im Verlauf einer Untersuchung und Behandlung tun, wäre unter normalen Umständen eine so intime Handlung, dass die emotionale Komponente völlig vernachlässigt werden muss, um peinliche und unangenehme Situationen erst gar nicht aufkommen zu lassen. Patienten und Therapeuten müssen sich der Illusion einer völlig unpersönlichen Begegnung hingeben – einer Illusion, die von zwei Seiten gestützt wird: Da ist zum einen die Macht des Arztes, vor allem die stillschweigende Erlaubnis, den Körper des Patienten zu untersuchen und passende Arzneien zu verordnen. Zum anderen ist da die Vorstellung, ein kranker Mensch sei eine defekte Maschine. Dem Selbst als spirituell-emotional-körperliche Einheit wird die emotionale Komponente entlockt; übrig bleibt ein vom Gehäuse befreites Uhrwerk, das einer eingehenden Prüfung unterzogen werden soll.

Macht

Fast jeder Mensch kennt diese nicht zu verleugnende emotionale Furcht vor dem Besuch eines Arztes oder Praktikers. Patienten im Wartezimmer befinden sich in einem ganz anderen emotionalen Zustand als Menschen auf der Straße. Sie sind ängstlich, nervös und fühlen sich unbehaglich und beklommen. Man weiß, dass Patienten sich den Anweisungen und Verordnungen des Therapeuten im Sprechzimmer einsichtig zeigen, dass sie dieses Verhalten jedoch schnell wieder ablegen, sobald sie die Praxis verlassen haben. Auch geben die meisten Patienten, die gerade aus dem Sprechzimmer kommen, zu, dass sie dem Arzt nur einen Bruchteil dessen gesagt haben, was sie sich eigentlich vorgenommen hatten. In vielen Fällen sind sie der Meinung, die Zeit des Arztes zu vergeuden. Die Patienten fürchten sich

- vor der Konsultation im Allgemeinen – Offenbarung ihrer selbst und Verletzlichkeit,
- vor möglicherweise anstehenden Tests und
- vor der Untersuchung.

In der Regel vernachlässigt man jedoch völlig, dass diese Gefühle für die therapeutische Konsultation von Bedeutung sein können und tatsächlich auch sind.

Die Autorität des Arztes, gestärkt durch soziales Standing, seine Fachkenntnisse auf dem Gebiet der Heilung und die Hoffnung des Patienten auf Hilfe gibt dem Arzt das Recht, den Patienten auf eine Art und Weise zu berühren, die ihm sonst entschieden verweigert würde. Außerdem ist das berufliche Standing des Arztes Garant für eine völlig unpersönliche Beziehung, obwohl diese stillschweigend auf Vertrauen gründet. Die «Eltern-Kind»-ähnliche Art der Begegnung zusammen mit ihrer offensichtlich ungleichen Machtverteilung und der Ungleichheit bzgl. sozialem Status und Autorität, Fachwissen und Mysterium verstärken die Verletzlichkeit des Patienten und lassen ihn immer kleiner werden. Dies stärkt die Machtposition des Arztes und gibt ihm das Recht, Handlungen am Patienten auszuüben, die zweifelsohne intimen Charakter haben.

Der Körper als Maschine

Wenn sowohl Arzt als auch Patient den menschlichen Körper mit einer nicht richtig funktionierenden Maschine vergleichen, dann ist für beide Seiten klar, dass diese Maschine eingehend inspiziert werden muss, um die Ursache für die Funktionsstörung finden, verstehen und beheben zu können. Da in der mechanistisch geprägten Denkweise der modernen Gesundheitsfürsorge kein Platz für die einer

Funktionsstörung zugrunde liegenden psychologisch-ätiologischen Faktoren ist, sind die Therapeuten gezwungen, diese zu ignorieren. Auch die Patienten verhalten sich ihrem Körper gegenüber wie Beobachter einer Maschine; Therapeuten sind für sie Mechaniker, die in raffinierte diagnostische Verfahren und Instandsetzungsprozesse eingebunden sind. «Maschine» und «Mechaniker» sind nicht gerade emotionsgeladene Begriffe – warum auch sollte man in der Werkstatt bewegende Themen zum Besten geben? Mechanische und physiologische Diagnosen und Erläuterungen bestärken dieses Verhalten und ermutigen den Patienten, seine Gefühle zu unterdrücken.

Die im Verlauf einer körperlichen Untersuchung zwangsläufig erfolgenden Berührungen sind Techniken und Verfahren, mit denen man Zeichen der Funktionsstörung aufspüren will – prozedurale Berührungen eben. Die Untersuchung ist nichts weiter als eine praktische, technische und intellektuelle Übung. Was in einer ganz normalen, nichttherapeutischen Situation eine sehr intime und folglich auch emotionale Begegnung wäre, wird nun zu einem Zusammentreffen, in dem der Patient emotionale Assoziationen und Reaktionen auf die zahllosen taktilen Stimuli unterdrückt oder zu unterdrücken versucht. Er kann das nur, weil er gelernt hat zu glauben, dass diese Stimuli nicht emotional geladen sind. Natürlich ist es denkbar, dass der Patient emotionale Aspekte sowieso schon tief in seinem Innern vergrabenen hat; das Unterdrücken von Gefühlen ist bekanntermaßen ein weit verbreitetes psychologisches Phänomen. Er wird jedoch hart daran arbeiten müssen, bestimmte Emotionen auch im Verlauf der Konsultation unterdrückt zu halten, denn sie brodeln unmittelbar unter der Oberfläche während das Körper-Selbst schreit «das hier ist eine intime Begegnung, ich gebe meine fleischliche Verletzbarkeit preis».

Die meisten Patienten sind bemüht, sich als Maschine zu präsentieren. Man ist wild entschlossen, relevante Anzeichen von emotionalem Unwohlsein von körperlichen Entsprechungen abzuspalten und versucht sogar, diese aus dem eigenen Bewusstsein zu streichen. Patienten sind es gewohnt, sich während eines Arztbesuches wie Maschinen zu verhalten. Haben sie die Praxis verlassen, dann dürfen sie wieder als «ganze Menschen» ihren Geschäften nachgehen. Sowohl Patienten als auch Praktiker sind zeitweise gezwungen, ihre normalerweise expressiv geprägten Berührungserfahrungen auf Erfahrungen technischer Natur umzustellen.

Der stillschweigende Ausschluss der Psyche im Verlauf medizinischer Berührungen stärkt in unserer Gesellschaft die Überzeugung, dass der Körper nur eine Maschine ist. Eine körperliche Untersuchung durch eine fremde Person können wir nur erlauben, wenn die normalerweise geltenden Regeln der Intimität beiseite gefegt werden. Zugegebenermaßen wären viele medizinische Behandlungen nahezu undenkbar, wenn wir sie als invasive Berührungen und nicht als Handlungen betrachten würden, die an einer defekten Maschine verübt werden. Ich denke in diesem Zusammenhang beispielsweise an die Untersuchung der äußeren Geschlechtsorgane. Die meisten Ärzte hassen diese Untersuchung genauso wie ihre Patienten. Sie wissen ganz genau, dass es sich hierbei um eine extrem unangenehme Interaktion handelt, die aber notwendig ist, weil die Maschine überprüft werden muss. Ist das Ungesagte für den Arzt aber nicht auch wichtig? Manches ganz bestimmt.

Ein anderes Szenario

Stellen wir uns stattdessen vor, man sei überzeugt, dass es keinen Sinn mache, Leib und Seele voneinander zu trennen, und dass die ambitioniertesten therapeutischen Ziele in der Re-Integration von Körper, Geist und Seele lägen. In diesem Falle wäre der Patient nicht gezwungen, seine Gefühle sicher verpackt im Wartezimmer oder zuhause zurückzulassen.

Stellen Sie sich vor, eine Patientin kommt zum x-ten Mal mit starken Bauchschmerzen in die Sprechstunde, weiß aber ganz genau, dass die abweisende Haltung ihres Ehemanns und das nahende Ende ihrer Ehe Auslöser für ihre Schmerzen sind. Sie hofft, dass ihr Arzt ihr ein paar Medikamente gegen ihren körperlichen Schmerz verschreiben wird. Sie weiß, dass er sie über ihre Beziehung befragen wird und sie darüber sprechen muss. Sie spürt, wie sich ihr Magen bei diesem Gedanken schmerzhaft zusammenzieht. Das fürsorgliche und aufmerksame Betasten ihres Bauchs lässt eine wahre Flut von Gefühlen und Emotionen aus ihr herausbrechen – auch den Schmerz über ihre unerwiderte Liebe und die Erinnerung an eine liebevolle Berührung.

Ein Mensch, der sich – wie ein kleines Kind – in seiner Ganzheit krank fühlt und nicht nur seinen Körper als krank empfindet, der wird Krankheit als eine ganzheitliche, unitarische Erfahrung begreifen. Ein solcher Mensch fühlt sich unwohl, ganz egal wo genau der Schmerz herrührt. Er weiß ganz genau, dass seine Lebenslage, seine Gefühle, Vitalität oder Erschöpfung gemeinsam zu seinem Problem beitragen. Ein solcher Patient würde den Arztbesuch und die körperliche Untersuchung als grundlegend bewegend empfinden; er bräuchte eine intensive persönliche Beratung und keine stumme körperliche Untersuchung, Diagnose und Rezeptverordnung.

Überlegen Sie nur, welch hohen Grad an Reife dies von einem Arzt erfordert. Damit ein Arzt seinen Patienten verstehen und ihm helfen kann, mit den seiner Krankheit zugrunde liegenden Problemen umzugehen, muss er sich bewusst sein, in welchem Maße Gefühle Verwirrung stiften können, wenn sie nicht im richtigen Zusammenhang angesprochen werden. Daneben begünstigt der intime Charakter der Konsultation oder Untersuchung die Offenbarung einer Vielzahl von Emotionen, die aus dem Problem der Intimität selbst erwachsen, was – so die Situation unerkannt bleibt – die therapeutische Beziehung nachhaltig stören kann.

3.6.3 Abgestufte Unterdrückung

Natürlich gibt es Fälle, in denen körperliche Gesundheitsaspekte ihrer Art noch so weit mit einem maschinellen Defekt verglichen werden können, dass die psychologische Komponente relativ großzügig vernachlässigt werden kann (z. B. die einfachsten Eingriffe oder Untersuchungen). Folglich gibt es bei «körperlichen» Unpässlichkeiten hinsichtlich der psychologischen Bedeutsamkeit Abstufungen. Es ist jedoch fraglich, ob es überhaupt körperliche Leiden gibt, die ausschließlich wie die Funktionsstörung einer Maschine behandelt werden können, es sei denn, unser Fleisch sei ein reines Uhrwerk.

Je technischer eine medizinische Berührung ist (oder je weiter der Körper vom Selbst abrückt), desto leichter fällt es dem Patienten, seine psychischen Assoziationen zu unterdrücken. Das stimmt aber nicht immer, da viele Menschen von Natur aus Angst vor invasiven Prozeduren haben und sogar die Technologie als solche ihnen schon zuwider ist. Obwohl die Psyche bei Vollnarkose an der Operation dramatisch unbeteiligt ist, bleibt das Unbewusste dennoch aktiv (und kein Patient steht einer Operation oder einer Krankheit, die eine Operation erforderlich macht, emotionslos gegenüber). Je mehr eine Berührung den Patienten an nichtmedizinische zwischenmenschliche Begegnungen erinnert, desto schwieriger wird es für ihn, relevante Sachverhalte zu unterdrücken. In solchen Fällen wird der Patient die Berührungen als expressiv und nicht als technisch empfinden. Er wird aus der Berührung Verbundenheit, Mitleid, Leidenschaft, sexuelles Verlangen oder sogar Gewalt herauslesen. Am häufigsten entstehen verwirrende Mischungen aus Erinnerungen an mütterliche und sexuelle Berührungen.

Es ist äußerst interessant, sich einmal über die Entwicklung der so genannten kraniosakralen Techniken in der manuellen Therapie Gedanken zu machen. Diese Techniken sind in jeder Hinsicht ohne Bewegung und beinhalten ein extrem leichtes Halten des Kopfes des Patienten über einen relativ langen Zeitraum hinweg. Ein solcher Akt hat – wenn überhaupt – so wenig Ähnlichkeit mit einer Behandlungstechnik, dass Patient im Verlauf der Sitzung höchstwahrscheinlich den Eindruck erhält, nicht technisch, sondern expressiv berührt und vom Therapeuten gehalten und umsorgt zu werden.

Die Angst vor der Diagnose ist eine weiteres emotionales Problem, z. B. die Untersuchung eines Knotens in der Brust auf Bösartigkeit. Hier besteht das Problem der intimen Begegnung zwischen Arzt und Patientin – insbesondere mit Blick auf das zu untersuchende Körperteil – zusätzlich zu dem Problem einer positiven Diagnose. Aber die Angst vor der Diagnose kommt noch zusätzlich zur zugrunde liegenden emotionalen Agenda und zu psychologischen Veranlagungen hinzu.

Es scheint, als ob um Emotionen und ärztliche Konsultationen große Verwirrung herrscht. Auf der einen Seite sollen wir glauben, dass ein Arzt unseren Körper nur auf mechanische Störungen hin untersucht, wobei emotionale Aspekte keine Rolle spielen. Auf der anderen Seite hat jede ärztliche Beratung und Untersuchung eine ganz erhebliche emotionale Wirkung auf den Patienten.

Ich möchte nicht behaupten, dass moderne Ärzte und Therapeuten dem emotionalen Leid des Patienten desinteressiert und unberührt gegenüberstehen. Sie wissen sehr wohl, dass der jeweilige Charakter des Patienten und Stress die bestehenden Probleme wesentlich beeinflussen. Es ist aber unwahrscheinlich, dass den Therapeuten in vollem Umfang bewusst ist, wie stark ihre stillschweigend und automatisch vorausgesetzte Erlaubnis, den Körper des Patienten berühren zu dürfen, zur Unterdrückung relevanter emotionaler Details beiträgt, die sich aus der Konsultation ergeben. Es ist ihnen sicherlich ebenso wenig bewusst, in welchem Maße die körperliche Untersuchung – und zwar so, als ob der Körper von der Person losgelöst sei – den Patienten stillschweigend auffordert, dasselbe zu tun. Wie befremdlich es doch ist, dass die ärztliche Begegnung die gesunde und ganzheitliche Beurteilung eines kranken Menschen eher zu demontieren als zu nähren sucht.

3.7 Interpretation, Kollusion und die positive Erfahrung der Berührung

Manuelle Prozeduren in der manipulativen Medizin scheinen gut abgegrenzt, d. h. emotional sicher zu sein. Patienten können sich eine Berührung vorstellen, die frei von sexuellen Absichten und Gewalt ist, aber dennoch einen innigen, patientenorientierten und fürsorglichen Charakter hat. Wo immer Techniken einen scheinbar weniger technischen Eindruck und somit unklaren Inhalt vermitteln, da helfen verbale Erläuterungen im Behandlungsverlauf, die notwendige emotionale Distanz zu wahren. So könnte man z. B. einem Patienten, dessen Kopf man hält, Folgendes sagen: «Ich übe momentan eine Hebelwirkung auf Ihre Wirbelsäule aus – Sie werden vermutlich keine großartigen Bewegungen verspüren.» Wenn der Patient dem Therapeuten die Frage stellen würde: «Was tun Sie gerade?» und die Antwort bekäme: «Ich halte Ihren Kopf in meinen Händen», dann könnte das vom Patienten als viel intimer als gewünscht empfunden werden. Ohne die sichere, mechanistische Erklärung könnte der Patient die Situation als emotional gefährlich einstufen.

Auf der anderen Seite muss man sich fragen, ob der Therapeut die Empfindungen des Patienten mit einer mechanistischen Interpretation der Geschehnisse stören soll? Denn ein Patient, der weiß, dass emotionalen Ursachen der Schlüssel zu seinen Problemen sind, könnte durch die mechanistische Erklärung den Eindruck erhalten, der Therapeut habe kein Gespür für seine Probleme. Dies könnte darauf hinauslaufen, dass die Behandlung an Wirksamkeit verliert. Es gibt zweifellos Situationen, in denen vorgebliche verbale Übereinstimmung des Therapeuten mit der Ansicht des Patienten eine bessere Ausgangsbasis schaffen kann. Latey (1997: b) favorisiert die anfängliche vorgebliche Übereinstimmung des Therapeuten mit der mechanistisch geprägten Sichtweise der Probleme seitens des Patienten, um eine therapeutische Beziehung aufbauen zu können – auch dann, wenn eigentlich offensichtlich ist, dass psychologische Faktoren die Ursache der Erkrankung sind.

Zu wissen, welche Vorstellung der Patient von der Heilung hat, kann folglich für den Behandlungserfolg äußerst nutzbringend sein. Dies gilt besonders dann, wenn der Arzt dem Patienten seine Handlungen glaubhaft erläutern kann; besonders von manipulativen Therapeuten wird dies erwartet. Aber auch wenn Patienten emotionale Gründe für ihre Krankheitssymptome anführen, ist ein sensibles Vorgehen gefragt. In solchen Fällen ist es wichtig zu akzeptieren, dass bei Patienten, die eine nicht mechanistisch geprägte Behandlung benötigen, mechanistische Prinzipien weniger relevant sind.

Normalerweise glauben fast alle Patienten, ihr Körper sei eine Maschine. Deshalb kann es für sie schwierig sein, untechnische, ganzheitliche Behandlungsansätze zu akzeptieren. Eine Diagnose, die ausdrücklich emotionale Probleme einschließt, empfindet der Patient möglicherweise als unpassend oder schmerzhaft. Die westliche Psyche ist derart mechanistisch geprägt, dass der Therapeut äußerst behutsam zu Werke gehen muss: Erstens, um den Patienten die Möglichkeit zu geben, sich der Realität emotionaler Ätiologien Schritt für Schritt bewusst zu werden; zweitens, weil die mechanistischen Prinzipien der Kollegen mit solche Ideen möglicherweise nicht sympathisieren. Es ist verblüffend (zumindest für mich), wie dankbar und erleichtert die meisten Patienten reagieren, wenn sie hören, dass emotionale Belastungen durchaus körperliche Beschwerden verursachen können. Bei Patienten, denen eine solche Interpretation unangenehm ist, empfiehlt sich – zumindest anfänglich – eine Verschleierung der Tatsachen. Dies könnte jedoch als ein ethisch zweifelhaftes Handeln angesehen werden, da es dem Prinzip der Wahrheit widerspricht. Den Patienten zu Selbständigkeit zu ermuntern kommt manchmal einer erzieherischen Maßnahme gleich. Da bei ethischen Entscheidungen die Lösung eines Problems im Mittelpunkt steht, wollen wir hoffen, dass in den meisten Fällen der Zweck die Mittel heiligt (ein besseres Resultat für alle Beteiligten, auch wenn zuerst gewisse Informationen zurückgehalten werden).

Enger Kontakt, der nicht ausschließlich technischer Natur ist, tendiert immer zu emotionaler Bedeutsamkeit, denn die meisten Emotionen sind einfach enge Beziehungen. Bei eindeutig technischen Manipulationen ist es wahrscheinlich, dass jegliche emotionale Reaktion auf die manipulative Therapie im Zuge des «Körper-als-Maschine-Verständnisses» der Prozedur unterdrückt wird. Hier liegt das emotionale Potential der Behandlung eben in der Unterdrückung. Emotionen spielen immer eine Rolle, denn das Gefühl des Berührtwerdens ist stets emotional belastet. Dies ist im Großen und Ganzen auf die unbewusste Gleichsetzung mit Berührungserlebnissen zurückzuführen, die im taktilen Körpergedächtnis des Patienten gespeichert sind, in dem Genuss eine große Rolle spielt. So behaupten wir vielleicht von der einen oder anderen Technik, es handele sich ausschließlich um eine Gewebe-Technik, was wir auch mit stichhaltigen Argumenten belegen können. Aber trotz aller Erläuterungen können wir nicht verhindern, dass der Patient unsere Berührung (ob nun bewusst oder unbewusst) emotional erlebt.

Ungeachtet der Vergangenheit des Patienten hofft der Therapeut, dass ein positives Erleben seiner Berührung beim Patienten zu einem verbesserten Selbstbild, einem gestärkten Selbstwertgefühl und Wohlbefinden beiträgt. Dies wird immer dann der Fall sein, wenn die Berührung fürsorglich, feinfühlig, vertrauensvoll, fachkundig und respektvoll erfolgt und von Erläuterungen und der Bitte um Erlaubnis, die eine oder andere Technik durchzuführen, begleitet wird. Diese positiven Gefühle werden den Patienten in seinem Glauben an Heilung bestärken, was wiederum in seinem Körper physiologische Heilungsprozesse in Gang setzen wird.

Emotionales und körperliches Erleben einer therapeutischen Berührung, d. h., Erfahren direkter Heilung in Verbindung mit

- Vertrauen in die heilenden Kräfte des Therapeuten,
- der Überzeugung, dass der Therapeut weiß, wie er heilen kann und
- dem Gefühl, dass der Therapeut heilen will.

Alle zusammen begründen eine äußerst starke Heilkraft.

3.8 Zusammenfassng der Kernpunkte

In diesem Kapitel wurde

1. die Berührung aus der Perspektive der zwischenmenschlichen Kommunikation heraus untersucht. Interessant ist z. B. die Erkenntnis, dass eine Berührung äußerst vielschichtige Empfindungen vermitteln kann; sie vermag Gefühle auszudrücken, die nicht verbal geäußert werden; sie kann psycholo-

gische Sicherheit geben und Vertrauen fördern; sie kann versichernd oder verteidigend eingesetzt werden;

2. erneut auf den Unterschied zwischen prozeduraler und expressiver Berührung hingewiesen, wobei erstgenannte besonders zur intellektuellen Erkundung herangezogen wird, letztere hingegen «von Herzen» kommt. Die viel häufiger verwendete expressive Berührung finden wir überall da, wo wir es mit zwischenmenschlicher Nähe zu tun haben. Sie gibt Aufschluss darüber, wie stark diese zwischenmenschliche Nähe ist und welches Verhältnis dahinter steckt;
3. die expressive Berührung als ursprüngliche Form des *ganzheitlichen* Heilens vorgestellt. Sie kann sowohl bei emotionalen als auch bei körperlichen Störungen zur Anwendung kommen. Daneben wurde der Wandel von der instinktiven heilenden Berührung zur wissenschaftlichen, technischen Berührung aufgezeigt;
4. die positive Wirkung der therapeutischen Berührung auf Regression und Übertragung eingehend untersucht;
5. auf die taktile Welt des Fötus eingegangen, ebenso auf die Vorrangstellung des Tastsinns für die existentielle, geistige und körperliche Entwicklung des Foetus und Neugeborenen;
6. dargelegt, welche Auswirkungen mangelnde taktile Stimulation auf Kleinkinder hat; die Folgen reichen von gestörter körperlicher, sozialer und emotionaler Entwicklung über Fehlentwicklungen bis hin zum Tod;
7. mütterliche Berührung mit der Bereitstellung von Liebe und Leben gleichgesetzt. Es wurde gezeigt, dass frühe Körpererfahrungen Erfahrungen des Selbst sind. Die Untersuchung des Tastsinns offenbart, dass Seele und Leib zum Selbst verschmelzen;
8. die Frage gestellt, wo das Tastorgan im menschlichen Körper zu lokalisieren ist. Ergebnis: Der gesamte menschliche Körper ist ein großes Tastorgan. Somit unterscheidet sich der Tastsinn grundlegend von den anderen Sinnen. Er bildet die Grundlage für alle anderen Sinnesempfindungen;
9. gezeigt, warum eine Berührung die Grundlage zum Begreifen von Empathie, Sympathie und anderen «Gefühlsakten» bildet. Bemerkenswerterweise sind diese Gefühlsakte Akte der Intimität, des Teilens und der Wechselseitigkeit;
10. die Berührung mit dem Bewegungs- und Lagesinn gleichgesetzt, welcher die Tastempfindung mit dem Ego, mit Intention und der Fähigkeit, *«etwas zu tun»* verbindet;

11. anhand verschiedener Beispiele beschrieben, dass Muskeln als sensorische Organe mit eigener Berechtigung erachtet werden können. Auch diese Theorie gipfelt in einer Verschmelzung von Tastsinn und Affekt, da die von den Muskeln erzeugten Empfindungen entweder emotional signifikant sind oder Emotionen selbst sind;
12. erläutert, warum frühe taktile Erfahrungen so wichtig für das Verstehen zahlreicher Ausdrücke und Redewendungen sind (z. B. die Beschreibung einer visuellen Erfahrung als «rauh»;
13. darauf hingewiesen, dass viele Wörter sowohl taktil als auch emotional verwendet werden. So können z. B. die Wörter «Gefühl», oder «Haltung» sowohl im physisch-anatomischen als auch in psychologischen und emotionalen Kontext verwendet werden;
14. festgestellt, dass Emotionen wie körperliche Empfindungen wahrgenommen werden;
15. erläutert, wie und warum Patienten ihre Emotionen im Verlauf eines Arztbesuchs unterdrücken. Solche Emotionen können jedoch für die bestehende Erkrankung höchst relevant sein;
16. auf die Möglichkeit hingewiesen, sich zuerst vorgeblich der Meinung des Patienten bzgl. der emotionalen Ursache seiner Erkrankung anzuschließen. Es wurde erklärt, warum dies unter Umständen nutzbringend sein kann.

Dieses Kapitel konnte die emotionale Bedeutung der Berührung durch Hinweis auf die «emotionalen» Merkmale der Berührung selbst belegen. Im folgenden Kapitel möchte ich die Berührung aus der emotionalen Perspektive heraus eingehend untersuchen. Wenn unsere Erfahrungen mit körperlicher Nähe ein ganzes Leben lang von frühesten taktilen Erlebnissen geprägt sind (Wilson, 1982), dann müsste die Psychotherapie, die sich in erster Linie mit den emotionalen Folgen des Missbrauchs solcher frühen Erfahrungen beschäftigt, mehr Licht in die Beziehung zwischen Berührung und körperlicher Nähe bringen können.

Und wenn es stimmt, dass die manuelle Therapie emotional bedeutsam ist, dann müsste auch die emotionale Therapie, die Psychotherapie also, körperlich signifikant sein. Das würde wiederum bedeuten, dass manche Erkrankungen, mit denen man einen manuellen Therapeuten aufsucht, auch von einem Psychotherapeuten behandelt werden könnten. Umgekehrt hat die manuelle Therapie unter Umständen in der richtigen Situation auch psychotherapeutische Inhalte. Diese Ansicht vertreten zahlreiche Schulen der körperorientierten Psychotherapie.

Literatur

Adams, N. (1997): The psychophysiology of low back pain. Churchill Livingstone, Edinburgh, S. 171–172

Ainsfield, E., Lipper, E., 1983: Early contact, social support, and mother-infant bonding. Pediatrics 7 (1): S. 79–83

Aristotle, 1941: De anima. In: Ross, W. D. (Übers.): The basic works of Aristotle. Random House, New York

Autton, N., 1989: Touch: an exploration. Darton Longman and Todd, London

Berkeley, G., 1910: Essays towards a new theory of vision. Dent, London

Berne, E., 1973: Sex in human loving. Penguin, London

Blondis, M. N., 1982: Nonverbal communication with patients: back to the human touch. Wiley, New York

Bowlby, J., 1969: Attachment. International Psychoanalytical Library, Bd. 1, Hogarth Press, London

Burton, A., Heller, L. G., 1964: The touching of the body. Psychoanalytical Review 51: S. 122–134

Frank, L., 1957: Tactile communication. Genetic Psychology Monographs 56: 211–251

Gadow, S., 1988: Covenant without cure: letting go and holding on in chronic illness. In: Watson, J., Ray, M. A. (Hrsg.): The ethics of care and the ethics of cure: synthesis in chronicity. National League for Nursing, New York

Greenwald, H., 1958: The call girl. Ballantine, New York

Harre, R., 1995: Physical being. Blackwell, Oxford

Harlow, H. F., Zimmermann, R. R., 1959: Affectional responses in the infant monkey. Science 130 (3373): S. 421–432

Jourard, S. M., 1966: An exploratory study of body accessibility. British Journal of Social and Clinical Psychology 5: S. 221–231

Kennell, J. H., 1974: Maternal behaviour one year after early and extended post-partum contact. Developmental Medicine and Child Neurology 16: 172–179

Klaus, M. H., Kennell, J. H., 1970: Mothers separated from their new-born infants. Pediatric Clinics of North America 17 (4): S. 1015–1022

Klaus, M. H., Kennell, J. H., 1976: Maternal infant bonding. Mosby, St. Louis

Latey, P., 1996: Feelings, muscles and movement. Journal of Bodywork and Movement Therapies 1 (1): S. 44–52

Latey, P., 1997 a: Feelings, muscles and movement. (Vortrag anlässlich einer osteopathischen Philosophie-Konferenz, Kensington, London)

Latey, P., 1997 b: Basic clinical tactics. Journal of Bodywork and Movement Therapies 1 (3): S. 163–172

Leboyer, F., 1975: Birth without violence. Knopf, New York

Liedlorf, J., 1986: The continuum concept. Penguin, London

Merleau-Ponty, M., 1989: Phenomenology of perception. Routledge, London

Montagu, A., 1986: Touching: the human significance of the skin. Harper & Row, New York

Petersen, S. E., Fox, P. T., Posner, M. I. et al., 1988: Positron emission tomographic studies of the cortical anatomy of simple-word processing. Nature 331 (Febr): 585–589

Posner, M. I., Petersen, S. E., Fox, P. T. et al., 1988: Localisation of cognitive operations in the human brain. Science 240(4859):1627–1631

Ryle, G., 1988: The concept of mind. Penguin, London

Schilder, P., 1964: The image and appearance of the human body. Wiley, Chichester

Spitz, R., 1955: The influence of the mother-child relationship, and its disturbances. In: Soddy, K. (Hrsg.): Mental health and infant development, Bd. 1. Routledge and Kegan Paul, London

Van Wagenen, G., 1950: In: Harris, E. J. (Hrsg.), 1950: The care and breeding of laboratory animals. Wiley, New York, S. 1

Waddell, G., 1987: A new clinical model for the treatment of low back pain. Spine 12: S. 632–644

Wilson, J., 1982: The value of touch in psychotherapy. American Journal of Orthopsychiatry 52 (1): S. 65–72

Winnicott, D. W., 1965: The maturational processes and the facilitating environment. International Psychoanalytical Library, Hogarth Press, London

Wyschogrod, E., 1981: Empathy and Sympathy as tactile encounter. Journal of Medicine and Philosophy 6: S. 25–43

Zigmond, D., 1984: Mother, magic or medicine? The psychology of the placebo. British Journal of Holistic Medicine 1 (2): S. 113–119

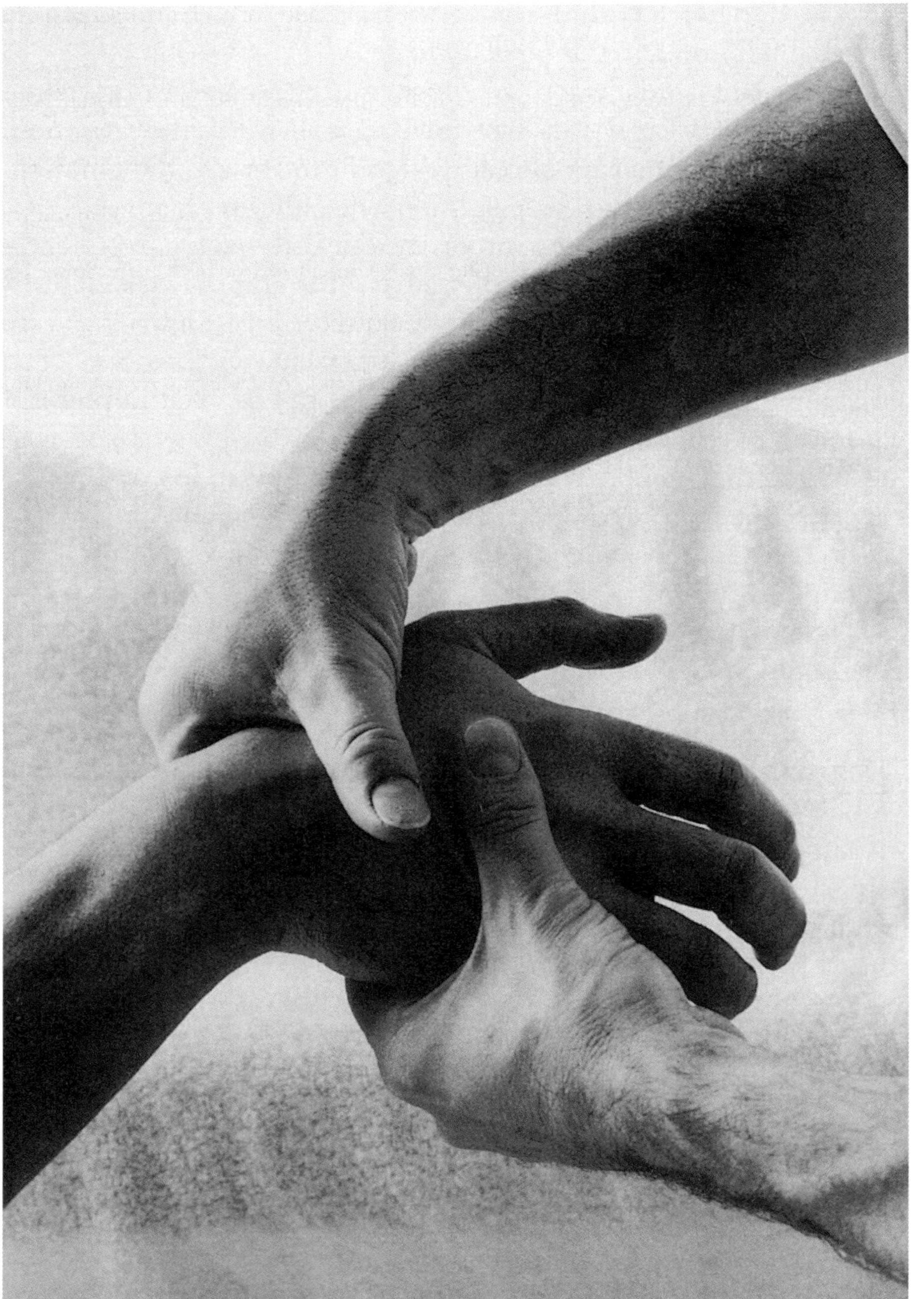

4. Psychotherapie, Berührung und der Körper

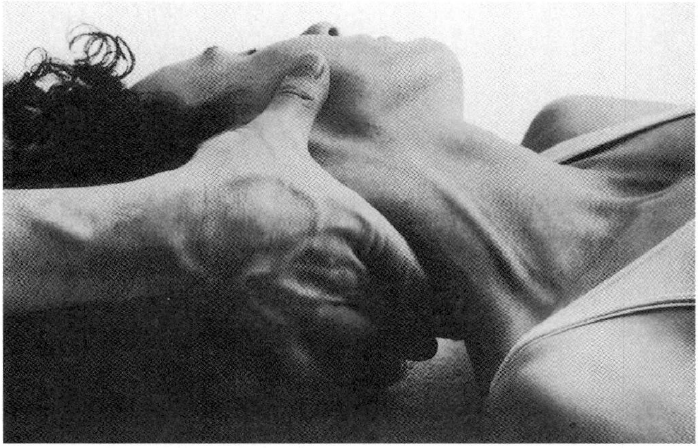

In diesem Kapitel sollen Berührung und Körper aus der psychologischen Perspektive heraus betrachtet werden. Um mehr über die Grundlagen der Psychologie und die Rolle des Körpers in Psychiatrie und Psychotherapie zu erfahren, sei der Leser auf die am Kapitelende aufgeführte ergänzende Literatur verwiesen. Kapitel 4 soll der Psychologie und emotionalen Themen einen taktilen Hauch verleihen. Mit anderen Worten: Es soll gezeigt werden, dass die Untersuchung bestimmter psychologischer und emotionaler Themen selbstverständlich auch die Themen Berührung und körperliche Phänomene einschließt.

4.1 Die Berührung – ein Tabu in der Psychotherapie

Die Berührung vermag wesentliche zwischenmenschliche intime Botschaften zu übermitteln, welche nicht auf anderem Wege überbracht werden können (Wilson, 1982). Sie ist eine elementare Erfahrung mit emotionaler und nährender Wirkung. Da solche Wirkungen für die Psychotherapie eine große Rolle spielen (Woodmansey, 1988) und zahlreiche Psychotherapeuten der Ansicht sind, dass Patienten zur Genesung häufig körperliche Zuwendung benötigen, würde man eigentlich vermuten, dass Psychotherapeuten in der Patientenbehandlung häufig von der Berührung Gebrauch machen. In der Praxis ist jedoch genau das Gegenteil der Fall. Die große Mehrheit der Psychotherapeuten vermeidet im Verlauf einer Behandlung jegliche Art von Berührung. Das hat viel zur Überzeugung der Patienten beigetragen, dass psychische Angelegenheiten nichts mit dem Körper zu tun haben, auch wenn diese Haltung nicht immer der Überzeugung der Psychotherapeuten entspricht. Woodmansey (1988) beginnt in seinem Artikel «Are Psychotherapists out of Touch?» mit folgenden Sätzen:

> «Psychotherapeuten tun so, als seien sie Träger eines belastenden Geheimnisses. Obwohl es ihnen die traditionelle Anschauung verbietet, ihre Patienten auf die eine oder andere signifikante Art und Weise zu berühren, sind doch viele von ihnen davon überzeugt, dass ihre Patienten (oder zumindest einige) tatsächlich körperlichen Kontakt brauchen. Also versuchen sie, diesem Bedürfnis ihrer Patienten heimlich nachzukommen, jedoch wissend, dass sie nur auf eine «äußerst bescheidene Technik» zurückgreifen können… So impliziert die Bindungs-Theorie (und die Erfahrung bestätigt dies), dass Patienten, die in ihrem frühen Leben unter mangelnder mütterlicher Zuwendung litten, vor allem – wie Kinder – wirkliche körperliche Fürsorge benötigen.»

Und das Behandlungsziel in der Psychotherapie ist die Psyche. In einem von Kultur und Wissenschaft geprägten Kontext, wo der Intellekt betont und als mit dem Körper weitgehend unverbunden erachtet wird, überrascht es kaum, dass Psychologie den Körper in ihren Studien mehr oder weniger vernachlässigt. Kepner schreibt in *Body-process: Working with the Body in Psychotherapy* (1993):

> «In aller Regel definiert die Psychotherapie den therapeutischen Prozess als Arbeit mit mentalen Ereignissen und Umständen und deren Korrektur. Die Vertreter dieser Berufsgruppe haben von jeher den «Psycho»-Aspekt der Therapie unterstrichen – Verbalisierungen, Gedanken, Ideen, Träume und Ähnliches. Sogar Emotionen gelten als mentale Ereignisse. Ob das Ziel nun «Abbau psychologischer Konflikte», «Positivierung des Selbstbildes» oder «Restrukturierung der Kognitionen» heißt, unsere Theorien und Methoden haben körperlichen Phänomenen im Rahmen der Psychotherapie traditionell nur wenig Aufmerksamkeit geschenkt.» (Kepner, 1993, S. 1)

In aller Regel suchen Menschen einen Psychotherapeuten auf, weil sie in ihren frühen engen Beziehungen unter einem Missbrauch von Macht litten. Diese Aussage kommt wohl einer karikativen Zusammenfassung gleich, ist aber für diese Zwecke eine ausreichend wahre Feststellung. In den vorhergehenden Kapiteln habe ich versucht zu verdeutlichen, dass enge Beziehungen – ob gut oder schlecht – vermutlich am stärksten in Form unterschiedlichster Körperkontakte ausgedrückt, widergespiegelt und ausgelebt werden. Ein Machtmissbrauch in frühen engen Beziehungen läuft sich im späteren Leben eines Menschen häufig auf beschränkte zwischenmenschliche Handlungsspielräume und schwierige Beziehungen hinaus. Für die Opfer eines solchen Missbrauchs ist es häufig schwierig, eine erfüllte Beziehung zu anderen Menschen aufzubauen. Sie leiden oft unter mehr oder weniger starken Ängsten, haben ein äußerst geringes Selbstwertgefühl und wenig Selbstvertrauen. Psychotherapeuten behaupten, das primäre und intensivste Bedürfnis des Menschen läge im Aufbau einer befriedigenden und erfüllten engen Beziehung zu einem anderen Menschen. Körperliche Nähe spielt für diese Nähe eine äußerst wichtige, wenn nicht sogar die wichtigste Rolle überhaupt. Wer in seiner Kindheit unter einem Missbrauch von Nähe litt (z. B. in Form von unangemessener oder übermäßig starker körperlicher Fürsorge oder körperlicher Fürsorge verbunden mit übertriebener Versicherung oder Aggression, Gewalt oder sexueller Ausbeutung), für den können Berührungen und körperliche Nähe auch später noch diese traumatischen Bedeutungen haben und sich in dieser Form in Gedächtnis, Herz und Körper des Patienten eingegraben haben.

Der Psychotherapeut strebt meist nach Veränderungen, die den Patienten dazu zu bringen, bestimmte Aspekte zwischenmenschlicher Beziehungen – d. h. besondere Arten der Nähe – nicht mehr länger mit schmerzhaften, peinlichen oder unangenehmen Gefühlen in Verbindung zu bringen. Der Behandlungserfolg ist abhängig vom Aufbau einer tragfähigen Beziehung zwischen Patient und Therapeut, die geprägt ist von Nähe, jedoch frei von Sex, Gewalt oder sonstigem Machtmissbrauch. Solche Beziehungen müssen sehr eng, aber klar abgegrenzt sein und gründen auf beiderseitigem tiefen Vertauen. Manche Patienten können nur dann eine erfüllte, aber nicht missbräuchliche Beziehung zu ihrem Therapeuten aufbauen, wenn klar ist, dass der Therapeut sie nicht berühren muss oder will. Für andere wiederum wäre eine enge körperliche, nicht von Sex, Gewalt oder Missbrauch geprägte Beziehung theoretisch notwendig, um den gewünschten Wandel in ihrer Psyche erzielen zu können.

Die berechtigte Angst, den Patienten zu verletzen, hat die Psychotherapeuten immer zurückgehalten, ihn zu berühren. Tatsächlich spielt der ausschließlich psychische Kontakt zur Wahrung des Sicherheitsgefühls des Patienten in der orthodoxen Beziehung zwischen Psychotherapeut und Patient eine herausragende Rolle.

Das Berühren eines ängstlichen oder in sonstiger Art und Weise psychisch gestörten Patienten durch den Therapeuten, und zwar ganz besonders im Zuge der Aufarbeitung eines vergangenen körperlichen, sexuellen oder emotionalen Missbrauchs, könnte von einem solchen Patienten als sexueller Vorstoß, als Eindringen in die Intimsphäre oder als Ausdruck von Aggression oder Feindseligkeit (wie es im Falle des Missbrauchs vielleicht auch gemeint war) missverstanden werden. Eine Berührung kann also die therapeutische Beziehung gefährden, selbst wenn sie Empathie, Mitleid oder einfach Verbundenheit ausdrücken sollte. Die Wieder-Erschaffung oder Symbolisierung der von Missbrauch geprägten engen Beziehung, die Auslöser für das bestehende Problem des Patienten ist, wäre für diesen katastrophal und stellt eine echte Gefahr dar, wenn körperliche Nähe leichtsinnig genutzt wird, sodass es die Psychotherapeuten von jeher vermieden haben, ihre Patienten zu berühren.

> «Berühren und berührt werden sind ein grundlegendes Merkmal menschlicher Interaktionen. In der menschlichen Interaktion einer Therapie kann eine Berührung zu einem Wiederaufleben unverarbeiteter Probleme führen: Ein Klient hat die Berührung möglicherweise als schmerzhaft oder unangenehm erlebt und sich deshalb körperlich darauf eingestellt, immer diese (unangenehme) Art von Taktilität zu erwarten. Eine andere Klientin wiederum litt möglicherweise an mangelnder taktiler Stimulation und hat sich deshalb körperlich darauf eingestellt, mit Gefühlen wie Verlust und Berührungshunger fertig zu werden. … Wenn der Körper Teil des Selbst ist, dem Gewalt angetan wurde und die Tatsache dieser Verletzung jedoch verleugnet wird, dann läuft die Berührung Gefahr, das Bewusstsein, verletzt worden zu sein, und das Bedürfnis nach Schutz der eigenen Grenzen wiederaufleben zu lassen.» (Kepner, 1993, S. 72 f).

Außerdem wissen Psychotherapeuten, dass die Gefahr wirklich besteht, ihre eigenen Bedürfnisse durch Berühren eines Patienten zu befriedigen. (Probleme in Bezug auf Psychotherapie und Körperkontakt im Hinblick auf Sexualität und Aggression werden ausführlich bei Masson 1991 und Jehu 1994 diskutiert.) So ist es beispielsweise möglich, dass ein Therapeut seine Macht auf dieselbe Weise missbraucht, wie es Jahre zuvor schon die Eltern des Patienten getan haben, z. B. Berührung als letztes Mittel, als Akt zum heimlichen Ausdruck der eigenen Persönlichkeit oder zur Versicherung, anstatt einer Handlung, die «Du-orientiert» ist (kind- oder patientenorientiert). Der Wunsch des Psychotherapeuten, «ein besserer Pfleger» zu sein, kann auf das Verlangen hinauslaufen, den Patienten an einem bestimmten Punkt der Sitzung berühren zu wollen. Da dies jedoch ein Bedürfnis des Therapeuten und nicht des Patienten ist, wurden die Praktiker traditionell genötigt, ihre eigenen Bedürfnisse zu erkennen und von dem Wunsch, diese am Patienten zu befriedigen, abzusehen. Sayers spricht sich leidenschaftlich gegen die Verwendung der Berührung in der Psychotherapie aus und weist darauf hin, dass «Freud die ‹Redekur› einführte, weil die Probleme, welche Frauen und Männer zu einer Therapie bringen, nur allzu oft verwirrende und kollabierende psychologische und physische Realitäten einschließen.» (Sayers, 1996, S. 120). In diesem Satz offenbart sie ihre und Freuds Erkenntnis, dass das Physische und das Psychologische miteinander verwechselt und verschmolzen werden.

Wie paradox es doch ist, dass genau die Sache – nämlich die Berührung –, die am eindrucksvollsten zwischenmenschliche Nähe und ihre emotionalen Konnotationen symbolisiert, ja sogar verkörpert, von jenen Praktikern vermieden wird, die Probleme heilen wollen, welche durch Missbrauch dieser Nähe entstanden sind. Einerseits soll die Berührung eben wegen dieser Assoziation vermieden werden, andererseits empfiehlt man sie, damit der Patient lernt, nicht-missbräuchliche Nähe ohne Angst zu erfahren und zu akzeptieren. Diese «versteckte» Bedeutung einer möglichen taktilen Beziehung zwischen Psychotherapeut und Patient, «offenbart» durch die Weigerung des Therapeuten, daran zu partizipieren, ist für Woodmansey und andere widersinnig.

Die tiefe Abneigung der Psychotherapeuten, mit ihren Patienten eine taktile Beziehung einzugehen, macht deutlich, welche Bedeutung solchen Beziehungen im psychologisch-therapeutischen Kontext beigemessen wird. Sie ist Zeugnis für die extreme emotionale Bedeutung körperlicher Nähe, insbesondere wenn emotionale Probleme untersucht werden.

4.2 Umsetzung der Körperarbeit in der Psychotherapie

Jean Wilson schrieb 1982: «*Da die Berührung die menschliche Entwicklung so maßgeblich beeinflusst, muss ihre Verwendung als eine psychotherapeutische Intervention ganz besonders vorsichtig erfolgen. Und obwohl einige Autoren die Berührung als ein therapeutisches Werkzeug betrachten, gibt es bislang noch keine eindeutigen Richtlinien für ihre Verwendung*» (Wilson, 1982, S. 66). Es gibt zwar erste Ansätze für Richtlinien, die ganze Sache bleibt aber trotzdem höchst umstritten.

Es ist durchaus denkbar, dass diesem weitgehenden lobenswerten Verzicht auf die Berührung und Körperarbeit in der Hauptrichtung der Psychotherapie dieselbe

Seele/Leib-Barriere zugrunde liegt, die auch Ärzte, die sich der Linderung körperlicher Erkrankungen verschrieben haben, davon abhält, sich mit Psychologie zu beschäftigen. Denn wenn die Psyche und ihre Erkrankungen nicht nur vom Körper getrennt, sondern auch ganz anderer Natur als körperliche Störungen sind, dann ist es durchaus sinnvoll, dass Psychologen den Körper und Ärzte die Psyche ignorieren.

Dennoch sind bei weitem nicht alle psychotherapeutischen Ausbildungsinstitutionen dieser Ansicht. Zu einem außergewöhnlich stark wiederauflebendem Interesse an der Körperarbeit (z. B. Osteopathie, Chiropraktik, manipulative Physiotherapie, Kinesiologie, Rolfing, Shiatsu, Reflexologie, Reiki oder nichtmanuellen, jedoch körperorientierten Aktivitäten wie Tai Chi oder die Feldenkrias-Methode) als eigenständiges Berufsbild gesellt sich zunehmend der Wunsch der Psychotherapeuten, ihr traditionelles Interesse an der Psyche des Patienten mit dem bis dahin vernachlässigten Soma des Patienten zu vereinen. Diese Disziplinen psychotherapeutischer Körperarbeit – bioenergetische Analyse, biodynamische Therapie und Biosynthese sowie verwandte Disziplinen – erkennen den Körper als Sitz, Quelle und Ausdruck emotionaler Ereignisse an. Wenn der Körper der Sitz emotionaler Gefühle ist, dann sollte ihm doch zumindest ein Teil der therapeutischen Intervention gewidmet sein. Die Berührung gewinnt in der orthodoxen Psychotherapie nach und nach zunehmend Anerkennung, auch wenn ihr Einsatz nach wie vor kontrovers diskutiert wird.

Hoffmann & Gazit (1996) schreiben:

> «Der Einsatz der Berührung in der Psychotherapie ist ein hochsensibles und kontrovers diskutiertes Thema. Es versteht sich von selbst, dass Körperkontakt in der Psychotherapie ohne jeglichen erotischen Unterton auf das beschränkt bleiben muss, was therapeutisch unterstützend wirkt. … Bevor sich der Psychotherapeut zu körperlicher Kontaktaufnahme entschließt, sollte er sich eingehend mit der Vorgeschichte des Patienten, mit seinen Wertvorstellungen, seinem religiösen Glauben, Dynamik, Übertragung und Gegenübertragung, Timing und ihrem Einfluss auf den therapeutischen Prozess auseinander gesetzt haben.»

Die Autoren lehnen die Vorstellung ab, dass die Berührung in der Psychotherapie nur dann verwendet werden sollte, wenn sie bereits im Voraus geplant und mit dem Klienten diskutiert wurde (Hoffmann verweist auf Kertay & Reviere (1993), der empfiehlt, dass in der Psychotherapie die Erlaubnis zur Berührung stets eingeholt werden und die Intention einer Berührung immer verbal geäußert werden sollte). Sie sprechen sich vielmehr für die spontane Berührung aus – wobei mit «spontan» weder Impulsivität noch Verzicht auf Feingefühl und gesundes Urteilsvermögen gemeint ist. Hoffman und Gazit behaupten, dass in bestimmten Fällen die Spontanität der Hauptauslöser für das Erzielen einer positiven Wirkung sein kann. Dies ist ein bedeutender Bruch mit der psychotherapeutischen Tradition.

4.2.1 Osteopathie in der Psychotherapie

Shaw (1996) befürwortet den Einsatz der manuellen Therapie in der praktischen Tiefenpsychologie. Anhand eines kurzen Literaturabrisses schlägt er eine psychosomatische Brücke zwischen unbefriedigten vorsprachlichen Bedürfnissen eines Kleinkindes und der daraufhin erfolgenden Entwicklung somatischer Störungen. Shaw glaubt nicht, dass Probleme, deren Entstehung auf einen solchen Mechanismus zurückzuführen sind, durch reines Verbalisieren im Verlauf einer psychotherapeutischen Sitzung behandelt werden können, da die Ursachen auf einer vorsprachlichen Ebene liegen. Er schlägt daher ausgiebige unterstützende Berührung in Form einer manuellen – nonverbalen – Therapie als Ergänzung zur Psychotherapie vor. Shaw glaubt, dass im Verlauf der manuellen Therapie das Vorsprachliche emotional erkannt werden kann. Diese Wirkung soll sich noch verstärken, wenn der Patient die kommunikative und expressive Bedeutung bestimmter körperlicher Charakteristika, z. B. die Bedeutung der Nackenverspannung, begreift. Da die Berührung die Entstehung von Gefühlen körperlicher Natur provoziert, erleichtert sie auch das Wiederaufleben von Aspekten des vorsprachlichen Selbst. Das präverbale Selbst ist in hohem Maße emotional und gleichzeitig auch in hohem Maße somatischer Natur (vgl. Kap. 3). Aus diesem Grunde können mit Hilfe der manuellen Körpertherapie sowohl körperliche Erkrankungen als auch ihre emotionalen Entsprechungen intensiver gefühlt, vergegenwärtigt und in die Ganzheit des Selbst integriert werden. Zusätzlich angewandte konfrontierende Tiefenpsychologie kann diese integrative Wirkung noch verstärken.

Wie schon Randell (1992) beschreibt Shaw die osteopathische Behandlung als direkt, wenn auch häufig nur unzureichend psychotherapeutisch. Er vergleicht die Osteopathie mit der Vegetotherapie (Orgontherapie) nach Reich, bei der mit bestimmten Massagetechniken Bereiche körperlicher Rigidität angegangen werden. Reich behauptete, dass solche Bereiche psychologische Konflikte widerspiegeln und dass physikalische Konfrontation in Form von Massage solcher nicht erkannten Spannungen im physikalischen Charakter diese psychologischen Konflikte stärker ins Bewusstsein setzen können. Der Patient des Osteopathen kehrt in eine frühkindliche Phase zurück und der Praktiker, der die manuelle Behandlung als eine Form präverbaler Hypnose nutzt, hält und stützt – in Gestalt einer Elternfigur – das traumatisierte Körper-Selbst des Patienten. Halten und Wiegen können unbewusste, präverbale Heilung in Gang setzen. Die im Verlauf des Berührens entstehenden körperlichen Empfindungen können zutiefst selbstkommunikativ und selbst-informativ sein. Sie überbrücken vorsprachliche Kluften und integrieren alte emotional-körperliche Konfusionen und Konflikte. Es ist so, als ob unter den Händen des manuellen Praktikers das Körper-Selbst in die Lage versetzt würde, sich selbst ein bisschen besser zu verstehen und aus diesem Verständnis heraus zu entspannen und zu wachsen.

Autoren wie Shaw, Randell und vor allem Latey (1982) argumentieren, dass das psychotherapeutische Potential der manuellen Therapie gegeben ist, ohne dass die Patienten ihre Gefühle verbalisieren müssen oder ohne dass eine psychologische Analyse nötig wird. Das ist darauf zurückzuführen, dass die Wahrnehmung der Ursache oder der Bedeutung dauerhafter Muskelkontraktionen (Reich sprach in diesem Zusammenhang von «Körperpanzerung») auf vorsprachlicher Ebene auftritt. Wenn Wahrnehmen und Integration dieser alten emotional-somatischen Konflikte unbewusst erfolgen, dann kann die Notwendigkeit eines offenen psychotherapeutischen Dialogs möglicherweise verhindert werden.

Dass die manuelle Therapie dem Klienten Genuss verschafft, ist ein wichtiger Teil dieser Theorie. Die Symptome des erwachsenen Patienten – körperlicher Schmerz und Unwohlsein – können als ein Nebenprodukt oder sogar als ein notwendiger kreativer Akt des *nicht Fühlens* seitens des Kindes interpretiert werden. Dieses Verhalten war einmal notwendig, um die schmerzhaften emotionalen und existentiellen Folgen der elterlichen Zurückweisung früher kindlicher Bedürfnisse und Wünsche zu vermeiden. Wären diese kindlichen Bedürfnissen damals befriedigt worden, dann hätten sie dem Kind sinnlichen und emotionalen Genuss gebracht. Der manuelle Kontakt konfrontiert den Patienten immer wieder mit eine Reihe angenehmer Gefühle, wozu auch solche gehören, die im Zuge von Schmerzlinderung oder verbesserter Körperreaktionen, Umarmung und Wiegen oder beruhigender rhythmischer Massage entstehen. Diese Erfahrungen wirken immer wieder und zuverlässig auf den Patienten ein. Im Laufe der Zeit lernt der Patient, seinen Körper mit Genuss, und nicht mehr mit Schmerz zu assoziieren (Shaw, 1996). Wichtig ist, dass es sich hierbei um Heilen einer präverbalen Wunde und nicht um reine Befriedigung eines vorübergehenden Bedürfnisses nach sinnlichem Genuss handelt.

Die Psychologen wussten schon immer, dass das Berühren der Patienten stark emotional belastet ist – stärker als jede andere Form zwischenmenschlicher Handlung. Und diese Erkenntnis ist ausschlaggebend, dass die Berührung in Psychoanalyse und Psychotherapie so gut wie nie eingesetzt wird. Sie ist aber auch für das wiederauflebende Interesse an der Berührung als psychotherapeutisches Werkzeug sowohl in orthodoxen als auch weniger orthodox geprägten Ausbildungen der Psychotherapie verantwortlich. Und die Tatsache, dass dieses Thema derzeit Anlass zu heftigen Debatten gibt, beweist, welche Bedeutung die Berührung für die Psychotherapie hat.

Aber nicht nur die Berührung, sondern auch die manuelle Therapie in Form einer standardisierten osteopathischen Behandlung wurde von einigen Psychologen als psychotherapeutisch – und nicht nur als irgendwie psychologisch wirksam – eingestuft. Einigkeit besteht darin, dass eine solche Sichtweise einschließt, dass körperliche Beeinträchtigungen psychogener Natur sein können.

4.3 Muskeldysfunktionen

4.3.1 Ein klinisches Beispiel

Stellen Sie sich eine Patientin vor, die gerade wegen verschiedener Probleme von einem manipulativen Therapeuten untersucht worden ist:

Patientin:	«Und, was haben Sie herausgefunden; was fehlt mir?»
Körpertherapeut:	«Nun, Ihr oberer Rückenbereich erscheint mir außerordentlich unbeweglich, und ich glaube, dass Sie dadurch Ihr Kreuz zu stark belasten. Auch Ihre Hüften sind sehr unbeweglich, ebenso Ihre Hüftgelenke. Meiner Meinung ist das eine zusätzliche Belastung für Ihr Kreuz, das deshalb unter Ermüdungserscheinungen leidet. Ich glaube, Ihr Rücken ist das schwächste Glied der Kette.»
Patientin:	«Aber warum sind diese Teile meines Körpers so steif?»
Körpertherapeut:	«Nun, das ist schwer zu sagen. Möglicherweise war das Schleudertrauma, von dem Sie mir erzählt haben, der Auslöser. Hinzu kommt, dass Sie jahrelang nicht regelmäßig Sport getrieben haben, und … ein Teil der Unbeweglichkeit kann erblich bedingt sein, dann ist da noch Ihre Schreibtischtätigkeit, die Ihnen kaum Bewegung abfordert, dazu kommen Abnutzungserscheinungen …, all das summiert sich zu Ihren Beschwerden.»
Patientin:	«Ah, ich verstehe. Was schlagen Sie vor?»
Körpertherapeut:	«Ich denke, wir versuchen es mit verschiedenen Manipulationstechniken, um die unbeweglichen, eingeschränkten Bereiche zu lösen, und warten dann ab, ob sich Ihr Rücken nicht alleine erholen kann.»
Patientin:	«Und was kann ich tun?»
Körpertherapeut:	«Sie könnten es mit Stretching versuchen. Ich werde Ihnen gleich ein paar Übungen zeigen, die den Heilungsprozess unterstützen können. Ich möchte Ihnen auch noch zeigen, wie Sie bei der Arbeit eine korrekte Haltung einnehmen können.»
Patientin:	«In Ordnung.»

Die Patientin erhielt fünf Behandlungen und fühlte sich zwar jedes Mal ein wenig lockerer, die Symptome schienen jedoch immer wiederzukehren. Eine dauerhafte

Besserung stellte sich nicht ein. Der Hausarzt riet der Patientin, einen Psychologen aufzusuchen, da er vermutete, dass ihre Probleme von «chronischer Spannung» verursacht wurden. Nach mehreren Sitzungen schließlich konnte sich der Psychologe ein Bild von der Ursache ihrer Probleme machen.

Der Psychologe sagte der Patientin, seiner Meinung nach seien die Ursachen für tief liegende Muskelspannungen häufig psychisch bedingt. Sie sei bei jedem Menschen unterschiedlich stark vorhanden. Er bestätigte, dass mangelnde sportliche Betätigung und Körperverletzungen sicherlich ihren Teil dazu beitragen, wies jedoch darauf hin, dass er zahlreiche Fälle kenne, wo die Klienten regelmäßig Sport trieben und keine körperlichen Verletzungen hatten, sich aber dennoch in bestimmten Körperregionen extrem steif und angespannt fühlten. «Meiner Meinung nach», so der Psychologe, «ist diese Art von Schmerz häufig auf anhaltende, jedoch unerkannte Ängste und Depressionen zurückzuführen.»

Der Psychologe sagte, die eingeschränkte Beweglichkeit der Hüften der Patientin sei eine unbewusste, aber durchaus sinnvolle und verständliche Reaktion, die vermutlich aus der Zeit resultiere, in der die Patientin regelmäßig emotional und sexuell missbraucht wurde (dass dies der Fall war, kam im Verlauf der Sitzungen ans Tageslicht). Er vermutete, dass die körperliche Beeinträchtigung erst dann verschwinden werde, wenn die Patientin «sie emotional losgelassen hätte». Er wusste, dass diese Heilung viel Zeit brauchen würde. Es gab jedoch keinen Grund, warum die Patientin nicht geheilt werden sollte.

Aus der Sicht des Psychologen wird die Freiheit des physischen Ausdrucks erheblich von Selbstwertgefühl und Selbstvertrauen bestimmt. Ist es dem Menschen versagt, sich aufgrund unangenehmer prägender Erfahrungen natürlich zu entwickeln, kommt es zu Entwicklungsstörungen, die sich sowohl in eingeschränkter Beweglichkeit als auch gestörtem Empfindungsvermögen ausdrücken.

Der Psychologe sprach auch davon, dass die Kreuzschmerzen der Patientin möglicherweise ein bedeutendes Symbol und eine Erinnerung daran sein könnten, dass die Patientin stets unter mangelnder Unterstützung durch Familie und Eltern gelitten hatte. Möglicherweise litt sie auch heute unter mangelnder Unterstützung. Die Kreuzschmerzen könnten die fehlende Unterstützung verkörpern, und ihre körperlichen Einschränkungen könnten auch Einschränkungen ihrer Fähigkeit sein, bestimmte Emotionen zu fühlen. Dies wiederum wäre ursächlich für ihr eingeschränktes Vermögen, tiefe Nähe in ihren Beziehungen zu verspüren, was ihr allgemeines Wohlbefinden stark beeinträchtigt.

Die Patientin konnte der Erklärung des Psychotherapeuten voll zustimmen, stellte jedoch die Diagnose ihres manuellen Therapeuten in Frage. «Warum», fragte sie, «hatte er während der Behandlung nichts von permanenter Spannung und «Angst-im-Körper» gesagt?» Warum stützte er seine Analyse stattdessen auf nicht-emotionale Faktoren? Der Therapeut, der sehr viel Erfahrung hatte, sagte, dafür gäbe es mindestens zwei Gründe: a) Manuelle Therapeuten haben sich traditionell einer stark mechanistisch geprägten Sichtweise des menschlichen Körpers verschrieben. Dies hat dazu geführt, dass diese Praktiker vorzugsweise mechanische Diagnosen stellen – möglicherweise zu Lasten genauerer, psychosomatischer Gutachten; b) das Ausgraben von im tiefsten Innern verborgenen Emotionen in Verbindung mit manuellen Therapie könnte störende Elemente in die therapeutische Beziehung einbringen. Selbst ein erfahrener manueller Therapeut müsste, um diese zu vermeiden, den Patienten aus seiner Behandlung entlassen, weil er nicht gelernt hat, damit umzugehen. Wenn solche psychischen Spannungen erst einmal aufgedeckt und ihre Ursachen möglicherweise ein wenig geklärt worden sind, dann wäre es durchaus möglich, dass eine manuelle Behandlung weniger sinnvoll erscheint, und der Osteopath seinen Patienten aus diesem Grunde lieber an einen Psychologen verweist.

Der Psychologe sagte auch, dass trotz der Tatsache, dass seiner Meinung nach zahlreiche Patienten manueller Therapeuten unter Beeinträchtigungen leiden, die psychogene Elemente enthalten, es seines Wissens in der manuellen Therapie keinen Präzedenzfall gäbe, der sich mit diesem Thema beschäftigt. Er bestätigt, dass viele Körpertherapeuten diese Unzulänglichkeit sehr wohl instinktiv fühlten, jedoch gewohnheitsmäßig davor zurückschreckten, sich näher damit zu befassen. Er vermutete, dass die meisten Körpertherapeuten nichts mit psychosomatischen Diagnosen zu tun haben wollen, obwohl diese oft die einzig richtigen sind. Er führte diese Tatsache darauf zurück, dass manche Therapeuten vielleicht nichts von solchen Diagnosen halten und dass es offensichtlich sei, dass sie sich ausschließlich mit den physikalischen und mechanischen Komponenten der Erkrankung beschäftigen. Die Patientin entschloss sich, den Psychologen auch künftig einmal pro Woche aufzusuchen.

4.3.2 Die Ursachen von Muskeldysfunktionen

In unserem Beispiel stellte der Praktiker eine «extrasomatische» Diagnose und betonte vor allem

- die Passivität der Patientin,
- das Unvermögen der Patientin, sich selbst zu helfen,
- die mechanischen Qualitäten des Körpers,
- das Chance des Körpers, durch Manipulationen Besserung zu erfahren,
- die relative Irrelevanz psychologischer und emotionaler Faktoren.

Der Psychologe hingegen stellte eine psychosomatische Diagnose und unterstrich

- Autonomie und Aktivität der Patientin,
- das Vermögen der Patientin, sich selbst zu helfen (mit Hilfe des Psychologen),
- die emotionalen Qualitäten des Körpers,
- die Chance der Symptome, durch mentale Ereignisse Besserung zu erfahren,
- die Dominanz psychologischer und emotionaler Faktoren.

Dies sind zwei sehr unterschiedliche Ansätze, obwohl das dominierende Symptom der Patientin in beiden Fällen Muskeldysfunktionen sind.

In vielen Büchern zur Psychotherapie wird sowohl auf die biologische Bedeutung psychologischer Ereignisse als auch auf die Möglichkeit, in der Psychotherapie mit dem Körper zu arbeiten, hingewiesen; z. B. in der Reichschen Charakteranalyse und Technik (Reich, 1933), der bioenergetischen Analyse (Lowen, 1994), der Biosynthese (Boadella, 1987), der biodynamische Analyse (Boyesen, 1982, 1985) oder der Gestalt-Körperarbeit (Perls et al., 1951, Kepner, 1993). Für den Körpertherapeuten liegt die Hauptbedeutung dieser Aussage jedoch in erster Linie in der vermuteten psychologischen Ursache des abnormen Muskeltonus.

Alle Muskeln, die tiefe Determinanten für Körperhaltung, Gang und andere persönlichkeitsgebundene Bewegungscharakteristika sind, unterliegen der Kontrolle unbewusster Elemente des Zentralnervensystems (so die Physiologen) oder der Psyche (so die Psychologen oder Psychotherapeuten). Da das Unbewusste Teil der Psyche ist, für die sich in erster Linie die Psychologen interessieren, führt die theoretische Psychologie muskuläre Hypertonie (sowohl kurzzeitig als auch über einen längeren Zeitraum hinweg) auf psychologisch traumatische Ereignisse zurück. So laufen z. B. «unterdrückte infantile traumatisierte libidinöse Wünsche» (Shaw, 1996) primär auf eine von Angst gesteuerte Hypertonie hinaus. Wenn sich ein solches Trauma wiederholt oder es entsprechend heftig ist, dann wird aus diesem Problem ein Dauerproblem. Die anhaltende emotional-somatische Reaktion bewirkt strukturelle Veränderungen im betroffenen Muskelgewebe, welches im Gegenzug weniger elastisch und weniger reaktionsfreudig wird. Der ursprünglich emotionale Nerventonus wird durch strukturelle Veränderungen des Muskelgewebes ersetzt. Es ist jedoch denkbar, dass die Erinnerung an die emotionale Ursache für den ursprünglich hohen Tonus sowie die Emotion selbst unter bestimmten Umständen reaktiviert werden kann.

Dem einen oder anderen mag es zu einfach erscheinen, Muskeldysfunktionen einfach auf Angst oder Traumata zurückzuführen, auch wenn es ein wichtiger Aspekt der Persönlichkeitsentwicklung ist. Manche Bücher beschäftigen sich eingehend mit den somatischen Repräsentationen von Charakter und Persönlichkeit und erklären anhand konkreter Beispiele bestimmte psychologische Einstellungen und deren anatomische Verkörperungen (vgl. z. B. Kepner 1993, Lowen 1994, Latey 1982, Keleman 1985, Kurtz & Prestera 1984 und McFarland 1988).

Dies jedoch steht in krassem Gegensatz zu den Handbüchern der manuellen Medizin, die muskuläre Hypertonie auf ausschließlich somatische Faktoren zurückführen. So gehen die Körpertherapeuten davon aus, dass ein unangemessen hoher Muskeltonus normalerweise eine Reaktion des Körpers auf mechanische Interaktionen mit seiner Umgebung ist, d. h. erhöhter Muskeltonus als Folge von Überbeanspruchung wie z. B. langjähriger Berufsausübung, unangemessen hoher mechanischer Beanspruchung oder einer Kombination aus beidem. Eine solches Denkmodell sieht zwischen hohem Muskeltonus und psychologischer Konstitution des Betroffenen keinerlei Verbindung. Stress und Angst werden zwar erwähnt, scheinen jedoch als Ursache für Hypertonie weniger bedeutsam zu sein. Das liegt daran, dass durch emotionalen Stress entstandener Tonus als solcher leicht tastbar ist, weil der Betroffene nicht in der Lage ist, offensichtlich unverletzte Körperbereiche zu entspannen.

Unberücksichtigt bleibt, dass permanente Muskeldysfunktionen durch anhaltende unbewusste psychologische Spannung verursacht werden kann, was möglicherweise permanente oder semi-permanente Veränderungen im Muskelgewebe zur Folge hat.

Außerdem sei darauf hingewiesen, dass durch und durch physische Traumata (Autounfälle, Stürze, perforierende Verletzungen, Quetschungen und Schlageinwirkungen) stets psychologisch bedeutsam sind. Denken Sie beispielsweise an einen Patienten, der sich in einem Auto nicht mehr entspannen kann, weil er ständig an seinen Unfall erinnert und von Alpträumen gequält wird: Sind Verspannungen im Nacken und Schmerzwahrnehmung wirklich nur neurologisch auf segmentaler und der Ebene lokaler Muskelphysiologie organisiert?

Die psychologische Fachliteratur (wie oben zitiert) geht nicht davon aus, dass das Vorliegen eines psychogenen Muskeltonus auf ganz seltene Fälle beschränkt ist; psychologische Faktoren sind keine anormalen oder ungewöhnlichen Ursachen. Im Gegenteil, sie sind angesichts des ereignisreichen Lebens eines Menschen und der Notwendigkeit, nicht auf jede Situation mit blinder Emotion zu reagieren, völlig normal und unvermeidlich (Baron verweist 1992 im Verlauf einer Diskussion über phänomenologische Konzepte in der Entstehung von Krankheiten auf ein «Missverhältnis zwischen Intention und Leistung»). Wörter wie z. B. «nervös», «aufgeregt», «angespannt», «reizbar» oder «erregt» sind, wenn sie zur Charakterisierung eines Menschen verwandt werden, psychologische Umschreibungen für seine zugrunde liegenden physischen Merkmale. Das heißt, der jeweilige Zustand der Muskeln eines Menschen gibt Aufschluss über den Grad der emotionalen Erregung oder Stress. Mit diesen Worten kann jeder etwas verbinden und deshalb erkennt jeder – zumindest instinktiv – an, dass es ganz *normal* ist, dass der Zustand der Muskeln Auskunft über persönliche emotionale Erregung gibt. Das Nervensystem ist schließlich darauf eingestellt, den Körper zu bewegen und sein Bedürfnis, sich zu bewegen, zu unterstützen. Psychologische und emotionale Eigenheiten färben die Qualitäten expressiver Bewegungen, Haltungen und Gangarten.

4.3.3 Körpertherapeuten behandeln psychogene Muskeldysfunktionen

Wichtig ist, dass genau die Strukturen, die von körperorientiert tätigen Psychotherapeuten als psychologisch signifikant erachtet werden – nämlich die tiefliegenden muskulären und myofaszialen Gewebe –, auch bei manipulativen Therapeuten im Mittelpunkt des Interesses liegen. In der theoretischen Körperpsychologie werden nicht nur abnormen muskulären Komponenten, sondern auch viszeralen Dysfunktionen psychologische Ursachen zugeschrieben (vgl. Bioenergetik, Biosynthese und biodynamische Therapie).

Welche Konsequenzen ergeben sich für die unterschiedlichen Disziplinen der manuellen Therapie, wenn Muskeldysfunktionen als Störungen psychogener Natur klassifiziert werden? Würde das nicht bedeuten, dass der Körpertherapeut auch in der theoretischen Psychologie sattelfest sein müsste, welche abnorme Muskelspannungen und -strukturen als körperliche Manifestation von Angst und «charakterlicher Panzerung» definieren? Und – wenn dem so wäre – wie könnte die manuelle Medizin solche Theorien in ihr «psychologiefreies» theoretischen System integrieren?

Obwohl psychologische Ursachen für Muskelrigidität oder einfach «Spannung» in der orthodoxen manuellen therapeutischen Theorie nur eine untergeordnete Rolle spielen, werden sie doch von fast allen Praktikern als mögliche Ursache anerkannt. Ist die geringe Zahl von Veröffentlichungen auf diesem Gebiet darauf zurückzuführen, dass permanente Muskelspannung – so sie als psychologisch verursacht identifiziert wurde – möglicherweise kein Problem ist, das von Körpertherapeuten gelöst wird? Dies erscheint jedoch wenig wahrscheinlich, da – wenn dies der Fall wäre – die Vorstellung von psychogenen Muskeldysfunktionen schon viel früher ein Problem für die manuelle Medizin gewesen wäre. Man hat viel eher den Eindruck, als würden die meisten Körpertherapeuten ihren Lebensunterhalt mit der Behandlung von Muskelhypertonie und Muskeldysfunktionen verdienen. Welchen Anteil hat nun die Psyche an Muskelverspannungen und wie stark sind ausschließlich somatische Vorgänge beteiligt? Wenn jeder Mensch bis zu einem gewissen Grad unter permanenter, psychologisch bedingter Muskelspannung leidet – was uns die Erfahrung im Grunde genommen lehrt –, dann sollten die Körpertherapeuten schnellstens überlegen, wie diesen Patienten geholfen werden kann.

Die theoretische manuelle Medizin müsste sich eingehender mit der Untersuchung psychogener Muskelspannung beschäftigen, da derzeit nicht bekannt ist, ob Behandlungserfolge mit denselben Methoden erzielt werden können, mit denen man auch ausschließlich somatisch bedingte Dysfunktionen behandelt. Derzeit können Praktiker auf kein konzeptuelles Rahmenwerk verweisen, das erläutert, wie mit einer so genannten stressbedingten Muskelhypertonie umzugehen ist. Diese Diagnose trifft mit Sicherheit auf einen Großteil aller von manuellen Therapeuten diagnostizierten Muskelhypertonien zu.

Es ist unangemessen zu glauben, mit grundlegend mechanischen Methoden psychogene muskuläre Hypertonie behandeln zu können, ohne dabei

- die zufälligen, nichtmechanischen Effekte der Behandlung oder der therapeutischen Beziehung oder
- das Grundprinzip einer explizit somatisch-psychischen Behandlungssequenz zu berücksichtigen.

Die allgemein anerkannte theoretische manipulative Standardtherapie berücksichtigt keinen dieser Punkte. Man arbeitet derzeit an Erläuterungen, die verständlich machen sollen, wie die manipulative Behandlung zur Beseitigung psychologisch bedingter Probleme beitragen kann. Ob solche Erläuterungen nun einen passiven (z. B. Randell, 1992) oder einen aktiven Patienten (Lederman, 1997, S. 121) einschließen, beide Konzepte beinhalten die Vorrangstellung höherer Zentren (dem Selbst), und nicht nur reine Stimulation peripherer Gewebe. Und wenn die manuelle Therapie auf Ansätze zur Beseitigung struktureller Veränderungen im Muskelgewebe, die von psychologischen Ereignissen im früheren Leben verursacht wurden (Lederman, 1997, S. 137)4, verweisen kann, dann muss sie auch untersuchen, was mit solchen Patienten geschieht, wenn diese Probleme behandelt werden. Ledermann berücksichtigt in seiner Klassifizierung abnormer Spannungszustände zwar die Umstellung des stressinduzierten motorischen Tonus auf einen strukturellen Muskeltonus, geht jedoch nicht näher darauf ein.

Es ist bedenklich, dass Vertreter der Gesundheitsberufe mit derart unterschiedlicher Gewichtung wie Körpertherapeuten und Psychologen dieselben Umstände sehen, für die vorliegende Störung aber völlig unterschiedliche Erklärungen abgeben oder Diagnosen stellen. Warum stellen die beiden Experten keine einheitliche Diagnose? Liegt es etwa daran, dass die beiden Disziplinen völlig unterschiedliche Patientengruppen sehen? Oder ist es vielmehr so, dass jede Disziplin die eigenen Erklärungen überbewertet und dabei versäumt, sich auch anderen Erkenntnissen über die Entstehung von Erkrankungen zu öffnen?

Ist es möglich, dass manuelle Therapeuten, die ausschließlich von mechanischen Auffassungen und Konzepten durchdrungen sind, bzgl. Ätiologie und Art der muskulären Beeinträchtigungen ihrer Patienten völlig falsche Diagnosen stellen? Oder ist es wahrscheinlicher, dass sie ganz genau wissen, wenn für die augenscheinlich somatischen Probleme des Patienten in Wirklichkeit tief liegende psychologische Gründe verantwortlich sind (weil sie die unterschiedlichen Gewebestrukturen kennen, die von unterschiedlichen ätiologischen Faktoren erzeugt werden), sie aber dennoch mit ihrer Therapie eine Zustandsverbesserung erzielen? Möglicherweise spürt so mancher Praktiker, dass eine von einem rücksichtsvollen und einfühlsamen Praktiker sorgfältig ausgeübte manipulative Behandlung durchaus die Notwendigkeit einer rein psychologischen Intervention verhindern kann. Die frühen Osteopathen und Chirotherapeuten waren ganz gewiss dieser Meinung (vgl. Stills Definition der Osteopathie 1908; Hope Robertson c. 1938, Dunn 1948, Bradford 1965 und Schwartz 1973).

Die Vermutung, dass manuelle Therapeuten zur Behebung psychologisch und emotional erzeugter körperlicher Störungen beitragen können, muss eingehend untersucht werden und erfordert ein hohes Maß an ethischem Bewusstsein. Ebenso sollte die Vermutung, dass Psychotherapie zum Abbau muskulärer Spannung der Art, wie sie normalerweise von Körpertherapeuten behandelt wird, eingesetzt werden kann, manuelle Praktiker dazu bewegen, den Horizont ihrer theoretischen Grundlagen zu überdenken. Die Wirkung beider Vorstellungen zusammen stärkt die Seele-Leib-Einheit des Selbst, verdeutlicht aber zugleich, dass eine getrennte Betrachtung beider Bereiche Verwirrung stiftet.

Ein psychologisches Trauma ist auch für den Körper ein Trauma, genau wie ein physisches Trauma für die Psyche ein Trauma ist. Ein Trauma ist eben ein Trauma. Der Mensch – sein Selbst – wird traumatisiert, nicht sein Körper oder seine Psyche. Ein traumatisches Ereignis durchdringt alle Bereiche des menschlichen Seins.

4.4 Unterschiedliche Disziplinen verschmelzen

Das Problem der Muskeldysfunktionen verweist auf eine viel größere Schwierigkeit. In dem Maße wie die Medizin sich unweigerlich mit der Tatsache auseinander setzen muss, dass körperliche Erkrankungen auch psychosoziale Ursachen haben können, müssen sich die Psychologen gleichermaßen damit auseinander setzen, dass der physische Körper in ihren so intellektuell geprägten Ansätzen eine immer größere Bedeutung erhält. James Kepners «Body Process: Working with the Body in Psychotherapy» (1993) ist das vermutlich bedeutenste Werk auf diesem Gebiet. Nicht nur die jüngeren oder Randdisziplinen in der Psychotherapie orientieren sich zunehmend am Körper; auch die Anhänger Jungs und zahlreicher psychoanalytischen Schulen, die ihre Wurzeln traditionell im Symbolischen und Interlektuellen sahen, erkennen, wie untrennbar das körperliche Sein mit dem menschlichen Sein verbunden sind (Kepner 1993, S. XVI). Beide Berufsdisziplinen haben große Schwierigkeiten, ein solches Wissen in ihre theoretischen Rahmenwerke zu integrieren. Im Zuge intensiver Reflexion haben Vertreter beider Gruppen die Notwendigkeit erkannt, die Grundlagen ihrer jeweiligen Rahmenwerke neu zu formulieren. Derzeit ringt man um neuere und ganzheitlichere Definitionen der menschlichen Natur.

Wie Kepner festhielt, wird es für medizinisches Personal immer unhaltbarer, den Menschen anders als ein integrales Wesen zu betrachten. Der Trend zur distanzierten mentalistischen Betrachtung in der Psychotherapie, den Kepner (1993, S. XV) als Auslöser für das Aufstreben der körperorientierten Künste und Therapien in den sechziger-Jahren betrachtet, war ein Extrem einer polarisierten Dualität. Zur gleichen Zeit jedoch schuf die extreme und unpersönliche Verwissenschaftlichung der Medizin die Bedingungen für das wiederauflebende Interesse am *Menschen* und nicht nur an seiner Krankheit, was sich im Aufstieg holistischer Denker, alternativer Heilverfahren und ähnlichem widerspiegelt.

Aus diesem Grunde werden wir zu Zeugen eines Zusammenwachsens, eines Vereinigungsprozesses. So müssen auf der einen Seite in der medizinischen Versorgung Tätige mit traditionell körperbetontem Interesse am Menschen bestimmte psychologische Konzepte in ihre Denkweise integrieren, auf der anderen Seite sind Fürsorgende, die sich von jeher in erster Linie mit der Psyche eines Menschen auseinander gesetzt haben, gezwungen, sich auch mit relevanten physischen und physiologischen Konzepten zu beschäftigen. Gäbe es eine solche Entwicklung nicht, dann wäre dies ein Zeichen für eine stagnierende theoretische Entwicklung in den verschiedenen Bereichen des Gesundheitswesens. Ein solcher Vereinigungsprozess muss sich langsam vollziehen. Er ist Ausdruck für die Notwendigkeit in der Medizin, theoretische Ansätze, die den Patienten als vereintes Ganzes betrachten, zu erforschen und mit ihnen zu experimentieren. Die soziale Frage lautet deshalb: Wie und bis zu welchem Grad wird eine Integration in diesem Verschmelzungsprozess möglich sein? Für die manuelle Medizin lautet sie: Wie werden die manipulativen Berufe reagieren und sich einbringen?

4.5 Emotionaler Ausdruck und emotionale Anatomie

Ein kurzer Blick auf den Kern der körperorientierten psychotherapeutischen Lehren offenbart Erkenntnisse, die für eine realistischere Annäherung an die manuelle Therapie notwendig sind. Diese Erkenntnisse können mit dem Konzept «das Innere spiegelt sich im Äußeren wider» zusammengefasst werden. Dieses «Gesetz des Ausdrucks», eine auf Platon oder Aristoteles zurückgehende Vorstellung, ist ein kosmologisches Absolutum. Das heißt, es handelt sich hierbei um eines der Prinzipien, die immer und überall Gültigkeit haben. Das «Innere» bezieht sich in diesem Zusammenhang auf das subjektive Leben eines Menschen. In unserer Analyse umfasst es das Konzeptuelle und Intellektuelle (den Geist), das Affektive und Emotionale (das Herz) und das Willensmäßige, Entscheidende und Zielgerichtete (den Willen). Das «Äußere» hingegen bezieht sich auf den groben physischen Körper mit all seinen biochemischen und physiologischen Prozessen.

Das innere Leben drückt sich nach außen hin aus. Das ist selbstverständlich und kann – wenn wir nur kurz darüber nachdenken – auch gar nicht anders sein. Mit dem Gesetz des Ausdrucks soll nicht nur die offensichtliche Tatsache bestätigt werden, dass Gedanken und Gefühle mit Worten (oder sonstigen Geräuschen) und Taten ausgedrückt werden, sondern auch die Tatsache, dass es nicht möglich ist, das Innere daran zu hindern, sich nach außen auszudrücken, weil das Innere und das Äußere nichts anderes als qualitativ unterschiedliche Aspekte ein und derselben Realität sind.

Beispiel: Jedes affektive Erlebnis im Innenleben eines Menschen – jede aufwühlende Gemütsregung – wird mit physiologischen Ereignissen belegt, die *mit* diesem Gefühl bewegt werden, egal ob der Mensch sich dabei bewegt oder nicht. Allein der Gedanke, einen Teil des Körpers zu bewegen, reicht aus, um eine messbare neurologische Bereitschaft in dem betreffenden Körpersystem zu produzieren. Und ganz ähnlich produziert jeder emotionale Tonus seinen eigenen Schatten physiologischer Aktivität, und zwar nicht nur im sympathisch-adrenomedullären System, sondern im gesamten einzigartig strukturierten neurohormonalen System des Individuums. Es ist unbestritten, dass eine komplexe und einzigartig aufgebaute Welle von Neurotransmittern «angemessene» oder «beteiligte» Teile des Körpers als Reaktion auf mentale und emotionale Ereignisse überflutet.

Gedanken und Entscheidungen spielen hier eine Nebenrolle, da sie – auch wenn sie Auslöser für bestimmte Handlungen sind – weiter als Emotionen vom Körper entfernt sind. Rein intellektuelle Funktionen wie z. B. Verstand und Intuition scheinen auf einer verfeinerten abstrakten Ebene abzulaufen und nur sehr geringe unmittelbare Störungen im Körper zu verursachen, obwohl es stimmt, dass allein der Glaube tief greifende körperliche Veränderungen auszulösen vermag. Subjektive Ereignisse emotionaler Natur hingegen beeinflussen und modifizieren die Körpergewebe ganz außerordentlich und besonders dieser Ereignisse müssen Körpertherapeuten sich ganz besonders bewusst sein.

Neben dem Nervengewebe ist vor allem die Skelettmuskulatur am sichtbarsten betroffen, da sie die Bewegungen ausführt, die Ausdruck von Gefühlen sind. Aber auch die glatte unwillkürliche Eingeweidemuskulatur, Herzmuskel und Drüsengewebe sind in gewisser Weise betroffen. Tatsächlich ist es schwierig, ein Gewebe zu nennen, das von dieser Wirkung verschont bleibt. Wer die darmentleerende Wirkung des Lampenfiebers am eigenen Leibe erfahren hat, der kennt die tatsächlich existierende Einheit von Psyche und Physis. Erröten und Schwitzen sind weitere deutlich sichtbare Beispiele. Jede Emotion beeinflusst bestimmte Körpergewebe auf die eine oder andere typische Weise.

Wer seine Emotionen richtig fühlen und angemessen zum Ausdruck bringen kann, der wird einen biegsamen, elastischen Körper und einen flüssigen Bewegungsablauf zur Schau stellen können. Ein solcher Körper zeichnet sich durch ausgewogene hormonelle und andere sekretorische Mechanismen aus, da veränderte physiologische Prozesse, die aktive Emotionen begleiten, nur vorübergehender Natur sind. Jede leidenschaftliche Abweichung von der Grundlinie löst sich ebenso natürlich auf wie sie entstand ist. Der Körper eines emotional unkontrollierten Menschen hingegen wird typische gestörte Gewebestrukturen (insbesondere Rigiditäten), Mobilität, Bewegungen und sekretorische Charakteristika aufzeigen. Ein anhaltend ungeregelter oder blockierter emotionaler Ausdruck wird dauerhafte und sogar bleibende Veränderungen dieser physischen und psychologischen Eigenschaften verursachen. So werden also Form, Struktur und Bewegungsqualitäten eines Körpers geprägt. Sind diese Veränderungen stark genug, dann werden sie zu pathophysiologischen und sogar pathologischen Erscheinungen im betroffenen Körpergewebe führen.

Keleman (1985) schreibt::

> «Das Leben bildet Gestalten. Die Gestalten sind Teil eines Organisationsprozesses, der Gefühle, Gedanken und Erfahrungen in Strukturen verkörpert. Diesen Strukturen gemäß ordnen sich die Ereignisse des Lebens. ... Moleküle, Zellen, Organismen, Zelltrauben und -kolonien sind Ursprungsformen der Bewegung des Lebens ...die Gestalt des Menschen wird durch innere und äußere Erfahrungen von Geburt, Wachstum, Differenzierung, Beziehungen, Partnerschaft, Fortpflanzung, Arbeit, Problembewältigung und den Tod geformt. Durch den gesamten Prozess hindurch wird die Gestalt durch die Herausforderungen und Belastungen des Lebens geprägt. Liebe und Enttäuschung hinterlassen ihre Spuren in der menschlichen Gestalt.» (S. XI)

> «Emotionale Anatomie, das sind sowohl Schichten der Haut, Muskeln, weitere Muskeln, Organe, wieder Organe, Knochen und die unsichtbare Schicht der Hormone wie auch die Organisation der Erfahrung. Normalerweise entwerfen anatomische Studien eher zweidimensionale Bilder und verfehlen so das wichtigste Element, das emotionale Leben. Gleichzeitig fehlt der Psychologie, die ihre Aufmerksamkeit auf die Gefühle richtet, das anatomische Verständnis. Ohne Anatomie können Gefühle nicht existieren; Gefühle haben eine somatische Struktur.» (S. XII)

Die körperorientierten psychologischen Theorien stützen sich auf Vorstellung, dass die Körpergewebe sowohl von guten als auch schlechten emotionalen und kognitiven Erfahrungen in den Entwicklungsjahren geprägt werden. Da auch Persönlichkeit und Charakter auf genau dieselbe Art und Weise geformt werden, verwendet man zur Umschreibung der Körpergestalt den Terminus «Charakterstruktur» (Wilhelm Reich,1933, führte diesen Begriff ein, um die Rolle der muskulären «Panzerung» zur Bestimmung der Aspekte des psychologischen Charakters zu kennzeichnen). Dem körperorientiert tätigen Psychotherapeuten verrät die Körpergestalt mindestens genauso viel – wenn nicht sogar mehr – über die Entwicklung eines Menschen wie es Worte auszudrücken vermögen. Es ist durchaus möglich, das Buch des Körpers so zu lesen, dass sich die Lebensgeschichte eines Menschen und Möglichkeiten zur Herbeiführung eines kreativen Wandels offenbaren.

4.5.1 Die psychologischen Ursachen der Gestalt

Wenn der Körper als Sitz des Selbst identifiziert werden kann, dann formen sich die Körpergewebe als direkte Reaktion auf ihre physiologische Beteiligung an emotionalem Ausdruck und Unterdrückung. In die Sprache des Wachstums übertragen heißt das, dass da, wo Emotionen freien Ausdruck erfahren, die Körpergewebe von Expansivität und Vitalität gekennzeichnet sind. Wo ein freier Ausdruck nicht möglich ist, da sind die Körpergewebe in ihrem Wachstum gehemmt, eingeschnürt und erscheinen relativ leblos.

Die Gesetze der Biologie und Biochemie, also die mechanistischen Gesetze, die allgemein als Steuerungszentrale für Fortpflanzung, Gewebewachstum, Differenzierung und sonstige zelluläre und den Organismus formende Prozesse erachtet werden, sind zur Erklärung dieser Phänomene in keinster Weise geeignet (Sheldrake, 1985). Sie können die Gesamtheit der sich im Laufe eines Lebens verändernden Gewebequalitäten bei weitem nicht erhellen.

Schon zur Beschreibung der aufrechten Haltung fehlt der normalerweise so nüchternen Betrachtung des Menschen ein Kausalitätsprinzip:

> «Aufrechtes Stehen wird oft rein mechanistisch gesehen. So interpretiert steht ein Mensch gerade, weil er eine gute Haltung hat, Knochen auf Knochen ruhen und eine der Schwerkraft angemessene Ausrichtung besteht. Es wird dabei die Bedeutung übersehen, die menschliche Interaktion und Empfindung für die Ausbildung eines aufrechten Selbst haben.» (Keleman, 1985, S. 61)

Es fehlt das Prinzip der Emotionen.

Von Menschen, die in Höhlen lebten, deren Deckenhöhe niemals die Körpergröße ihrer Bewohner überschritt, nehmen wir an, dass sie sich den örtlichen Gegebenheiten durch eine gebeugte Haltung und folglich einer schlecht entwickelten Bauchmuskulatur anpaßten. Aber auch in unserer Gesellschaft gibt es Menschen mit einer ähnlich charakteristischen Haltung, obwohl deren Eltern entwicklungsgeschichtlich keineswegs zu einer solchen Körperhaltung veranlagt sind. Ähnliches gilt für einen Menschen, der Tag für Tag mit den Armen über dem

Kopf arbeitet; er wird vermutlich vergrößerte Deltamuskeln und charakteristische Veränderungen der Halswirbelsäule aufweisen. Aber seine Arbeitskollegen werden sehr wahrscheinlich von ganz unterschiedlicher Körpergestalt sein.

Die Anforderungen der Umwelt werden also als ursächlich gestaltbildende Faktoren anerkannt. Wenn dies nicht so wäre, dann würde in der körperlichen Untersuchung der in Beruf und Freizeit üblicherweise eingenommene Körperhaltung als mögliche Krankheitsursache nicht so große Beachtung beigemessen. Auch die Vererbung spielt anerkanntermaßen eine Rolle, wenngleich umstritten ist, welche Bedeutung der Genetik zukommt und welchen Einfluss die Umwelt hat. Die Psyche spielt in beiden Fällen eine Rolle, da man heute davon ausgeht, dass emotionale und psychologische Merkmale sowohl ererbt als auch erworben werden. Trotzdem zählen emotionale und psychologische Merkmale und die Ergebnisse ihrer Aktivität in den Entwicklungsjahren nicht zu den anatomisch gestaltenden Elementen. Der Geist und die mit ihm verknüpften Emotionen wurden stets mit einer geisterhaften Präsenz im Gehirn verglichen, welche bestimmte körperliche Operationen unwillkürlich und andere wiederum willkürlich ablaufen lassen kann. Geist oder Emotionen wurden jedoch nie als an der Gestaltung der Körperstruktur maßgeblich beteiligte Größen erachtet. Im Gegenteil, Körperstrukturen wurden schon immer als teils genetisch vorbestimmt und teils der Gnade und Ungnade unbarmherziger äußerer Einflüsse und Zwänge ausgeliefert betrachtet.

Da die fleischlichen Dinge schon immer als beliebige mechanische Kräfte gesehen wurden ist klar, warum die der Körpergestalt und -funktion zugrunde liegenden Gesetze der Mechanik stets als selbstverständlich betrachtet wurden. Deshalb befindet sich die Forschung auf dem Gebiet der Auswirkungen emotionaler Ereignisse auf neuroendokrine Prozesse noch in den Kinderschuhen. Solange sich noch kein Referenzbereich als forschungswürdig erweist, wird es auch keine Forschung geben. Problematisch ist sicherlich, dass physiologische Prozesse in aller Regel als nicht von Emotionen verursacht, sondern vielmehr als auslösende Faktoren erachtet werden. Emotionen erhielten deshalb den Status von Nebenwirkungen. Emotionen als vorrangig physiologisch begründende Faktoren zu erachten, ist eine relativ neue Perspektive.

Theoretisch haben immer neue physiologische Erkenntnisse diese Einstellung längst überholt. Zumindest sollte das so sein, wenn man bedenkt, was bereits über die physiologischen Wirkungen oder Manifestationen von Emotionen bekannt ist. Diese Erkenntnisse basieren jedoch im Großen und Ganzen auf einer biochemisch geprägten Sichtweise der im menschlichen Körper zur Vorbereitung einer Handlung ablaufenden Prozesse (*e-movere* sich herausbewegen) – gemeint ist hier die uns allen bekannte «Kampf- oder Flucht-»Reaktion. Der größte Teil dieses Wissens betrifft die kurzfristig veränderte Stoffwechselintensität innerhalb eines bestimmten Gewebes. Es wird immer offenkundiger, dass wenn solche Ereignisse keinen adäquaten körperlichen Ausdruck oder körperliche Integration erfahren, sie unterschiedlichste Gewebestörungen verursachen können. So ist es durchaus denkbar, dass der finale, physische Ausdruck, den diese vorbereitenden physiologischen Aktionen «erwarten», notwendig ist, damit eine bestimmte Grundneutralität wiederhergestellt werden kann. Nur von einer stabilen und zuverlässigen Grundlinie aus sind weitere zyklische Erregungs- und Rückzugsmuster möglich. Ohne Wiederherstellung des Grundzustandes wird der Arousal-/Relaxationszyklus gestört oder bleibt an einem bestimmten Punkt stecken (engl. Arousal: Erwachen, Weckreaktion; allgemein durch äußere und innere Reize hervorgerufene plötzliche Erhöhung des Wachheitsgrades des Organismus). Und wenn das passiert, dann sind sowohl die emotionale als auch die physiologische Funktionsfähigkeit beeinträchtigt, weil weder der Arousal-Zyklus noch der Grundzustand reibungslos funktionieren kann.

Welche Wirkung eine solche Langzeitaktivierung dieser Arousal-Zustände auf die unterschiedlichen Erfolgsorgane hat, muss noch eingehend untersucht werden. Ganz besonders wichtig ist hier die Klärung der Frage, was mit der tiefen Muskulatur geschieht, die reich an Propriorezeptoren ist und für die einzigartig strukturierten Haltungsmuster des Charakters verantwortlich sind. Wahrscheinlich werden diese Muskelsysteme tiefgreifend von subjektiven Erfahrungen, d. h. von der Psyche beeinflusst. Dies würde die große Vielfalt unterschiedlicher, von manuellen Praktikern tastbaren Gewebestrukturen und anderer physischer Charakteristika erklären.

Den Physiologen stellt der Nicht-Ausdruck von Emotionen vor ein komplexes Problem, da er die Frage eines biochemischen Konflikts aufwirft. Beispiel: Auf die «biologisch normale» Wut eines Kleinkindes, die sich im Zuge der Verneinung eines Wunsches durch ein Elternteil einstellt, können Vater oder Mutter unangemessen zornig reagieren. Wiederholt sich dieses Szenario oft genug, dann wird die daraus resultierende Furcht des Kindes mit seinem Ausdruck von Wut in Beziehung gesetzt werden. Das heißt, die Verbindung zweier Emotionen wird erlernt – konditioniert –, und zwar sowohl in biochemischer als auch in erfahrener Form. Angst entsteht zusammen mit Wut und produziert eine komplexes Arrangement subtiler physikalischer Auswirkungen. Dies ist eine stark vereinfachte Darstellung eines komplexen, aber ganz normalen Vorgangs. Es ist nur eines von vielen Beispielen für das Kontinuum psychologischer/physikalischer Einflüsse, das endlos von jedem Menschen durchlebt wird. Die individuelle Reaktion auf jede Folge einzigartig kontextueller menschlicher Interaktionen wird von zahllosen Variablen fein abgestimmt. Aber die psycho-neuro-immuno-endokrino-vaskulo-sekretomotorisch-muskulären Ereignisse werden unweigerlich die Qualitäten – Gestalt, Dichte, Plastizität, Reaktivität und Irritabilität – im wachsenden Fleisch beeinflussen.

Aufgrund der populären mechanischen Vorstellung vom menschlichen Körperbau gibt es nur sehr wenige brauchbare Modelle, die sich mit der emotionalen und psychologischen Funktionsweise des Menschen auseinander setzen. Es scheint jedoch so, als ob ohne eine psychologisch-emotional-somatische Karte ein systematischer Versuch, den Patienten zu verstehen und ihm zu helfen, nur außerordentlich schwer vorstellbar ist. Das muss jedoch nicht unbedingt so sein, denn ein einziger Tropfen kann eine Flut heilender und verändernder Reaktionen auslösen. Es ist fast so, als ob man einen Stausee in einen Fluss zurückverwandeln wollte; der Fluss weiß genau, wo er fließen muss – das braucht ihm nicht gezeigt zu werden.

Die konstitutionsspezifischen Modelle, von denen bereits die Rede war bzw. noch sein wird, verdanken wir dem psychiatrischen und psychotherapeutischen Erfahrungsschatz. Diese Modelle bestechen durch ihren Versuch, Embryologie und Gewebestruktur – anatomische Realitäten also – psychologisch zu deuten.

4.5.2 Kelemans emotional-somatisches Modell

Die klarste anatomische Vorstellung von der emotionalen Gestalt wurde von Stanley Keleman in seinem Buch *Emotional Anatomy* (1985) entwickelt, welches die emotionale Morphologie auf Bildern und Diagrammen der menschlichen Gestalt basierend untersucht, wozu auch die viszerale Form zählt. Eben diese besondere Sichtweise und die Verwendung der Sprache lassen das Buch für den Studenten der normalerweise so trockenen Wissenschaft zu einer ungewöhnlich bewegenden Lernerfahrung werden. Beispiel:

> «Emotionen und Empfindungen folgen den Gesetzen des Wassers. Wenn wir uns unter Schock oder aus einem Schlag heraus versteifen oder uns verhärten, um Schmerzen zu begrenzen, erstarrt unserer innerer Fluss wie zu Eis. Wenn wir in Liebe schmelzen oder uns in Tränen auflösen, ist unser Gefühlszustand verflüssigt. …Empfindungen und Emotionen, Hormone, Körper und Bewusstsein – sie alle verändern ihre Form und sprechen in vielen Sprachen. Gestalten kristallisieren und verflüssigen sich. Keine einzige ist endgültig festgelegt; vielmehr gibt es einige Prozesse, die eher eisig oder knöchern, andere, die eher flüssig sind.» (S. 57)

Kelemans literarischer Stil überwindet beständig die Grenzen zwischen Geist und Körper und lässt das miteinander verschmelzen, was häufig als voneinander isoliert betrachtet wird. Aus diesem Grunde wird das Buch so manchem Leser Verständnisschwierigkeiten machen. Und eben diese Schwierigkeit selbst verdeutlicht, wie stark sich die dualistische Vorstellung vom Menschen in uns eingegraben hat.

Keleman betont immer wieder, dass die menschliche Anatomie ein emotionaler und kinestetischer Prozess ist, der sich durch aufrechte Haltung und Flexibilität auszeichnet. Diese beiden Qualitäten beeinflussen die fortwährende emotionale Geschichte, genau wie sie von ihr beeinflusst werden:

«Anatomie verleiht eine Identität, eine bestimmte erkennbare Gestalt. Sie ist eine Funktionsweise, die auf dieser Gestalt beruht. ...Die Gestalt spiegelt die Art der individuellen Probleme wieder und wie diese auf den menschlichen Organismus wirken. Haben wir uns vor Stolz versteift, oder sind wir in Scham geschrumpft? Sind wir unter Verlusten hart geworden oder haben wir uns geschützt, indem wir kollabierten? Drückt unsere Form das Versagen aus, Gefühle nicht in Handlungen umsetzen zu können?» (S. 57)

Kelemans Modell basiert auf einem detaillierten Bauplan des Körpers in Form von Röhren, Beuteln, Hohlräumen, Kammern, Sphinktern, Versteifungen, Pumpmechanismen und pulsierenden Bewegungen. Die Verletzungen dieser Formen erfolgen in Form von Verlängerungen/Aufschüben von Teilen der Alarmreaktion. Diese Reaktion beginnt idealerweise mit Selbstversicherung und bewegt sich dann über ein Kontinuum hin zur Entspannung. Ist der die Reaktion provozierende Stimulus jedoch zu stark, dann ist das Endergebnis dieser Abfolge die Niederlage. Der erste Teil der Reaktion beginnt mit einem Prüfen der Situation, Bedrohung, der ganze Körper strafft sich, richtet sich stärker auf – der Körper ist handlungsbereit. Es folgen Versteifung, Zusammennehmen sämtlicher Kräfte, Überstreckung, Zurückziehen – was Angst, Wut und Angriffslust widerspiegelt. Es folgt ein Sich-Vorbeugen, Sich-Verschließen, Einziehen – sich selbst schützend. Schließlich folgt das Kollabieren, ein Nach-Innen-Fallen – um sich unsichtbar zu machen oder bewusstlos zu werden (Keleman, 1985, S. 64). Keleman spricht ausgiebig über diese Themen und darüber, wie die einzelnen Stufen im Laufe der Zeit als Variationen und Begrenzungen sowohl in der Morphologie als auch der emotionalen Expressivität verkörpert werden. Er beschreibt vier grundlegende Gewebequalitäten: rigide, verdichtet, aufgeschwollen und kollabiert. Sie sind künstlich getrennte Aspekte des emotionalen und somatischen Kontinuums, der Alarmreaktion. Sie repräsentieren – je nach Häufigkeit, zeitlichem Auftreten, Dauer, Ursache und Schwere der dem Individuum im Verlauf der Entwicklungsjahre begegnenden Bedrohungen – Intensivierungen und Verlängerungen von Teilen der Reaktion.

Der normale Schreckreflex sollte idealerweise mit angemessener Kontaktaufnahme beginnen und mit einem totalen Rückzug enden. Keleman geht davon aus, dass Verlängerungen und Intensivierungen von Teilen des Schreckreflexes in Kombination auftreten können; d. h. es können ungesunde Abweichungen vom normalen Reaktionszyklus entstehen. Wenn das eintritt, dann wird der einfache Schreckreflex zu einer Serie von Prozessen, die Psyche und Soma des Individuums permanent beeinflussen und einschränken. Beispiel: Ein Mensch bleibt dauerhaft in der Vorbereitungsphase auf eine bestimmte Handlung – Kampf oder Flucht – stecken, d. h., er nimmt dauerhaft all seine Kräfte zusammen oder wird schwach und kollabiert. Diese Umschreibungen treffen sowohl auf das Psychologische als auch auf sämtliche Körpergewebe – Muskeln, Organe und Zellen – zu. Wie für andere Theorien zu Panzerung und Somatisierung ist auch für diese Theorie wichtig, dass Reaktionsfähigkeit und Flexibilität in zwischenmenschlichem Handeln, d.h. die Handlungsvielfalt eingeschränkt sind oder sogar vollständig verloren gehen. Die Welt der Möglichkeiten der betroffenen Person schrumpft im wahrsten Sinne des Wortes.

Kelemans Modell ist in mancherlei Hinsicht eine psychosomatische Erweiterung und Anwendung der bekannten physiologischen Kampf- oder Fluchtreaktion. Es basiert auf der Annahme, dass der Zerfall dieser Reaktionskette je nach individuellen Reaktionen auf traumatisierende Ereignisse eine tragende Rolle für die Ausformung von Körpergestalt und Gewebequalitäten spielt. Anstelle eines vorübergehenden, erhöhten, instabilen kreativen Prozesses bleibt die Alarmreaktion an einem bestimmten Punkt stecken – unveränderbar, gedämpft, überstabil und unfruchtbar. Keleman bemüht sich um eine detaillierte überspitzte Darstellung jeder Stufe des unterbrochenen Zyklus. Er beschreibt charakteristische Erlebnisse psychologisch, emotional und physisch, zu denen auch Vorfälle in speziellen Sinnesorganen, den Eingeweiden und Körperhöhlen (insbesondere Form und Verwendung des Zwerchfells), Muskulatur und Körperhaltung, Körperwand-Gewebe, Gravitationsbeziehungen und die zahllosen physiologischen Aktivitäten (z.B. Peristaltik) zählen. Besondere Betonung liegt auf der Unterbrechung normaler zyklischer Kontakte mit und Rückzug von Herausforderungen, Stressoren und Verletzungen. Unter normalen Umständen sollten die Zyklen Phasen der Expansion und danach der Kontraktion des Körpergewebes beinhalten, da sie in Arousal und Relaxation eingebunden sind. Entsprechend sollte auch das Aufwallen und Abflauen von Emotionen in einer flexiblen Ordnung expressiver Möglichkeiten erfolgen. Die Unterbrechungen dieser normalen zyklischen Prozesse und deren nachfolgende unaufgelöste Fortdauer sind die auslösenden Ereignisse, die sowohl den Charakter, d.h. psychologische, emotionale Eigenschaften, als auch die physischen Merkmale prägen. Sie spielen aber auch für die Gesamtheit der an emotionalen und physischen Probleme, Störungen, Leiden und echten Krankheiten beteiligten Faktoren eine Rolle.

Die Vorstellung vom unterbrochenen Zyklus ist ein beliebtes theoretisches Modell, das auch anderen psychologischen Disziplinen, z.B. der Gestalttherapie und der bioenergetischen Analyse, zugrunde liegt. Des Weiteren wird die Kampf- oder Fluchtreaktion häufig herangezogen, um die physiologischen Aspekte von Stress und psychosomatischen Erkrankungen zu veranschaulichen. Wie auch Latey (1996) vertritt Kelemann die Ansicht, dass die Optionen Kampf oder Flucht unzureichend sind, da sie das Misslingen einer Handlung oder die Handlungsunfähigkeit nicht zufrieden stellend begründen können. Er bietet eine dritte Option – den «Zusammenbruch» (vergleichbar mit Lateys «leblosem Rückzug») – an.

Körpergestalten und -strukturen sind «Folgen des menschlichen Versuchs zu lieben und geliebt zu werden... Erfüllung oder Verrat individueller Versuche,

Mensch zu sein, Kontrolle zu haben, kooperativ zu sein» (Keleman, 1985, S. 149). Ein wichtiger Aspekt der Kelemannschen These ist, dass Körpergestalten und -strukturen nicht nur autobiographischen Charakter haben, sondern auch Wege für Aktivität, Physiologie und Emotionen *eröffnen*. Sie sind zugleich die Wirkung und das beabsichtigende Subjekt. Sie «repräsentieren die unmittelbare Gegenwart, zeigen, wie wir die Welt sehen und wie wir versuchen, mit ihr in Wechselbeziehung zu treten, um Kontakt, Nähe und Erfüllung zu finden». Verdichtetes, verkrampftes, aufgeschwollenes oder schwaches Gewebe, das als direkte Reaktion auf negative äußere Einflüsse entstand, wird nicht nur Schmerzen, Unwohlsein und unangenehme Gefühle verursachen, sondern auch bestimmen, wie man sich anderen Menschen gegenüber verhält:

> «Wenn wir rigide, verdichtet und unnachgiebig werden, so stellen wir fest, dass wir verächtlich reagieren oder furchtsam zurückgezogen sind. Wir können nicht ausgreifen oder uns in andere Menschen einfühlen. Wenn wir unsere Empfindungen und Bedürfnisse leugnen oder unsere Wünsche verbergen, dann werden wir uns wahrscheinlich Menschen suchen, die ebenfalls aus Frustration heraus agieren oder an ihrem Leben nur geringes Interesse haben.» (Keleman, 1985, S. 157–158)

Keleman verweist unter Zuhilfenahme seines Modells der verkörperten Gefühle auch auf zwischenmenschliche transaktionale Prozesse. Dies ist für Praktiker von besonderer Bedeutung, denn eine besondere Transaktion wäre vorbestimmt, wenn z. B. ein rigider, beherrschender Praktiker einen kollabierten, deprimierten Patienten behandelt.

Notwendigerweise wurden Kelemans theoretische Ansätze hier stark vereinfacht dargestellt. Keleman schreibt, dass in jedem Individuum unterschiedliche Kombinationen der vier Hauptstrukturen vorliegen. Diese variieren je nach Körperbereich und Körpergewebe von linker zu rechter und oberer zu unterer Körperhälfte. Die unterschiedlichen Beutel, Röhren und Körperbereiche können von den unterschiedlichen Stufen der Alarmreaktion schichtweise von außen nach innen beeinflusst werden. Jede Schicht kann weitere kompensatorische Unterschichten an den Tag legen. Da die Gesamtstruktur folglich höchst kompliziert gestaltet sein kann, hofft man, dass es dennoch dominierende Aspekte gibt, die für den Therapeuten hilfreich sind.

4.5.3 Verkörperte Gefühle und manuelle Medizin

Für den Praktiker der manuellen Medizin ist wesentlich, dass tastbare Gewebequalitäten weit mehr als nur interessante Strukturvarianten im Bauplan des menschlichen Körpers sind. Auch sind sie mehr als nur Ausdruck eines bestimmten sympathischen Tonus oder eines Erschöpfungszustandes. Die unterschiedlichen Gewebequalitäten sind für jeden Menschen sowohl im Zustand höchster Wachsamkeit – Verdichtung und Rigidität – als auch im kollabierten Zustand – Aufgeschwollenheit, Schlaffheit und Kollabieren – höchst bedeutsam. Jede Gewebequalität zeugt angesichts einer feindlichen, formenden Umwelt vom individuellen Kampf eines jeden Menschen gegen mangelnde Anerkennung, fehlendes Selbstwertgefühl und Selbstvertrauen.

Wenn Keleman mit seiner Denkweise wirklich richtig liegt, dann muss das Körpergewebe emotional lebendig und reaktionsfähig sein – auch dann, wenn es berührt wird. Somit wirkt die manuelle Therapie direkt auf die Welt der Emotionen, Gedanken und Entwicklungsprozesse ein, egal wie lautlos oder mechanisch die praktische Ausübung auch sein mag.

Eine kritische Beurteilung des Kelemanschen Modells

Zwei wesentliche Kritikpunkte sind an dieser Stelle zu nennen: Erstens ist das Modell sehr krankheitsorientiert. Das heißt, die Beschreibungen beziehen sich ausnahmslos auf Gefühle und Emotionen, die mit der Alarmreaktion, Verletzung und Negativität im Allgemeinen verknüpft sind. Mit keinem Wort wird die positive Seite emotionaler Reaktionen erwähnt und es wird auch nichts darüber gesagt, inwieweit dies in ein allgemeines Gefüge oder die emotionale Konstitution des Menschen passt. Zweitens ist Kelemans Modell zu stark biologisch determiniert, weil menschliche Interaktionen weitgehend auf der Grundlage biologischer Prozesse beschrieben werden. Obwohl diese Art der Darstellung durchaus eine unbequeme Lücke in unserem Begreifen somatischer Formen zu füllen vermag, bleibt jedoch unklar, wie sie in einen weiter gefassten Rahmen mit intellektuellen, willentlichen und spirituellen Aspekten der menschlichen Verfassung integriert werden kann.

4.5.4 Lateys Schichtenmodell der Muskulatur zur Beurteilung der Körperhaltung

Latey (1996) beschreibt vier unterschiedliche Schichten sichtbarer Körperhaltung. Die erste nennt er «image» posture (Imago-Haltung). Diese gibt uns hauptsächlich Aufschluss darüber, wie der Mensch damit umgeht, sich dem Arzt in Unterwäsche zur Untersuchung zu präsentieren. Patienten versuchen häufig, sich in ihrer Meinung nach «korrekter» Körpergestalt zu präsentieren, z. B. mit geweitetem Brustkorb, eingezogenem Bauch und nach hinten gezogenen Schultern. Der Patient muss sich dessen nicht unbedingt bewusst sein. Latey bezeichnet diese Körperhaltung als Verlegenheitshaltung. Diese Art von Befangenheit ist jedoch eher unbewusster (oder «vorbewusster») als nicht bewusster Natur und kann meist abgeschwächt werden, wenn sich der Patient dessen bewusst wird. Latey verweist darauf, dass diese Körperhaltung der Patienten meist davon bestimmt wird, wem sie sich präsentieren; hierbei sind überwiegend Sexualität oder ungleiche Machtverhältnisse ausschlaggebend. Bleibt festzuhalten, dass diese Körperhaltung zum Teil ein Produkt des Untersuchenden ist.

Die zweite Schicht, die Latey mit dem Terminus «slump» posture (zusammengesunkene Haltung) bezeichnet, wird sichtbar, wenn die Patienten von ihrem Image abrücken, um die gewohnte der Schwerkraft unterworfene und entspannte Haltung einzunehmen. Und diese Körperhaltung gibt Anlass für Interpretationen wie: Er trägt die Last der Welt auf seinen Schultern; er ist eine tragende Säule der Gesellschaft etc. Diese zweite Schicht der Haltemuskulatur wirkt tiefer und intensiver als die erste, weil sie gegen die Schwerkraft ankämpfen muss. Latey weist darauf hin, dass trotz dieser ersten Entspannungsstufe oftmals noch zahlreiche Muskelgruppen aktiv sind – in besonders ausdrucksstarken Bereichen wie z. B. den Händen und dem Gesicht.

Die dritte Schicht der Körperhaltung, die «residual» posture (residuelle Körperhaltung/Restkörperhaltung) umfasst die Muskelgruppen, die auch dann noch aktiv sind, wenn der Patient schon längst entspannt auf dem Behandlungstisch liegt. Diese Schicht bleibt von den Gesetzen der Schwerkraft relativ unbeeinflusst und wird vor allem von den Muskelzügen des M. erector spinae und anderem paraostealem Muskelgewebe gebildet. Diese Bereiche bleiben häufig extrem hyperton und kennzeichnen sich durch eine tastbare charakteristische Form und Struktur. Für eine psychophysische Untersuchung sind diese Muskeln – so Latey – die aussagekräftigsten, da sie wie bereits angedeutet den unwillkürlichen Körperprozessen sehr nahe sind, welche vom vegetativen Nervensystem gesteuert werden. Außerdem sind diese tief liegenden Spinalgewebe dicht mit Propriorezeptoren besetzt und können deshalb den Prozess der unwillkürlichen Formgestaltung unterstützen bzw. darüber Rückmeldungen geben. Von diesen Muskeln glaubt man, sie seien für empfundene Schwäche, Gefühllosigkeit und sonstige Beschwerden verantwortlich, die den Patienten zu einer Behandlung zwingen. Sie sind das autobiographische Gedächtnis des Körpers, verkörperter Ausdruck unserer physischen und emotionalen Interaktionen mit der Umwelt. Sie entsprechen den psychologischen Beschreibungen der Charakterpanzerung, die typisch für das post-Reichianische Verständnis sind. Sowohl manipulative Praktiker als auch körperorientiert tätige Psychotherapeuten spüren, dass sie mit genau dieser Muskelschicht in Kontakt treten müssen, damit ihre Arbeit größtmögliche Wirkung erzielen kann.

In Erweiterung seines früheren Werkes (Latey, 1982) beschreibt Latey noch von eine vierte «Haltungs»-Schicht. Diese umfasst:

> «... Atmungs-, Stoffwechsel- und Verdauungsprozesse, die im tiefsten Innern unseres subjektiven Seins ablaufen. Es ist eine komplexe Struktur aus Atmung, unwillkürlichen Bewegungen und dem peristaltischen Verhalten aller autonom arbeitenden glatten Muskeln, die Eingeweide und Gefäße des Körpers auskleiden. Diese «innere Röhre» hat ihre eigenen Patterns bzgl. Stase, Richtung, Lebhaftigkeit und exzentrischer Bewegung, die auch für den Menschen charakteristisch sind.» (Latey, 1996, S. 47)

Wie auch die Anhänger der Bioenergetik und Vertreter anderer später erwähnter körperorientierter psychotherapeutischer somatischer Modelle stellt Latey eine Verbindung zwischen dieser Schicht und emotionalen Prozessen her. Dieser vierten Haltungsebene schreibt er auch Phantasie, Imagination und «die Tiefe und Wirkung psychologischer Funktionen auf den Menschen in seiner Ganzheit» zu. Diese werden normalerweise mit höheren, weniger somatisch determinierten psychologischen Funktionen in Verbindung gebracht. Fraglich ist, ob diese wichtige Funktionsschicht als Haltung bezeichnet werden kann, aber als ein Aspekt der Charakterstruktur macht das durchaus Sinn. Lateys Sichtweise ließe sich möglicherweise effektiv in Kelemans Modell integrieren (und umgekehrt).

An dieser Stelle sei kurz Painters Sichtweise (1987) verwiesen, der betont, dass die Schichtung – wenn sie auf die manuelle Therapie Anwendung übertragen wird – ein irreführendes Konzept ist, weil man Gefahr läuft, den Körper als eine grundlegend geschichtete Struktur zu betrachten. Painter weist darauf hin, dass eine auf schichtweises Bearbeiten des Körpers konzentrierte Körperarbeit zur Folge hat, dass man um die Spannungsmuster herum arbeitet, da diese bei direkter Ansprache zur Verlagerung neigen. Werden beispielsweise die oberflächlichen äußeren Strukturen bearbeitet, um sie geschmeidiger und für das Bewusstsein wahrnehmbarer zu machen oder sogar bedeutungsvoll (interpretierbar) werden zu lassen, dann verlagern sich die Spannungen in diesen Strukturen häufig von der Oberfläche in die Tiefe.

Painter fordert, den Körper auf eine Art und Weise zu bearbeiten, welche die unterschiedlichen Tiefen des Körpers als austauschbar beurteilt. Seine ganze Aufmerksamkeit gilt der Fähigkeit mancher Gewebeschichten, auf andere kompensierend zu wirken, wenn die Schichten isoliert voneinander betrachtet werden. Er lehnt die Vorstellung von der Aufteilung in verschiedene Regionen ab und verweist fortwährend auf das «Körpergedächtnis» (bodymind). Nicht, dass er z. B. die viszeral-emotionale Schicht als wichtigen Erzeuger physiologischer und psychologischer Prozesse verleugnen wollte. Vielmehr erachtet er Reflexion und Ausdruck dieser in allen Körpersystemen gleichzeitig als Beweis für eine unmittelbare, vollkommene wechselseitige Verbundenheit. Wenn das tatsächlich der Fall ist, dann verlangt die Körperarbeit einen vergleichbaren Ansatz. Da Painter über einen unorthodoxen Erfahrungsschatz in der medizinischen Versorgung verfügt, neigt er möglicherweise eher zu einer nicht-fragmentierten Sichtweise. Es ist durchaus vorstellbar, dass er einen Menschen ganz anders als ein Analytiker mit einer streng wissenschaftlich geprägten Ausbildung Hintergrund begreift. Leder (1990, S. 114) hat darauf hingewiesen, dass das Gehirn als unangefochtener Komponist körperlicher «Verflechtungen» (Integration), die für eine ganzheitliche Sichtweise sprechen, selbst ein Musterbeispiel für die wechselseitige Verbundenheit aller Bereiche zwischen Oberfläche und tiefstem Kern ist. Das Gehirn ist das Zentrum aller Funktionen – von geistigen Leistungen bis hinab in die tiefsten viszeralen Strukturen. Es liegt anatomisch tief verborgen im Schädel und hat sich aus dem Ektoderm entwickelt. Sofern nicht nachgewiesen werden kann, dass das Gehirn den Körper schichtweise zu einem Ganzen zusammenschließt – was zweifelhaft erscheint –, untermauert Leders Beobachtung Painters Anschauung. Entsprechend haben die Osteopathen festgehalten, dass trotz der offensichtlichen Gliederung der Wirbelsäule in verschiedene Segmente dies nur das Bedürfnis nach Bewegung und das Hervortreten der Rückenmarksnerven ermöglicht. Das Nervengewebe in der Wirbelsäule ist nicht in horizontalen Bändern organisiert, sondern vielmehr in Gruppen ungeschichteter, vertikaler motorischer Muster, die Bewegungen entsprechen, wozu auch die Koordination von Muskeln und anderen Geweben über die gesamte Länge und Breite des menschlichen Körpers gehören

4.5.5 Muskelkontraktionen und ihre Bedeutung

Seinen möglicherweise wichtigsten Beitrag zum Thema «Die Präsenz des Geistes im Körper» leistete Latey mit der Untersuchung verschiedener Muskelkontraktions-Patterns und anderen ungesunden Gewebequalitäten. Er teilt den menschlichen Körper in drei Hauptzonen ein: Becken; Thorax und Abdomen; Kopf, Hals und Schultern. Nachdem er auf die beachtliche Fähigkeit der Muskeln, Empfindungen zu erzeugen, aufmerksam gemacht hat (vgl. Kap. 3), weist er darauf hin, dass diese Fähigkeit genutzt wird, um andere Empfindungen zu verhüllen.

Beispiel: Die Faust zu ballen, sich zu krümmen und auf sonstige Art und Weise Muskelgruppen anzuspannen sind ganz normale Reaktionen auf Schmerz. Dieses Verhalten erzeugt kraftvolle Empfindungen, die auf die Gate-Controll-Mechanismen der Schmerzwahrnehmung Einfluss nehmen können. Es kann aber auch genutzt werden, wenn Gefühle ausgeprägt emotionaler Natur unterdrückt werden müssen. Dieses Übergehen von Empfindungen kann auf biologischer Ebene ablaufen, z. B. wenn ein Kind versucht, den Harndrang zu unterdrücken, indem es die Beckenmuskulatur, Adduktoren, und andere Strukturen anspannt. Es kann auf «Bauchebene» erfolgen, z. B. durch Anspannen der Bauchmuskulatur zur Unterdrückung von Angstgefühlen oder aber auf respiratorischer Ebene, z. B. durch Unterdrücken eines spontanen Aufschluchzens durch das Einhalten von Zwerchfell und Brust, auf verbaler Ebene z. B. durch Verhindern eines lautstarken verbalen Wutausbruchs durch Anspannen der Kiefer- und Halsmuskulatur. Natürlich gibt es Überlappungen zwischen den einzelnen Bereichen Gefühle und Emotionen, das Prinzip jedoch ist klar: Muskeln können nicht nur den Ausdruck von Empfindungen, sondern auch das Aufkommen von Empfindungen unterdrücken. Dies erfolgt durch Kontraktion, um den freien Ausdruck zu verhindern und um gleichzeitig andere Empfindungen zu produzieren, die jene verbergen, die eigentlich «beabsichtigt» waren.

Die größte Empfindungsvielfalt entsteht aber immer noch im Ausdruck und nicht im Zuge der Unterdrückung, denn eine Emotion produziert die Notwendigkeit einer Handlung. Durch angemessenes Handeln entwickelt sich die emotionale Empfindung, wird gefühlt und hat Bedeutung:

> «Ein Gefühl von Traurigkeit wird zu einem Akt des Weinens, wenn wir unserem Gefühl erlauben, sich durch Kontraktion der Atmungsmuskulatur, Schluchzen und einen kummervollen Gesichtsausdruck auszudrücken. Sehnsucht äußert sich – so wir diesem Gefühl entsprechen – unter anderem darin, dass wir nach dem oder der Geliebten greifen.» (Kepner, 1993, S. 14)

Wichtig ist zu erkennen, dass angemessene emotionale Regungen der Art, wie sie entstehen, wenn die eigene Identität oder die eigenen Absichten ernsthaft bedroht werden, idealerweise nur von relativ kurzer Dauer sein sollten. Sie sollten dem zyklischen Verlauf erhöhter Wachsamkeit und Spannung über Ausdruck (Kontakt) und schließlich Rückzug und Entspannung folgen. Durch Unterdrücken von Emotionen hingegen sollen Empfindungen verhindert werden, was zu einer Unterbrechung des zyklischen Prozesses führt. Muskeln aber können sich nicht über einen längeren Zeitraum kontrahieren, ohne dabei Schaden zu nehmen. Ihre physiologische Gesundheit verschlechtert sich, es kommt zu degenerativen Veränderungen in den Gefäßen, im Kollagengehalt und der neurologischen Erregbarkeit. Dies wiederum führt zu Verhärtung, Unbeweglichkeit, Schwäche, Berührungsempfindlichkeit, Schmerzhaftigkeit, Taubheit, nervösem Zucken etc. Und da Muskelaktivität eine Grundvoraussetzung für den Ausdruck von Emotionen ist, nimmt die Fähigkeit entsprechend ab, solche auszudrücken, um schließlich ganz zu erstarren.

Nach Lateys Modell (1982, 1996) kann das Becken als Ursprung exkretorischer und genitaler Empfindungen zu einer «Faust» geschichteter Muskelkontraktion werden. Wie sich ein Muskel verhält, ist an Ursprung und Art der Empfindung gebunden, die der Mensch zu unterdrücken versucht. Wie stark dieses Unterdrücken ist, hängt davon ab, wie viele Schichten einbezogen sind. Latey beschreibt die erste Schicht – Beckenboden und Diaphragma – als Ursprungsort der Reaktion. Danach werden eine Reihe tiefer Hüftrotatoren/Adduktoren/Abduktoren und Bauchmuskeln eingeschaltet, um diese Reaktion zu verlängern oder um eine stärkere Unterdrückung zu ermöglichen. Da diese Muskelsysteme in einem hypertonischen Zustand mit normalen, entspannten und leichten Bewegungs- und Haltungsmustern unvereinbar sind, ist eine weitere Adaption notwendig, um einen ausreichend betriebsfähigen synergistischen/antagonistischen Mechanismus erzeugen zu können.

Natürlich trägt eine so komplexe Kaskade adaptiver Reaktionen zur Entstehung typischer Probleme bei, die den Patienten dann in die Praxis eines Körpertherapeuten führen. Viel wichtiger jedoch ist, dass die tiefen Schichten dieses Systems zur Unterdrückung von Empfindungen (die glatte Eingeweide- und Gefäßmuskulatur sowie tiefste Skelettmuskelkomponenten) immer weniger sensibel auf jene Empfindungen reagieren, die auf Dysfunktionen hinweisen, und normalerweise kompensatorische und homöostatische Mechanismen auslösen. Eine kompensatorische und homöostatische Aktivität bleibt folglich aus. Je länger dieser gestörte Zustand anhält, desto größer wird der Schaden. Am Ende der Entwicklung stehen Stasis, Kongestion, Irritabilität, Entzündung, Infektionsneigung etc., was sich letztlich zu einem echten Krankheitsbild entwickeln kann.

Lateys mittlere Faust beinhaltet das «Kraftwerk zahlreicher intensiver emotionaler Regungen und Gefühle» (Latey, 1996). Hierzu zählt der Atmungsapparat mit Musculi serrati, Musculus quadratus und innere Brust- und Bauchwandmuskeln. Zu den Empfindungen zählen die «Bauch»gefühle, Furcht und Ängste, jedoch vor allem die Abfälle all dessen, was nicht im Körper verbleibt und sich durch Erbrechen, Lachen, Weinen, Brüllen und Schreien etc. Luft macht – sie produzieren die hinter dem Geräusch steckende Kraft. Latey beschreibt genau, welche Muskeln in den Akt des Verbergens oder Unterdrückens dieser Emotionen involviert sind und erklärt, welche ätiologische Bedeutung sie für die Entstehung viszeraler und integumentaler pathologischer Veränderungen haben. Die pathogenen Mechanismen entsprechen folglich denen der «unteren Faust».

Lateys Untersuchung der oberen Faust gestaltet sich viel komplizierter. Der Leser sei an dieser Stelle auf *The Muscular Manifesto* (Latey, 1982), *Palpation Skills* (Chaitow, 1996) und *Feelings, Muscles and Movement* (Latey, 1996) verwiesen. Die obere Faust beinhaltet Schultergürtel, Hals und Kopf. Sie hat mit verfeinerten und beschränkten Reaktionen auf die Außenwelt zu tun und betrachtet die hochkomplexe Organisation der neuromuskulären Systeme der spezifischen Sinnes- und Verbalisierungsmechanismen. Es handelt sich um einen Bereich, der sich auf die eher mentalen, intellektuellen Gefühlsmischungen wie Unbehagen, Schock und Schreck, Konfliktbereitschaft, Scham, Schuld und Verlegenheit konzentriert. Weitere Beispiele sind: das Gefühl, einen Kloß im Hals zu haben; die grimmige Entschlossenheit des Kiefers, mentales Unbehagen, welches in der Schädelmuskulatur seinen Ausdruck findet, sehr eingeschränkte Mimik, getrübtes Denkvermögen (begleitet von Kopfschmerz) usw. Auch hier sind es wiederum pathologische Prozesse – von Herz-Kreislauf-Erkrankungen und Migräne bis hin zu verarmter Phantasie und Humorlosigkeit –, die eine Blockade der anatomischen Systeme mit den entsprechenden Konsequenzen verursacht haben.

Latey möchte dem Leser ein Konzept vermitteln, welches uns jetzt bekannt sein sollte: Abnormer Muskeltonus kann erzeugt werden, um unangenehme sensomotorische Ereignisse biologischer, emotionaler oder psychologischer Natur zu unterbinden. Und da Muskeln auch den motorischen Ausdruck angemessener Reaktionen auf Empfindungen ausschalten können, werden nicht nur die sensorischen Ereignisse selbst, sondern auch weitere unterdrückt, die bei vollständigem und freiem Ausleben maximiert würden.

Wie auch Keleman modifiziert Latey die Kampf-oder-Flucht-Reaktion durch Hinzufügen einer dritten Kategorie – den Rückzug. Er charakterisiert sich durch verminderte Erregbarkeit, schwachen Muskeltonus und andere Anzeichen für Leblosigkeit. Zusammen mit erloschener Leidenschaft verkörpert dieser Rückzug eine generell gedämpfte Reaktionsbereitschaft und kann angesichts des empfundenen Drucks nicht in gesundem Maße integriert werden. Latey ist überzeugt, dass es sich nicht nur um totale Erschöpfung, sondern neben Kampf und Flucht um eine weitere Reaktionsmöglichkeit handelt.

Für den Körpertherapeuten ergibt aus Lateys Sichtweise eine neue Vorstellung, nämlich dass Biographie, Persönlichkeit und emotionale Vitalität Attribute des lebendigen, präsentablen, erlebten Körpers sind.

4.5.6 Interpretation der Haltungen von Körperteilen

Während das psychotherapeutische System nach Lowen (1976), auch als bioenergetische Analyse bekannt, vermutlich die am weitesten entwickelte Disziplin ist, die Charaktereigenschaften einen typischen Körperausdruck zuschreibt, wurde die Typisierung der Körperhaltung in *The Body Reveals* (1984) von Kurtz und Prestera in Extremform betrieben. Die Autoren zeigen, dass eine genaue Betrachtung der Körperhaltung zahlreiche Rückschlüsse über Charakter und Persönlichkeit eines Menschen zulassen:

> «Ein eingezogener Kopf, hängende Schultern, eine eingesunkene Brust und ein langsamer, schwerer Gang zeugen von Schwäche und Niederlage; ein erhobener Kopf, gerade und lockere Schultern, ein frei und tief einatmender Brustkorb sowie ein leichter, dynamischer Gang hingegen verraten Energie und Zuversicht.» (Kurtz & Prestera, 1984, S. 1)

In *The Body Reveals* diskutieren Kurtz und Prestera den Einfluss der Schwerkraft auf den aufrechten Körper. Sie sehen die Reaktion des Körper-Selbst auf den Schwerkrafteinfluss als Reflexion emotionaler Erfahrung. Die Autoren stützen sich vor allem auf die bioenergetische Analyse, östliche energetische Philosophien und auf die Arbeit von Georg Groddeck. Sie analysieren im Detail die Geschichte, welche die einzelnen Körperteile erzählen und interpretieren unterschiedliche Körperhaltungen. Kurtz und Prestera sehen ihre Arbeit als partitive Analyse und erinnern den Leser immer wieder an die Notwendigkeit, diese in das Gesamtbild des Selbst zu reintegrieren. Sie sagen über ihre Arbeit, sie sei ein genaues und nützliches Werkzeug. Kurtz und Prestera interpretieren die Bedeutung der Verschiebung von Masse nach oben oder unten, oder von einer auf die andere Seite. So ergibt z. B. die Untersuchung eines Patienten:

> «..., dass zwei völlig unterschiedliche Strukturen diesem einen Menschen innewohnen. Diese beiden Strukturen verkörpern natürlich zwei extrem unterschiedliche Tendenzen innerhalb seiner Persönlichkeit.» (Kurtz & Prestera, 1984, S. 46)

Über den Fuß sagen sie:

> «Das eingesunkene Fußgewölbe hat zur Folge, dass ein größerer Teil der Fußsohle den Boden berührt. Dies ist ein Versuch, wenngleich auch ein schwacher, intensiver zu leben.» (Ib., S. 48)

Und über das Knie:

> «Der dem Umfassen des Knies zugrunde liegende Mechanismus variiert je nach emotionaler und struktureller Grundstimmung des Individuums, z. B. sich nicht unterjochen zu lassen, seinen Standpunkt vertreten, nicht die Realität aus den Augen verlieren, eine bereits einstürzende Struktur vor dem endgültigen Zusammenbruch bewahren.» (Ib., S. 53)

Und über das Becken:

> Ein unblockiertes Becken kann beim Laufen ungehindert vor- und zurückschwingen und erlaubt lockeres Hin und Herbewegen – im Gegensatz zum seitwärts gerichteten Hin und Herwackeln. Im letztgenannten Fall kann die größere Beweglichkeit, die vielleicht ein Hinweis auf größere sexuelle Freiheit sein kann, aber auch einfach auf eine erhöhte lokal begrenzte energetische Aufladung hinweisen ..., [die] ... sich nicht in den Rest des Körpers integrieren kann und eher mit unterschwelliger Hysterie als mit größerer sexueller Appetenz assoziiert wird.» (Ib. S. 58–59)

Und über den Bauch:

> «Übergewicht ... und ein dicker Bauch werden meist mit fehlendem Kontakt zur Bauchmitte assoziiert. Vielleicht ist es so, dass eben dieser fehlende Kontakt den Mensch dazu veranlasst, ständig weiterzuessen.» (Ib. S. 72)

Diese «Schnappschüsse» dienen lediglich der Illustration einzelner Beispiele, und selbst dann sind es nur Verallgemeinerungen, die einen ganzheitlichen Kontext erforderlich machen, wenn sie vernünftige Einblicke gewähren sollen. Aber trotzdem ist *The Body Reveals* eine faszinierende Sammlung unterschiedlichster Beobachtungen und Enthüllungen über die Symbolträchtigkeit des Körpers.

Man muss sie die Frage stellen, wie berechtigt solche Interpretationen angesichts anderer umweltbedingter und genetischer Faktoren für die Körperform sind. Wenn sie wirklich ihre Berechtigung haben, dann muss man sich fragen, was eigentlich passiert, wenn ein Therapeut einen Patienten behandelt? Kann ein Praktiker die Körperform verändern? Wenn ja, dann stellt sich die nächste Frage: Wenn die Körperform eine bestimmte Einstellung und das emotionale Leben eines Menschen widerspiegelt, werden diese im Zuge der Behandlung auch verändert? Und wenn der Praktiker verspanntes Gewebe befreien kann, werden dann auch gleichzeitig Einstellung und Emotionen des Patienten befreit? Wenn unser Fleisch die körperliche Gestalt ist, die Emotionen und Einstellungen annehmen und umgekehrt das Fleisch unser Gefühlsleben unterrichtet, wie sehen dann die relevanten Modelle aus, an denen sich Körpertherapeuten bei dem Versuch orientieren sollten, ihre Interaktionen zu begreifen?

Generell muss man wohl sagen, dass Abhandlungen über die anatomische Verkörperung der Psyche von der Wissenschaft nicht ernst genommen werden. Tatsächlich erregten sie nur bei den psychologischen Disziplinen selbst, deren konzeptuellen Rahmen sie zu sprengen drohen (wie auch in der Medizin), zurückhaltende Aufmerksamkeit. Dass sich der Prozess des Zusammenwachsens so schwierig gestaltet, ist zweifelsohne auf die verinnerlichte Trennung von Seele und Leib in den orthodoxen Wissenschaften zurückzuführen. Aber auch die unterschiedlichen Sprachen, derer sich Psychologie und Naturwissenschaften bedienen, und die unterschiedlichen Konzepte tragen ihren Teil dazu bei.

Die meisten Menschen würden wahrscheinlich behaupten, anhand der Körpersprache eines Menschen erkennen zu können, ob er z. B. bedrückt oder wütend ist. Eine solche Körpersprache beinhaltet zu einem nicht unerheblichen Teil typische Körperhaltungen. Es ist aber dennoch riskant, solch scheinbar so offensichtliche Beispiele zu verallgemeinern. Solange die Korrektheit der Körpersymbolik nicht erforscht wird, müssen wir uns bezüglich differenzierter symbolischer Beziehungen zwischen der subjektiven Welt und dem Körper noch immer auf die Worte der Autoren Kurtz und Prestera vertrauen, wenn sie z. B. sagen:

> «Wie wir mit der Realität umgehen, offenbart sich zu einem großen Teil in der Art und Weise, wie unsere Füße mit dem Boden in Kontakt treten. Wenn wir leicht zu beeinflussen sind, dann werden unsere Füße dies verraten, da sie nicht in der Lage sind, uns angemessen zu unterstützen. ...Unbiegsame Füße können die unbeugsame Haltung des betreffenden Menschen widerspiegeln.» (Kurtz & Prestera, 1984, S. 48)

Solche Behauptungen, egal von wem sie aufgestellt wurden, müssen sorgfältig auf Plausibilität geprüft werden. Dies ist jedoch wegen des im ersten Kapitel angesprochenen Problems der indefiniten Variablen äußerst schwierig. Aber der philosophische Bruch zwischen der Charakterisierung eines Menschen als Schwächling und der Beschreibung der Form seiner Füße ist viel lästiger. Am Erfolg versprechendsten wäre es wohl, die Körpersymbolik als weitgehend zuverlässig anzusehen und ihr da zu folgen, wo sie in das Reich der Gesundheitsfürsorge im Allgemeinen führt.

4.6 Theoretische Anschauungen auf der Basis von Körper-Seele-Modellen

Die Ursprünge der körperorientierten Psychotherapie liegen in den Arbeiten von Wilhelm Reich, auf die im Folgenden kurz eingegangen werden soll. Vor Reich betrachtete man das Konzept der sexuellen oder organismischen Energie – Libido – in relativ abstrakter Form. Und obwohl Freud stets behauptete, die Wurzeln seiner Theorien lägen in der Biologie, schenkte die Analyse dem menschlichen Körper im Allgemeinen nur wenig Beachtung. Lowen schreibt über Reichs Abkehr von den Freud-Methoden:

> «Die Methode des Händeauflegens war für die traditionelle analytische Praxis eine wesentliche Neuerung. In der freudschen Analyse war jeglicher Körperkontakt zwischen Analytiker und Patient strikt verboten [obwohl zu Freuds früher Praktik auch das Streicheln des Kopfes des Patienten zählte]. Der Analytiker saß für den Patienten nicht sichtbar hinter ihm und fungierte als eine Art Leinwand, auf die der Patienten seine Gedanken projizieren sollte. Der Analytiker blieb im Verlauf der Sitzung nicht ganz inaktiv, da seine kehligen Erwiderungen und verbalen Interpretationen der vom Patienten geäußerten Gedanken dessen Denkweise stark beeinflussten. Durch Reich erhielt der Analytiker im therapeutischen Verfahren mehr Gewicht. Von nun an saß der Analytiker dem Patienten so gegenüber, dass er stets sichtbar für den Patienten war und Körperkontakt aufnehmen konnte, wenn es ihm notwendig oder ratsam erschien.» (Lowen, 1994, S. 27–28)

Natürlich verfügte die libidinöse Energie noch nicht den explizit vitalistisch-biologischen Eigenschaften, die sie in der post-Reichschen Theorie erhalten sollte. Reich wollte die Libido so konkret wie nur irgend möglich umschreiben. Er ging davon aus, dass Muskelspannung und andere körperliche Qualitäten den Fluss der sexuellen Energie blockieren können. Außerdem stellte er fest, dass die körperlichen Ausdrucksweisen seiner Klienten – Körperhaltung, Bewegungen, Stimmänderungen und verschiedene Formen der Muskelspannung – dazu dienten, ein volles Einbringen in die Sitzung zu verhindern. Ihr Widerstand gegen die Versuche des Therapeuten, ihre Worte zu interpretieren, erfolgte folglich auch auf körperlicher und keineswegs ausschließlich auf mentaler Ebene, wie bis dahin allgemein vermutet wurde. Reich war durch Verknüpfung von Libido und Therapieverweigerung mit physischen Eigenschaften eine Verschmelzung dieser beiden Aspekte gelungen (Kepner, 1993, S. 212).

Die nachfolgend vorgestellten Modelle zur Leib-Seele-Verknüpfung leiden unter den im vorhergehenden Abschnitt angesprochenen Schwierigkeiten. Besonders verwirrend ist die chronologische Schichtung viszeraler, muskulärer und psychologischer Anpassung. Anpassungen können ganz unterschiedlicher Natur und unterschiedlich intensiv sein. Sie können in verschiedenen Körperbereichen auftreten und mit Hilfe einer Vielzahl unterschiedlicher Mechanismen integriert werden. Auch die Bedeutung dieser Anpassungen variiert je nach Zeit, Ort und Umstand. Auch die unterschiedlichen zwischenmenschlichen Transaktionen spielen eine wesentliche Rolle. Aus diesen Gründen werden solche Modelle häufig der Simplifizierung bezichtigt, was jedoch nicht ganz fair ist, da ein Modell nichts anderes als eine symbolische Hilfe für die Praxis sein soll und logischerweise nicht den Reichtum authentischer Interaktionen beinhalten kann.

Ich danke den Autoren der *Innovative Therapy in Britain* (Rowan & Dryden, 1990) ganz besonders für ihre umfangreichen Unterlagen zu Bioenergetik, Biosynthese und Biodynamik, die nachfolgend zusammengefasst und interpretiert werden sollen. Sie sollen in genau dieser Reihenfolge diskutiert werden, um der von Therapie zu Therapie wichtiger werdenden Bedeutung des Körpers als das therapeutische Objekt zu entsprechen. Im Anschluss soll kurz auf Gestalttherapie und andere wichtige körperorientierte psychotherapeutische Schulen eingegangen werden.

4.6.1 Bioenergetik

Diese Methode wurde in den fünfziger Jahren von Alexander Lowen, einem Klienten und Studenten von Wilhelm Reich, entwickelt. Lowens weiterführende Arbeiten sind für den Großteil der körperorientierten Psychotherapien verantwortlich, auch für die Gestalttherapie.

Die bioenergetische Analyse macht von der psychoanalytischen Theorie nach S. Freud und der Theorie von der Charakterstruktur nach W. Reich Gebrauch; d.h. von der Beziehung zwischen dem Charakter eines Menschen und chronischer muskulärer Spannung, welche als Reaktion auf frustrierte und unterdrückte psychologische Energien entsteht. Folglich liegt ihr das Konzept von der muskulären Verkörperung psychologischer Traumata zugrunde. Damit die Therapie größtmögliche Wirkung erzielen kann, muss neben den psychologischen Problemen, auf die das Trauma zurückgeführt wird, auch dieser physischen Komponente volle Aufmerksamkeit entgegengebracht werden. Das bedeutet: Wenn die unterschiedlichen Muster der muskulären Spannungen, welche Ausdruck für psychologische Störungen sind, sich im Therapieverlauf nicht verändern und die Spannung sich nicht lösen kann, dann ist die Therapie ist nicht abgeschlossen. Vermutlich behauptete Lowen angesichts der fast permanenten Natur zahlreicher

Patterns beständiger muskulärer Fibrose, dass Entwicklung und nicht Therapie der Schlüssel sei.

Das bioenergetische Modell ist sowohl vitalistisch als auch psychosomatisch geprägt, da es auf der Vorstellung vom der den gesamten Körper durchströmenden Energie basiert. Nur ein ungehinderter Fluss der Lebensenergie kann volle Bewegungsfreiheit, gesunde Farbe und Temperatur, Gesichtsausdruck und sonstige körperliche Ausdrucksmerkmale, die Erfahrung von Genuss sowie Ladung und Entladung von Emotionen gewährleisten. Geoffrey Whitfield (1990) fasst die anderen drei Hauptfaktoren der bioenergetischen Arbeit (neben dem Energiefluss) als Charakteranalyse, Körpererdung (sog. grounding) und Atmung zusammen. Zur Charakteranalyse gehört die Beobachtung typischer Körperhaltungen in Verbindung mit weiten psychologischen Kategorien. Zum Grounding zählen Übungen, mit denen der Patient die physikalische, körperliche Erfahrungen der «Autorität-in-der-Welt» erlangen soll. Die Befreiung des Atems soll sowohl die Körperenergie stärken als auch dazu dienen, in engen Kontakt mit emotionalen und somatischen Gefühlen treten zu können. Wenn der Therapeut in diesen Bereichen arbeitet, wird er eine Vielzahl unterschiedlichster Übungen vorschlagen.

Daneben beschreibt Whitfield die vier «Schichten» in einem jeden Menschen, die unterschiedliche Abwehrmechanismen enthalten und entsprechend bearbeitet werden müssen, die ersten beiden von außen, die anderen beiden von innen: Die erste Schicht steht für das Problem, wie es der Klient beschreibt und erlebt; die zweite Schicht beschreibt die Charakterstruktur des Körpers des Klienten, welche eine Panzerung gegen das Erleben schmerzvoller früher Emotionen schafft; die dritte, tief liegendere Schicht speichert Unterdrücktes und Unbewusstes; die vierte Schicht schließlich ist die Kernschicht des verwundbaren, bedürftigen Kindes, das verletzt wurde (Whitfield, 1990, S. 149). Lowen (1976) beschreibt diese Schichten als 1. das Ego, die äußerste Schicht der Persönlichkeit, die psychische Verteidigungsmechanismen wie z. B. Ablehnung, Misstrauen und Schuldzuweisungen, Projektion (Übertragung eigener Attribute auf andere Personen), Rationalisierungen und Intellektualisierungen beinhaltet; 2. die Muskelschicht chronischer Anspannung, welche sowohl dem Ego Halt gibt als auch vor der Erfahrung schmerzhafter unterdrückter Emotionen schützt; 3. die emotionale Schicht, zu der Emotionen zählen, vor denen die zweite Schicht schützt, z. B. Wut, Angst und Verzweiflung; 4. die Kernschicht, der wir das Gefühl zu lieben und geliebt zu werden verdanken. Diese Schicht wird symbolisch und physisch durch das Herz – den Kern (engl. core von lat. cor = Herz) des Seins – verkörpert. Das Erleben großer Ängste im Kleinkindalter auf dieser Kernebene steht am Anfang des Aufbaus von Abwehrmechanismen. Diese Abwehrmechanismen hindern den Betroffenen nicht nur daran, sich der Welt auf einer freien und angemessen emotionalen Ebene mit dem Herzen zu nähern, sondern schützen ihn auch vor einer konkreten Störung der Herzfunktion, die durch normales, infantiles aufrichtiges Verhalten bei Angst aufzutreten droht. (Lowen, 1976).

Natürlich konnte das bioenergetische Modell hier nur komprimiert dargestellt und nicht objektiv vorgestellt werden. Für den Körpertherapeuten von besonderer Bedeutung ist die Hoffnung, dass sich im Behandlungsverlauf physische Veränderungen hinsichtlich Erscheinung und Energie einstellen: «Von der bioenergetischen Therapie erwartet man, dass sich durch Gewahrwerden und Bearbeitung der Muskulatur und Haltung der Klienten signifikante physische Veränderungen in deren Körpern einstellen» (Rowan & Dryden, 1990, S. 149). Whitfield beschreibt einige Aspekte der bioenergetischen Entwicklung im Therapieverlauf anhand einer Fallstudie:

> «Sie merkte, dass ihr Körper ihr Kraft geben und gute Gefühle vermitteln konnte. Sie musste nicht verspannt sein und unter psychosomatischen Erkrankungen leiden. Sie entdeckte eine nie gekannte Flexibilität, nachdem sie die Energie und Vitalität in ihrem Körper entdeckt hatte. Diese Entdeckung der Harmonie war der Anfang einer neuen Würdigung ihrer selbst, die sie jeden Tag neu entdecken konnte, nachdem sie die Kämpfe, die im Innern ihres Körpers getobt hatten, hinter sich gelassen hatte.» (Whitfield, 1990, S. 152)

4.6.2 Biosynthese

David Boadella entwickelte diese Form der körperorientierten Psychotherapie in den frühen siebziger Jahren des vergangenen Jahrhunderts. Er hatte zuerst mit den somatischen Techniken nach Reich gearbeitet und sich später mit bioenergetischer Analyse (Bioenergetik) und biodynamischer Psychologie beschäftigt. Daneben wurde er von Stanley Keleman und Frank Lake beeinflusst. Im Verständnis von Gesundheit und Krankheit ist die Biosynthese sowohl auf die Würdigung der Embryologie als auch auf die Akzeptanz des Konzeptes vom nichtphysischen feinstofflichen Körper als energetischer Regler des physischen Körpers und seiner Prozesse zurückzuführen. An der von Whitfield und Lowen beschriebenen Schichtung (siehe Bioenergetik) wird in der Biosynthese mehr oder weniger festgehalten. Die beiden ersten Schichten bilden hier jedoch gemeinsam eine Dreifachstruktur. Die der Biosynthese zugrunde liegende Theorie ist im Vergleich zur bioenergetischen Analyse viel unorthodoxer und komplizierter.

Diesem Modell zufolge kommt es analog der Differenzierung des embryonalen Körpergewebes in die drei unterschiedlichen Zellschichten Ektoderm, Mesoderm und Entoderm bereits in utero zu einer Differenzierung der feinstofflichen Körperenergie. In diesen drei Geweben kommt es mit Beginn des Panzerungsprozesses, der als Reaktion auf «das Aufeinanderprallen von menschlichen Bedürfnissen und dem «zivilisierenden» Prozess, welcher die Einheit des Organismus aufbricht, zu einer Auflösung des freien Energieflusses» (Boadella, 1990, S. 160). Boadella weist ausdrücklich darauf hin, dass der Panzerungsprozess in utero unmittelbar nach der Geburt oder im Laufe der ersten Lebensjahre einsetzen kann. Eine Auflösung innerhalb der fetalen Subsysteme führt sowohl in physiologischer Hinsicht Sinne innerhalb der Subsysteme und untereinander als auch in psychischer Hinsicht zu einem Bruch.

In der Biosynthese wird das Entoderm, welches Magen-Darm-Trakt und Lungen umfasst, mit Gefühlen und Emotionen im Allgemeinen assoziiert. Das Mesoderm, welches sich zu Knochen, Muskeln und Blut entwickelt, wird mit Aktivität und Bewegung verknüpft. Das Ektoderm schließlich, aus dem sich Haut, Sinnesorgane sowie das Zentral- und das periphere Nervensystem entwickeln, wird mit Perzeption und Verstand assoziiert. Ein Bruch zwischen den Subsystemen kann zu einer Abspaltung des Verstands von Gefühlen und Bewegung oder der Gefühle von Bewegung und Aktion etc. führen. Man spricht deshalb von drei unterschiedlichen Formen der Panzerung: a) viszerale Panzerung, einhergehend mit gestörter Eingeweidefunktion und Ventilation; b) muskuläre Panzerung, einhergehend mit gestörtem Muskeltonus und gestörten Flüssigkeitsdynamiken (mit Herz-Kreislauf-Erkrankungen als Folgeerscheinung); c) zerebrale Panzerung, einhergehend mit gestörter Wahrnehmung und gestörtem Verständnis.

Boadella verweist auf den inneren «(Beweg-)Grund» eines Menschen, womit er die wesentlichen Qualitäten oder das Wesen eines Menschen meint («Seele» scheint das ideale Synonym zu sein). Der innere Beweggrund sollte idealerweise harmonisch im Soma verkörpert sein, welches wiederum optimal mit Energie versorgt würde. Die Biosynthese kann deshalb als transphysikalisch, vitalistisch und ausgesprochen somatisch charakterisiert werden.

In der Biosynthese liegt die therapeutische Arbeit in der Integration von Dysfunktionen, so wie sie dem Modell entsprechend verstanden wird. Dazu gehört die Arbeit mit der Atmung und ihren emotionalen Assoziationen, das so genannte Grounding (Körpererdung) und dessen Beziehung zu Bewegungen und durch den Körper ausgedrückte Energie-Patterns; «facing und sounding», was auf die Arbeit mit Augen, Stimme und Sprache verweist; und Konzentration auf den inneren «Beweggrund» oder das spirituelle Bewusstsein. Die Berührung soll dem Patienten verschiedenste Erfahrungen, z. B. die Zuverlässigkeit des Selbst oder eines anderen Menschen, den Energiefluss, den Rhythmus unbewusster Körperbewegung oder Wärme übermitteln.

Boadella schreibt:

> «Die Einzigartigkeit eines jeden Menschen liegt in seinem physischen Körper begründet und findet in den Geweben ihre Verkörperung. So spiegeln sich die Qualitäten des Lebens in Muskeltonus, Gesichtsausdruck, Atemrhythmus und Erregungen wider. Der Therapeut sieht Menschen, deren Körper durch restriktive Persönlichkeitsbilder, ent-

standen aus der Verinnerlichung äußerlicher Zwänge, geformt wurden. Einen Menschen richtig zu sehen heißt, durch die restriktiven Persönlichkeitsbilder, welche im Charakter eingeschlossen sind, und durch die durch muskuläre Panzerung bedingten eingeschnürten Zustände hindurchzusehen.» (Rowan & Dryden, 1990, S. 157)

4.6.3 Biodynamische Therapie

Diese Therapieform soll deshalb Beachtung finden, weil sie sich intensiver als die Bioenergetik (die ihr sehr ähnlich ist) oder die Biosynthese mit der Körperarbeit beschäftigt. Wie auch die Biosynthese basiert die biodynamische Therapie auf einem vitalistischen Konzept der Lebenskraft, welche neben ihrer mehr animalisch exzitatorischen und genussspendenden Natur auch als die «ethische Persönlichkeit» – das entwickelte Individuum – fördernd beschrieben wird. Dies soll möglich sein, weil die Lebensenergie in luftiger Höhe mit universellen Werten mitschwingen kann – eine etwas platonische Vorstellung. Die Therapeuten fördern folglich die freie Assoziation, Regression und Katharsis und vertrauen darauf, dass sich ein harmonisches Gleichgewicht zwischen emotionalem Ausdruck und adäquater Kontrolle einstellen wird. Das Vertrauen des Therapeuten basiert auf seiner Fähigkeit, entweder die «aufwärts» oder «abwärts» gerichtete Phase der emotionalen Zyklen zu betonen (wird nachfolgend beschrieben). Die Lebenskraft, auch als «Libido» bezeichnet, wird in diesem Modell als physiologische, psychologische und kosmologische Realität verstanden.

Gerda Boyesen, die Begründerin der biodynamischen Therapie, machte nach dem Studium der (Freudschen) Psychologie eine Ausbildung zur Physiotherapeutin – so sehr war sie von der Notwendigkeit, zusätzlich zur verbalen Psychotherapie auch mit dem Körper arbeiten zu müssen, überzeugt. Sie begann, Psychotherapie mit Massage zu kombinieren und untersuchte die Beziehung zwischen somatischen und gleichzeitig auftretenden psychologischen Ereignissen. Ganz besonders interessierte sie sich für

- die sich im Zuge der Verarbeitung von Emotionen verändernden Darmgeräusche (stethoskopisch überwacht) und
- die Akkumulation und Freisetzung von Körpergewebeflüssigkeiten in Übereinstimmung mit emotionaler Ladung und Entladung.

Ganz besonders nachdrücklich wird auf die Tatsache verwiesen, dass in jedem Menschen unvollendete Zyklen emotionaler Ladung und Entladung ruhen (vgl. hierzu die Arbeiten von Stanley Keleman). Die Zyklen sind auch körperliche oder physiologische Ereignisse und werden als emotionale vasomotorische Zyklen beschrieben. Beispiel: Lebenskraft oder Libido mit Ursprung in den Eingeweiden kann im Rahmen einer zwischenmenschlichen Handlung als Wut (und damit verbundenen wütenden Gedanken) aufgebaut werden. Sie wird aber auch als zunehmend expressive muskuläre Spannung verkörpert. Im Zuge angemessener Entladung der emotionalen Energie, Entspannung der Muskeln und «Psychoperistaltik» kann sich der Mensch wieder beruhigen und reorganisieren ohne dass dieser Prozess dabei eine Unterbrechung erfahren muss. Der Terminus Psychoperistaltik steht für einen Prozess, in dem die Eingeweide buchstäblich die vegetativen Nachwirkungen der emotionalen Stresssituation verdauen. Die ruhige Vollendung des Zyklusses, zu der auch die Psychoperistaltik gehört, ist nach einem solchen psychophysiologischen Bruch entscheidend.

Der Ursprung der Libido wird auf einer vegetativen Kernebene vermutet. Es liegt in ihrer Natur, sich stets vollständig durch den Körper hindurch nach außen Ausdruck verleihen zu wollen. Idealerweise sollte diese energetische Bewegung angemessene und vorübergehende muskuläre Spannungsmuster, Flüssigkeits- und Atembewegungen sowie stimmlichen Ausdruck in Form einer integrierenden zyklischen Welle beinhalten. «Die Lebenskraft bewegt sich in uns als Libido, ihr ungehindertes Fließen ist eine zutiefst angenehme Erfahrung, es sei denn, ihr Fluss sei blockiert, was dann sowohl physische als auch psychologische Symptome verursacht» (Southwell, 1990, S. 180). Die Aufgabe des Praktikers besteht im Wesentlichen darin, die Deblockierung dieses Energieflusses durch die drei Ebenen Viszera, Muskeln und Psyche zu fördern. Die drei Ebenen entsprechen den drei embryologischen Zellschichten in der Biosynthese.

Für diese Analyse bedeutsam ist das Konzept der *horizontalen* muskulären (Ego)-Regulierung und des Ausdrucks der *vertikalen* Aufwallung roher (Es)-Emotionen (ein Grundgedanke nach Reich). Die vertikale emotionale Welle kann auf muskulärer, aber auch viszeraler und psychologischer Ebene als Folge von Unzulänglichkeiten in der nährenden Umgebung des Kindes über- oder unzureichend kontrolliert sein. Wird beispielsweise die Lebenskraft daran gehindert, ihre Bewegung durch die drei Ebenen hindurch zu vollenden, dann wird sie sich im Körpergewebe als ungelöster Druck aufstauen, der wiederum psychologische oder somatische Erkrankungen verursachen kann. In diesem Fall kann der betroffene Mensch in einer ungelösten emotionalen Erfahrung «stecken bleiben» und eine Restschuld aus der Nicht-Akzeptanz gefühlter Wut in sich zurückhalten, was sich in Form von Rigidität auf muskulärer Ebene äußern kann. Der Betroffene ist dabei nicht in der Lage, diese muskulären Spannungen, die eine normale Begleiterscheinung emotionaler Ereignisse sind, wieder zu lösen. Auf der tiefen, vegetativ-viszeralen Ebene kann sich ein Rest-Flüssigkeitsdruck und sonstiger unverdauter, physiologisch abgebildeter emotionaler Stress aufstauen.

Überkontrollierte Menschen, die sich des möglichen Reichtums ihres eigenen emotionalen und physischen Lebens nicht bewusst sind, werden typischerweise als Gewinner sozialer Anerkennung karikiert. Sie gewinnen dies, indem sie Herz-

und Bauchgefühle unterdrücken, sich in ihrem Handeln zu sehr von der Vernunft leiten lassen und stets Haltung bewahren. Diese Art der Darstellung gilt natürlich nicht ausschließlich für die biodynamische Therapie. Obwohl die Körperpanzerung als Konzept von den meisten Ausbildungen der Psychologie akzeptiert und respektiert wird, ist die ausgesprochen viszerale Ebene des Ausdrucks und der Einverleibung von Erfahrungen, zusammen mit dem Konzept des zyklischen Energieflusses vielleicht das typische Merkmal der Biodynamik.

Biodynamische Techniken

Neben verbalen, psychotherapeutischen Interaktionen, die uns jedoch hier nicht weiter beschäftigen sollen, sind Berührung und Körperarbeit die wichtigsten Werkzeuge der biodynamischen Therapie. Von der Massage wird ausgiebig Gebrauch gemacht, um Körperpanzerungen aufzuschmelzen oder aufzuweichen. Wöchentliche Massagebehandlungen über mehrere Monate hinweg sind keine Seltenheit. Diese Art der Massage charakterisiert sich im Gegensatz zu ihrem üblicheren Einsatz zur einfachen Entspannung oder zum Abbau von periodischem Stress durch größere Regelmäßigkeit und verlängerte Behandlung. Wie bereits erwähnt, sieht man die Ätiologie der Muskelspannung ausschließlich im psychologischen Bereich. Außerdem sieht man eine enge Verbindung zu unterdrückten Atmungsmustern. Biodynamisch arbeitende Therapeuten versuchen, das körperliche Wiederaufleben emotionaler Ereignisse, die in der Vergangenheit in der aufwärts gerichteten Phase des Zyklus unterbrochen worden sind, zu fördern. Außerdem versuchen sie, die muskuläre Energie durch Verteilen in der abwärts gerichteten Phase des Zyklus zu abzubauen.

Mit Hilfe des Stethoskops interpretiert der Praktiker die Töne der Darmgeräusche, die im Zuge der Verarbeitung emotionaler Ereignisse auftreten.

> «Trockene, klopfende Geräusche signalisieren uns, dass wir einige Fasern im chronischen Muskelpanzer aufweichen; einem Donnerschlag gleichende Geräusche sagen uns, dass wir überschüssige Flüssigkeit aus dem Gewebe herausbewegen; zarte, kontinuierliche Geräusche, dem Plätschern eines Bächleins ähnlich, sagen uns, dass die Lebenskraft harmonisch fließt. Je wässriger die Geräusche, desto reifer ist die Lebenskraft, die wir mobilisieren. Je trockener die Geräusche, desto tiefer ist die Dynamik im Körperinnern begraben.» (Rowan & Dryden, 1988, S. 193)

Die Massage soll das Wahrnehmungsvermögen des Patienten für sein Inneres sowie sein Ich-Bewusstsein schärfen. Der Patient wird somit in die Lage versetzt, zu den inneren Erregungen, welche die unerbittlichen Strömungen der libidinösen Lebenskraft sind, Kontakt aufzunehmen und darauf zu reagieren. Die Massage wird somit als ein entscheidende Form der Kommunikation im tiefsten Innern des ganzen Menschen betrachtet.

Der Begriff «biodynamische Vegetotherapie» beschreibt einen Prozess zur Förderung freier Assoziationen mit Gedanken, Gefühlen, körperlichen Empfindungen und Bewegungen. Es handelt sich um eine Art echter Bewegung auf biologischer und emotionaler Ebene, wobei Therapeut und Klient auf spontane körperliche Bewegungen oder innere Empfindungen achten. Wurden solche Regungen aufgespürt, versucht man, diese auszudehnen und in ihrem ganzen Ausmaß fühlbar zu machen; sie sollten voll ausgelebt werden. Das Hören auf die innere Stimme ist eine weit verbreitete psychotherapeutische Technik.

Zusammenfassend ist festzuhalten: Die Aufmerksamkeit der biodynamischen Arbeit ist auf unvollendete Zyklen emotionaler und physiologischer körperlicher Ladung und Entladung gerichtet, wobei der Mensch in seinem Körper lokalisiert wird.

Praktiker der Bioenergetik, Biosynthese und biodynamischen Therapie sind Vertreter einer schnell wachsenden Gruppe psychologisch ausgebildeter Therapeuten, die sich für die Arbeit mit dem Körper entschieden haben. All diese Disziplinen basieren auf recht ähnlichen, mehr oder weniger variierenden Modellen der psychosomatischen Integration. Seele und Leib stehen traditionell im Interesse unterschiedlicher und voneinander getrennter Disziplinen, die sogar unterschiedliche Sprachen sprechen. In jüngster Zeit jedoch kommt es immer mehr in Mode, von der Integration von Körper und Seele und von Seele und Körper zu sprechen. Um einer solchen Synthese mehr Gewicht zu verleihen, wäre es verlockend, diese schwerfälligen Begriffe durch «Selbst» zu ersetzen und die daraus erwachsenden Konsequenzen zu untersuchen. Kepner, ein Gestalt-Psychotherapeut, hat bereits eine detaillierte Untersuchung über die Auswirkungen einer solchen Übung vorgelegt. Sein Werk ist die am besten zugängliche und am tiefsten Einblick gewährende wissenschaftliche Abhandlung zur Integration von Körper und Seele. Nachfolgender Abschnitt orientiert sich stark an Kepners Beschreibung der Gestalt-Körperarbeit in Body Process: *Working with the body in Psychotherapy* (Kepner, 1993).

4.7 Gestalttherapie und das Selbst

Der Begründer der Gestalttherapie Frederick Perls war selbst ein Klient Wilhelm Reichs und interessierte sich ernsthaft für seine Theorien zur somatischen Psychotherapie. Wie auch die Therapie nach Reich ist die Gestalttherapie sehr biologisch geprägt und konzentriert sich in erster Linie auf die körperliche Erfahrung des Selbst; die Auseinandersetzung mit dem Unterdrücken des Ausdruck ist das zweite Anliegen dieser Therapieform. Da sich die theoretische Gestalttherapie mit dem Erleben von Empfindungen des verkörperten Selbst beschäftigt, eignet sie sich sowohl für das derzeitige Interesse an der Phänomenologie im medizinischen

Gedankengut als auch für den Eingliederungsprozess, der sich derzeit in den psychologischen Wissenschaften vollzieht.

Die Aufgabe der Gestalttherapie liegt in der schrittweisen Entwicklung des vollen Bewusstseins und des vollkommenen Besitzes der eigenen körperlichen Existenz. Wie schon Perls argumentiert auch Kepner, der Terminus «Panzer» (z. B. in Körperpanzer) sei negativ belegt, weil Muskelkonstriktionen den kreativen Ansatz des Patienten zur Integration physischer und emotionaler Beschimpfungen in das Selbst widerspiegelten. Die Körperarbeit sollte im Gegensatz zu Reichs Prinzip, «den Widerstand gegen gesundes Funktionieren zu brechen», nicht aufdringlich und militaristisch geprägt sein, sondern vielmehr das Wieder-Fühlen und Wieder-Besitzen jener Teile des Selbst beinhalten, die bis dahin zur Erhaltung der Funktion bei Beschimpfungen genutzt wurden. Don McFarland (McFarland, 1988), ein erfahrener Körpertherapeut und Begründer der Technik der «Körper-Harmonie», betont, dass Körpertherapeuten ihren Patienten niemals Schmerzen zufügen dürfen. Vielmehr sollten sie daran arbeiten, Spannungen zu lindern und aufzulösen, ohne dabei etwas zu tun, was seitens des Patienten auf Ablehnung stößt. Für Therapeuten sind die emotionalen Bedeutungen von Körperhaltung und Spannung in der Gestalttherapie ebenso wichtig wie der Ausdruck, den sie verhindern. Anstatt zerstört zu werden, müssen diese Widerstände wieder in das Selbst integriert werden, um ein ganzheitlicheres Funktionieren zu ermöglichen.

Kepner beschreibt ausführlich den sich in den Gesellschaften der westlichen Welt vollziehenden Prozess der Entkörperung des Menschen, und zwar ganz besonders mit Blick auf verstoßene oder verleugnete Teile des Selbst. Er weist darauf hin, dass, wenn wir «Ich» sagen, wir auf ein Selbst verweisen, das offensichtlich unabhängig von unserem Körper existiert. Und wenn wir «mein Körper» sagen, dann ist es so, als ob wir von unserem Eigentum, z. B. von unserem Auto, sprächen. In Bezug auf unseren Körper existiert folglich eine Ich-Es-Beziehung, es gibt aber kein Wort, das in Hinblick auf das Selbst explizit den Körper einbezieht. Unsere Sprache unterstützt unsere Auffassung, dass Körper Objekte sind; dass mein Körper etwas ist, was mir geschieht und nicht ich es bin, das geschieht (Kepner, 1993, S. 7). Von körperlichen Erfahrungen ausgeschlossen zu sein bedeutet, dass uns etwas zu passieren scheint – folglich fühlen wir uns außer Kontrolle, fragmentiert oder desensibilisiert. Wir können uns selbst nicht fühlen.

Den Körper als «es» zu bezeichnen hat zur Folge, dass wir uns selbst zu weniger machen als wir in Wirklichkeit sind, weil wir einen Teil von uns aus unserem Bewusstsein streichen. Wenn ich darum kämpfe, die Probleme der Beziehungen zu lösen und ein bedeutungsvolles Leben zu leben, dann ist der Körper in diesem Kampf irrelevant, weil «Ich» nicht meinen Körper einschließt. Nichts jedoch könnte mehr von der Wahrheit entfernt sein.

> «Unser Leben drückt sich nicht nur in Gedanken und Vorstellungen aus, sondern auch in Bewegen, Halten, Fühlen und Ausdrücken. Wie können wir die grundlegend physische Natur des Menschen in einem Beruf [Psychotherapie] ignorieren, in dem das Ziel die Heilung des Selbst, des ganzen Menschen ist?» (Kepner, 1993, S. 1)

In der Gestalttherapie steht das Konzept des verkörperten Selbst folglich im Mittelpunkt. Da diese Sichtweise eindrucksvoll für die Integration des Körpers in das Konzept des Selbst eintritt, was bis jetzt als «schwer fassbar und ephemer» galt, ist sie besonders für Körpertherapeuten von großem Nutzen. Es soll jedoch darauf hingewiesen werden, dass Gestalttherapie das Selbst nur als einen Prozess sieht, ihm aber keine Eigenständigkeit zuspricht. Das Körper-Selbst der Gestalttherapie berücksichtigt eine anspruchsvolle wissenschaftliche Arbeit über die Natur von Erregung und Rückzug – und hier liegt die große Stärke –, aber der eine oder andere mag die Reduzierung der menschlichen Natur auf bloßes transaktionales Funktionieren als restriktiv empfinden. Natürlich ist es das simple biologische Funktionieren, das für den Körpertherapeuten so tastbar ist. Und da die Gestalttheorie zu diesem Thema so viel zu sagen hat, ist sie es wert, eingehend untersucht zu werden.

Für Körpertherapeuten und Gestalttherapeuten ist entscheidend, dass der Körper tatsächlich der Ort oder Sitz des verleugneten Selbst ist; das Körper-Selbst ist der verleugnete Teil des Selbst. Warum eigentlich? Weil die Funktionen, die es zu verstecken gilt, entweder ausschließlich physischer Natur sind oder aber in ihr wurzeln. So ist es möglich, Empfindungen wie Liebe, Wut etc. körperlich abzutöten, indem man ihnen Spannung entgegensetzt und Muskelbewegungen, die normalerweise mit diesen Empfindungen verbunden sind. Auf diese unterdrückende und maskierende Wirkung der Muskeln wurde bereits im vorhergehenden Abschnitt eingegangen. Und da Affekt und Emotionen nun einmal körperliche Phänomene sind, ist das Verleugnen des emotionalen Lebens logischerweise auch mit dem Verleugnen des Körper-Selbst verbunden. Und weil Emotionen in expressiven Muskelbewegungen heranreifen und sich entfalten, verleugnen wir unser Körper-Selbst, wenn wir emotionalen Ausdruck in Form von Bewegungen unterdrücken. Und da es die Bewegung ist, die der Emotion Bedeutung verleiht, d.h. dem Bedürfnis entspricht, mit der Umwelt in Kontakt zu treten, werden Bedeutung, Verständlichkeit und Signifikanz der Emotionen zusammen mit dem Körper verleugnet. Schmerz und Sexualität werden aus denselben Gründen zurückgewiesen (Kepner, 1993, Kap. 2).

Da die Körpersprache keine verbale, sondern – wie bereits dargelegt – eine kinästhetische, symbolische, irrationale und emotionale ist, scheint das Körper-Selbst unsensibel und aus diesem Grunde nicht verbal fassbar zu sein. Auf der anderen Seite jedoch wird das «Ich», das offensichtliche Selbst, sofort mit emotionslosen Gedanken und intellektuellen Prozessen identifiziert.

Aus der Vielzahl unterschiedlicher Techniken, derer sich Gestalttherapeuten zur Förderung der Wahrnehmung körperlicher Empfindungen bedienen, beschreibt Kepner eine einfache Übung für das körperliche Ich-Bewusstsein (Kepner, 1993, S. 8) und beginnt damit, empfundene Spannung in den Schultern einem Prozess des Selbst zuzuschreiben. So wird beispielsweise aus der Äußerung «Ich spüre Spannung in meinen Schultern» der Satz «Ich spanne meine Schultern». Viele Menschen widersprechen der Auffassung, dass sie ihre Schultern anspannen, auch wenn klar ist, dass es niemand anders für sie tut. Sie widersprechen, weil sie darauf beharren, die Ich-Es-Haltung ihrem Körper gegenüber beizubehalten. Spannung ist eine selbstorganisierte Handlung, die als Reaktion auf einen Reiz entsteht. Möglicherweise erlebe ich den Akt des Anspannens meiner Schultern nicht stark genug als mein eigenes aktives Handeln und erkenne somit nicht, dass ich es bin, der diese Handlung ausführt.

Anschließend werden Subjekt und Objekt miteinander verschmolzen; «Ich spanne mein Selbst an, ich bin in meinen Schultern verspannt» usw. Der Therapeut ermuntert den Patienten zur Verwendung neuer Umschreibungen für die Empfindung – z. B. komprimieren, beinhalten etc., jedoch mit Hilfe der Verbalstruktur, nämlich «Ich beinhalte mich selbst, und das ist meine Existenz». Ziel ist es, die Wirkung zu spüren, die aus der Betrachtung des eigenen körperlichen Zustand als Spiegel des eigenen existentiellen Zustands erwächst, was wiederum die erneute Inbesitznahme abgespaltener Teile des Selbst fördert. Bei Menschen, bei denen diese Übung nicht funktioniert, wird diesem Misserfolg auch ein körperlicher und existentieller Ausdruck verliehen: «Ich fühle mich nicht wohl dabei, auf meinen Körper zu achten, und das ist mein Leben», oder aber: «Mein Körper ist unbedeutend, und das ist meine Erfahrung», «Ich fühle nicht viel meiner selbst, und das ist meine Erfahrung» usw.

Am intensivsten beschäftigt sich die Gestalt-Theorie jedoch mit dem Erfahrungskreislauf, einem Prozess, der das Bewusstwerden von Bedürfnissen und das Bewegen des Körpers zur Kontaktaufnahme mit der Umwelt einschließt, um eigene Bedürfnisse zu stillen, um Befriedigung zu erfahren und schließlich durch Rückzug den Zyklus zu beschließen. Im Gegensatz zu anderen in diesem Kapitel beschriebenen Zyklen basiert dieser nicht auf der Kampf- oder Flucht-Reaktion, sondern ist viel allgemeiner und viel anspruchsvoller. Ich möchte an dieser Stelle nicht noch einmal auf das zugrunde liegende Konzept eingehen. Seine Bedeutung für Praktiker der manuellen Medizin liegt in der ausführlichen Beschreibung der unterschiedlichen Arten körperlicher «Verleugnung», die auftreten kann, wenn der Erfahrungskreislauf an einer bestimmten Stelle unterbrochen wurde. Unterbrechung ist folglich da mit beeinträchtigten Empfindungen und Bewegungen verbunden, wo ein kompliziertes Kontinuum von Empfindungen zu Bewegungen und wieder zurück zu (neuen) Empfindungen existiert.

4.8 Eine psychoanalytische Erklärung der manuellen Therapie

Randell (1992, unveröffentlichter Vortrag 1997) schlägt ein psychoanalytisches, osteopathisch-klinisches Grundprinzip vor, auf das bereits hingewiesen wurde, jedoch am Ende dieses Kapitels eingehender untersucht werden soll. Randell behauptet, dass Osteopathen (und andere manipulativ tätige Praktiker) im Gegensatz zu Ärzten, die hervorragend bei «surgically unstable spinal disease» Abhilfe schaffen (eine bis dato nicht belegte Annahme), in Wirklichkeit Hypnotiseure sind, deren Einflussbereich sich auf psychisch bedingte Erkrankungen erstreckt. Mit dieser Aussage stellt Randell mindestens zwei geläufige Behauptungen auf: 1. Die Ursachen der Probleme, mit denen sich manipulative Therapeuten auseinander setzen, sind im Großen und Ganzen psychologischer Natur; und 2. das der Osteopathie zugrunde liegende mechanische Grundprinzip ist naiv und unwahr.

Randell behauptet, dass «biopathische körperliche Fixierungen und Rigiditäten (also die von Osteopathen diagnostizierten Störungen) somatisierte Abwehrhaltungen gegen primitive Ängste sind». Diese Abwehrhaltungen entstehen, wenn «die Kraft der kindlichen libidinösen Erregung entweder auf emphatische Nichtakzeptanz oder aber auf widernatürlich frühe Stimulation durch Eltern oder eine andere Bezugsperson stößt.»

Einige der natürlichen kindlichen Verlangen nach Ausdruck der eigenen Persönlichkeit, Versicherung und Schutz, die mit expansiven Bewegungsmustern, glandulärer Stimulation und begleitenden Empfindungen einhergehen, sind verboten oder überreizt. Die daraus resultierende Blockade oder Unterdrückung des normalen Ausdrucks ist ein Trauma, das sich durch «unwillkürliche muskuläre Spannung und Rigidität äußert, diese Empfindungen bindet [zum Schweigen bringt] und somit vor seelischem Schmerz und seelischem Leid schützt.»

Da diese Prozesse auf einer präverbalen Ebene initiiert wurden, handelt es sich bei diesem Merkmal somatischer Charakterstruktur um ein erlerntes, konditioniertes Empfindungskontinuum und ein motorisches Tabu. Das bedeutet, dass bestimmte Arten von Arousal und Verlangen nach Motilität aus Angst vor der Freisetzung traumatischer Impulse und Empfindungen gehemmt werden. Tabu sind Bewegungen, die das Kind nicht ausführen *will* und Empfindungen, die das Kind sich selbst aus Angst vor elterlicher Missbilligung nicht gestatten *will*. Im Zuge seiner Entwicklung wird das «will nicht» für das Kind zu einem «kann nicht», weil es aus der Vielzahl möglicher Bewegungen und Gefühle ausgesondert wurde. Dem Kind bleiben die normalen Reaktionsmechanismen in Form von angemessener Erhöhung des Muskeltonus und anderen Gewebeentsprechungen verschlossen.

Nach Randells Theorie repräsentiert ein Großteil wenn nicht sogar die gesamte somatische Dimension der Charakterstruktur (derer sich die Osteopathie und vergleichbare Therapieformen offensichtlich widmen) den verinnerlichten Willen oder das Ego des Elternteils. Der elterliche Wille verunreinigt somit das kindliche Gewissen und dessen Einfluss auf körperliches Leben, Struktur und Funktion.

4.8.1 Übertragung auf die Beziehung zwischen Patient und Therapeut

Damit sie gelöst werden können, müssen die Hemmungen und Unterdrückungen, d. h. die Veränderungen des kindlichen und später des Erwachsenenlebens, die früher von den Eltern erzwungen wurden, ebenfalls einer Autorität unterworfen werden. So ist es eine Voraussetzung, dass der Patient während der Sitzung das Imago des Elternteils auf den Therapeuten überträgt. Gleichzeitig ist der Patient in Randells Worten «in seiner Rolle als Kind gefangen». Die Theorie basiert auf der Erschaffung einer Eltern/Kind-Beziehung und keiner Erwachsener/Erwachsener-Beziehung.

Dieser Übertragungsprozess wird durch zahlreiche Merkmale der normalen Konsultation unterstützt – besonders jedoch durch Macht-Diskrepanz. Macht-Diskrepanz existiert in folgenden Situationen: Der Patient entkleidet sich, ist entkräftet, wird von einem Menschen mit geheimnisvollem Wissen, höherem Status, vielleicht auch höherem sozialen Standing etc. bewegt und behandelt. Der geschwächte und nicht willensstarke Patient unterwirft sich deshalb leichter dem Einfluss eines neuen, stärkeren Willen des Therapeuten. Der Patient ist stets gehalten, sich während der Behandlung so gut wie nur möglich zu entspannen (eine Ausnahme bilden Behandlungsstadien, die den Muskeleinsatz des Patienten erforderlich machen). Dies verringert den Einfluss des *motorischen* Körper-Selbst («Das Ego ist vor allem und in erster Linie ein Körper-Ego», Freud 1927). Da das Ego seinen finalen, äußeren Ausdruck in der Bewegung findet, verliert es bei gedämpftem Bewegungsdrang für die gesamte Interaktion erheblich an Bedeutung und reduziert sich auf eine verbale Interaktion (die auf ein Mindestmaß beschränkt ist).

Das kindliche Bedürfnis nach Körperkontakt hält auch im Erwachsenenalter an und wird wahrscheinlich in stressigen Situationen oder in Zeiten des Verlust stärker, wenn alte Gefühle der Bedrohung wieder erwachen. Die Tendenz des Selbst bei Passivität und Fremdbestimmung oder bei Krankheit in einen kindähnlichen Zustand der Hilflosigkeit zurückzukehren, fördert im Geiste des Patienten zweifellos das Entstehen einer eltern-/erwachsenenähnlichen Beziehung sowie eines hypnotischen Bewusstseinszustands. Wenn die im Therapieverlauf ausgeführten Bewegungen rhythmischer, repetitiver Natur sind, verstärkt sich die hypnotisierende Wirkung noch, da sie im Körpergedächtnis kindliche Erinnerungen an die wiegenden Bewegungen der Mutter hervorrufen (vgl. Kap. 3). Die von den «geeigneteren Händen» des Therapeuten auf den Körper des in einen kindähnlichen Zustand zurückversetzten Patienten ausgeführten Bewegungen sind alles andere als rein mechanische reparierende Handgriffe. Im Gegenteil, sie stellen für den Patienten neue, präverbale motorische Manipulationen und Empfindungen dar, welche die ursprünglich autosuggestiven Inhibitionen lösen und den vom Patienten selbstauferlegten Bann zu brechen vermögen.

Mit der Beschreibung der beiden entgegengesetzten Behandlungstypen gewährt Randell auch der freudschen Sexualwissenschaft Eingang in seine Theorie. Die «Vater»-Hypnose geht einher mit kraftvoller Suggestion, wobei die Manipulationen abrupter und fester sind und eventuell von Angst, Schock und kathartischen Phänomenen begleitet werden. Die «Mutter»-Hypnose geht einher mit verführender Suggestion, wobei die Techniken sanft und langsam ausgeübt werden; auch das Halten des Patienten gehört dazu; für die Mutter-Hypnose eignen sich z. B. funktionale oder Kranio-Sakral-Techniken. Da diese Bewegungen von elterlichen Autoritätspersonen ausgeführt oder unterstützt werden, werden sie auch vom Körper-Selbst zugelassen. Der manipulativ tätige Praktiker wird für den Patienten folglich immer ein Elternersatz sein.

Nach obigen Erläuterungen sollte diese Theorie dem Leser nun vertraut geworden sein. Für die Weiterentwicklung jeder psychosomatischen Theorie in der manipulativen Therapie ist die Frage nach der Art der Beziehung zwischen Therapeut und Patient von ganz besonderer Bedeutung. Latey (1997 a, personal communication 1997) beispielsweise lehnt die Auffassung ab, eine Eltern-/Erwachsener-Resonanz sei auf jeden Fall erstrebenswert. Seiner Meinung nach läuft eine solche Beziehung Gefahr, unrealistische und wenig dienliche Aspekte in die therapeutische Beziehung einzubringen und somit eine angemessene Lösung permanenter psychosomatischer Probleme zu vereiteln. Latey betont nachdrücklich, dass Praktiker mit allen Mitteln dagegen ankämpfen müssen, in den Augen des Patienten als Vater- oder Mutterfigur, Liebhaber, Autoritätsperson oder Kind gesehen zu werden, um den therapeutischen Fortschritt nicht zu gefährden (Latey, 1997 a, c). Lateys Auffassung ist insofern besonders wesentlich, als sie möglicherweise stellvertretend für die meisten progressiven psychosomatischen Denkansätze in der manuellen Therapie steht. Es ist jedoch zwingend erforderlich, seine Sichtweise der Gegenübertragung mit der Argumentation für den Einsatz des in der manuelle Therapie wieder erweckten infantilen Körpergedächtnisses zu versöhnen.

4.8.2 Braucht die manuelle Therapie die Psychologie?

Durch Übertragung der Ich-Kontrolle über körperliche Bewegungen in die «fähigeren Hände» des Therapeuten überlässt der Patient den Teil seines Unbewussten, das körperliche Bewegungen und Empfindungen organisiert, dem direkten Einfluss des Therapeuten. Bewegungen und Empfindungen, die sich im Körper des Patienten als Ergebnis der therapeutischen Arbeit einstellen, sind folglich für die Ebene des Unbewussten von besonderer Bedeutung. Sie können durch frühe elterliche Beziehungen eingegrenzt sein. Randell behauptet, dass in der manuellen Therapie auf jeden Fall eine Übertragung stattfindet (eine Behauptung, die keineswegs neu ist), die man nutzen sollte, und dass sie erklärt, wie die manipulative Therapie funktioniert. Wenn sich diese Behauptung als richtig erweisen sollte, dann muss der manuelle Praktiker

- sich die Grundlagen der Tiefenpsychologie aneignen und
- sich selbst auf ein Minimum an Selbstreflexion beschränken, um mit der Übertragung arbeiten und die Behandlung vorantreiben zu können.

Unter diesen Umständen würde die Notwendigkeit der Supervision in der manuellen Medizin zu einem zentralen Anliegen.

Randell ist der Meinung, dass theoretische und praktische Kenntnisse der Tiefenpsychologie erforderlich sind, damit die praktische manuelle Therapie von einer partitiven Pseudowissenschaft in eine anerkannte Disziplin überführt werden kann. Eine Disziplin, die in der Lage ist, die «epidemieartige Ausbreitung psychogener, somatisierender Erkrankungen, welche die orthodoxen medizinischen Dienste zu überfluten droht», nachhaltig einzudämmen (Randell, 1992).

Die Theorie bestätigt also, dass manuell oder manipulativ tätige Praktiker eine deutlich engeren Beziehung zum Patienten und einen stärkeren Einfluss auf die unbewussten Aspekte seiner Psyche ausüben als bisher vermutet. Diese Theorie impliziert, dass die Psyche, ebenso wie der menschliche Körper, im Verlauf einer manuellen Therapie manipuliert werden kann. Die Auffassung, ein Körpertherapeut arbeite explizit als elterlicher Archetyp, ist höchst umstritten. Für den modernen Patienten mit ethischem Bewusstsein, Streben nach Autonomie, informierter Einwilligung und nicht bevormundender Intervention kann dass psychologische Powerplay und die ihm innewohnende Gefahr des Missbrauchs Anlass zur Sorge sein. Es gibt bereits zahlreiche energische Einwände gegen den Einsatz von Macht und Übertragung in der Psychotherapie (Masson, 1990, 1992).

Randell vertritt die Meinung, dass die Fixierungen der Körperpanzerung für zahlreiche strukturelle pathologische Erscheinungen sowohl im muskuloskelettalen als auch im viszeralen Gewebe anfällig machen. Deshalb ist eine einfühlsame manipulative Therapie immer dort das Mittel der Wahl, wo überempfindliches neuromotorisches Gewebe lokalisiert wurde. Er ist überzeugt, dass diese Theorie hilft, Dysfunktionen des kardiovaskulären, respiratorischen und gastrointestinalen sowie des muskuloskelettalen Systems (wobei es allen an vernünftigen ätiologischen Theorien in orthodoxen Schriften mangelt) zu verstehen. In dieser Hinsicht unterscheidet er sich nicht von den anderen, in diesem Kapitel vorgestellten Psychosomatikern. Keiner jedoch vermag die Theorie in einen so klassisch freudschen Kontext zu stellen, und keiner hat sich wirklich bemüht, die Argumentation bzgl. der Ätiologie auf eine biologische Basis zu stellen.

Randells Sichtweise vernachlässigt die Möglichkeit, dass auch von außen einwirkende traumatische mechanische Kräfte – mit oder ohne Unterstützung anderer äußerer Umstände -für myofasziale Hypertonie verantwortlich sein können. Er unterstellt, dass in erster Linie psychologische Faktoren ursächlich sind. Andere Faktoren spielen eine relativ unbedeutende Rolle. Diese Unterstellung ruft uns die Tatsache in Erinnerung, dass umgekehrt die physiologisch-mechanisch orientierten Theoretiker die psychodynamischen Faktoren vernachlässigen.

4.9 Zusammenfassung der Kernpunkte

In diesem Kapitel wurde/n

1. dargelegt, welche psychologisch bedeutsame Rolle der Einsatz der Berührung und deren Verweigerung in der Psychotherapie spielt. Dieser Erkenntnis verdanken wir die Möglichkeit, die der manuellen Therapie zugrunde liegende Dynamik in psychologischer Hinsicht neu zu verstehen;

2. die Auffassung in Frage gestellt, dass muskuläre Hypertonie normalerweise nicht von zentral gesteuerten, psychologischen Prozessen verursacht wird (eine Ausnahme bilden offensichtliche Gewebsschädigungen);

3. unterschiedliche psychologische Ansichten zum Körper und seiner Entwicklung untersucht. Diese lassen stark vermuten, dass emotionale Phänomene hinsichtlich Struktur und Funktion des Körper-Selbst ursächlich sind. Außerdem wurde auf die Aussage hingewiesen, dass die Körpergestalt eine bestimmte Bedeutung hat;

4. kurz auf verschiedene Modelle eingegangen, die sich um eine Integration von Seele und Leib in die psychotherapeutisch orientierte Körperarbeit und die manuelle Medizin bemühen.

4.10 Schlussfolgerungen

Körperorientiert tätige Psychotherapeuten beschäftigen sich mit schmerzhaften Empfindungen und muskulären Spannungen, mit denen sich auch Körpertherapeuten regelmäßig auseinander setzen müssen. Diese Aussage wurde bisher nicht weiter untersucht. Dennoch erscheint es mir wenig sinnvoll zu unterstellen, dass die Patienten dieser beiden Disziplinen hinsichtlich ihrer grundlegenden körperlichen Beschaffenheit markante Unterschiede aufweisen – vor allem in Hinblick auf die Ätiologie muskulärer Hypertonie. Viel wahrscheinlicher ist doch, dass sich die Patienten für die Praktiker entscheiden, von denen sie sich den größten Nutzen erhoffen. Für ihre jeweilige Entscheidung werden sie sicherlich ganz bestimmte Gründe haben; wahrscheinlich spielen hierbei die ihnen innewohnenden Qualitäten des Selbstbewusstseins eine Rolle.

Körperorientiert arbeitende Psychotherapeuten behaupten, dass allein durch Bewusstwerden abgetrennter Bereiche des Selbst, die im Großen und Ganzem im Körper zu lokalisieren sind, der Patient erkennt, dass er selbst es ist, der die Spannungen und unangenehme Gefühle auslöst, und nicht irgendeine mysteriöse und isolierte äußere Kraft («das Bein ist steif»). Der Schwerpunkt ihrer Arbeit liegt folglich in der Aufgabe, dem Patienten seinen Körper als Selbst wieder ins Bewusstsein zu bringen. Dies erfordert vollste kognitive Partizipation seitens des Patienten, und zwar sowohl in den verbalisierten aus auch den körperorientierten Abschnitten der Therapie. Eine der Stärken solcher Gedanken liegt im besseren Begreifen von Mustern muskulärer Rigidität, für die es keine anderen vernünftigen Erklärungen gibt.

Dieser Punkt spiegelt sich auch in Ledermans Arbeit wider (vgl. Kap. 2). Lederman schließt aus seinen Untersuchungen, dass da, wo motorische Funktionen und nicht nur bestimmte Gewebeeigenschaften (strukturelle Gewebeschädigungen als Folge mechanischer Belastung und Überbeanspruchung) behandelt werden sollen, der Patient sich aktiv in Rehabilitation und manuelle Therapie einbringen muss, weil das motorische System sich nicht durch ausschließlich passive Manipulationen verändern lässt. Ganz besonders wirkungslos sind «Behandlungen, die das niedere motorische System zu stimulieren suchen» (Lederman, 1997, S. 145). Laut Lederman ist die zentrale, kognitive Kontrolle vorrangig und muss in jedem Fall in die manuelle Therapie einfließen, damit bestmögliche Ergebnisse erzielt werden können. Das heißt, dass es allein durch direkte Einbeziehung der Psyche möglich ist, genau diejenigen plastischen Veränderungen im neuromuskulären Tonus zu initiieren, die dann ihrerseits sichtbare Veränderungen in Körperstruktur und -haltung bewirken können. «Möglicherweise ist die einzige Behandlungsmethode mit Langzeitwirkung diejenige, die mit dem Patienten kommuniziert und ihn zu Bewegungen ermuntert, die kognitiv und willensmäßig gesteuert werden» (Lederman, 1997, S. 145). Diese Sichtweise hat große Ähnlichkeit mit der Gestalttherapie.

Sollten die der Gestalttherapie und Ledermans Denkansatz zugrunde liegende Theorien hinreichend erklärend sein, würde das bedeuten, dass die manuelle Therapie in ihrer derzeit praktizierten Form nicht die ihr zugeschriebenen Verbesserungen bei Haltungs-, muskulären und viszeralen Problemen erzielen kann. Das hieße, sie sei nicht in der Lage, die Veränderungen im motorischen Tonus zu erzielen, die für das Einsetzen des Heilungsprozesses notwendigen sind. Stattdessen kann die manipulative Therapie ausschließlich im Rahmen mechanischer Beanspruchung und Überbelastung des Muskelgewebes operieren, weil jede Art von Beeinflussung des motorischen Systems nur mit Hilfe von Kognition und Willenskraft des Patienten sowie vorzugsweise aktiven Bewegungen erfolgen kann. Die meisten Körpertherapeuten arbeiten jedoch nicht so.

Stattdessen sind manipulative und sonstige manuelle Therapieformen, die mit Techniken am passiven Patienten arbeiten, die Norm und sind seit mehr als einem Jahrhundert durchaus wirksam. Wenn man Berichten über regelmäßige und beachtliche Veränderungen des Muskeltonus und über Abschwächung überreizter Rückenmarksreflexe, verursacht durch passive Behandlung, Glauben schenken darf (was angesichts der palpatorischen Fähigkeiten der Praktiker durchaus sinnvoll erscheint), dann muss es neben der rein mechanischen Wirkung, welche die Manipulation auf das Körpergewebe ausübt, noch etwas anderes mit gewichtiger Bedeutung geben. Anders ausgedrückt: Wenn das Selbst an der Zurückführung neurologisch getrennter Körperfunktionen beteiligt sein muss, dann muss auch die manuelle Therapie mit den höheren Zentren des unbewussten Selbst arbeiten. Das muss jedoch nicht mit der explizit bewussten Integration früher verleugneter Teile des Selbst verbunden sein. Motorische Veränderungen können sich spontan einstellen, weil das kognitiv-emotionale Selbst involviert ist – jedoch auf einer vegetativen und vorbewussten Ebene.

Das heißt, dass die Fähigkeit der manuellen Therapie, unbewusste psychologische Ereignisse zu aktivieren, bisher maßlos unterschätzt wurde – und zwar von allen Bereichen der manuellen Medizin. Es ist wahrscheinlich, dass nicht simple reflexauslösende Mechanismen, sondern eben diese Ereignisse für die positiven Veränderungen im motorischen System verantwortlich sind.

Diese bedeutende Schlussfolgerung würde mit Lateys Aussage übereinstimmen, dass psychotherapeutische Techniken in der manuellen Therapie nicht erforderlich sind, auch nicht für die Behandlung anhaltender psychosomatischer Störungen (Latey 1997 b, c), weil Integration und Heilung sich auf einer unbewussten Ebene als Folge der besonderen Mischung aus Körperarbeit und einfacher, aufmerksamer und gereifter Konversation (die auch humorigen und metaphorischen Sprachgebrauch einschließt) zwischen zwei erwachsenen Menschen vollziehen können (Latey, 1997 b, c, d). Latey behauptet, dass dieser Prozess durch

Übertragung und Regression gestört wird und dass diese beiden Phänomene völlig überflüssig sind. Dennoch erwähnt Latey seine Bezugnahme auf Tiefenpsychologie und Psychoanalyse und aus seinen Schriften geht nicht eindeutig hervor, ob zu seinen Techniken nicht auch verbale Interventionen der Art zählen, die ein Psychotherapeut als für seine Arbeit typisch bezeichnen würde.

Die Schlussfolgerung würde aber auch mit Randells Umschreibung der manipulativen Therapie als eine Form der Hypnotherapie übereinstimmen, wobei letztere jedoch ihre Basis in Übertragung und Regression sieht. Eine der bedeutenden offenen Fragen zur manuellen Therapie – als psychologisch maßgebliche Therapie – betrifft die Natur der Beziehung zwischen Patient und Therapeut und das Problem, wie diese Beziehung zu gestalten ist.

Die Auffassung, dass die manuelle Therapie psychologisch bedeutsam ist, würde auch mit einer Theorie über das wahrhaft integrierte Selbst harmonieren. Psychotherapeuten und Psychoanalytiker haben schon immer behauptet, dass das Selbst durch psychotherapeutische Konversation unterschiedlichster Form, Heilung erfahren kann, ohne dabei explizit den Körper einzubeziehen oder direkt auf ihn einzuwirken. Wenn das Selbst ein unitarisches Körper-Selbst ist, dann steht auch dem Umkehrschluss nichts entgegen – nämlich dass gefühlvolle Körperarbeit ohne Verwendung explizit psychotherapeutischer Techniken ebenfalls die Heilung desselben Selbst fördern kann. Wenn mentales und physisches Selbst eine Einheit bilden, dann sprechen auch beide zusammen sowohl auf psychologische als auch auf somatische Therapieformen an. Dass dem so sein muss, geht aus der Auffassung hervor, dass schon der leichteste Stimulus – wenn er richtig platziert wurde – den Heilungsprozess in Gang zu setzen vermag. Auch David Taylor Reillys Konzept und Praxis der «therapeutischen Konsultation» vertraut auf machtvolle, ganzheitliche Wandlungen zutiefst heilender Natur mit Hilfe scheinbar äußerst geringer Aktivität seitens des Arztes (Reilly, 1996).

Untersuchungen hinsichtlich Struktur und Funktion des Gehirns lassen vermuten, dass alle viszeralen, humoralen und sonstige autonome Funktionen neben motorischen und sensorischen Funktionen in der Großhirnrinde repräsentiert sind. Der Geist in Form des Gehirns kann deshalb aus der Erklärung krankhafter Prozesse nicht ausgeschlossen werden, weil der Neocortex somatische Ereignisse, die permanent über afferente Systeme einströmen, ermitteln, registrieren und kategorisieren kann. Laut der Frankl-Randellscher Theorie zur psychosomatischen Biopathie (Randell, unveröffentlicher Vortrag, 1997) ist die Existenz dieses Empfindungskontinuums, welches dem Geist gemeldet wird, eine notwendige Voraussetzung für Entladung und Ausdruck angemessener Reaktionen darauf. (Diese instinktiven Bedürfnisse werden von den von der Facies medialis des Stirnlappens ausgehenden Assoziationsfasern codiert). In Fällen, in denen das Individuum wiederholte psychologische Traumen erlitten hat, sind diese Repräsentationen körperlicher Wahrnehmungen chronisch gehemmt und die Reizreaktionen darauf paralysiert. Als kompensatorische Reaktion auf diese blockierten neuronalen Energien entwickelt sich ein Zustand chronischen Hyper-Arousals im vorderen cingulären Bereich, was eine chronische, jedoch inkohärente efferente Entladung in das Soma zur Folge hat. Das heißt, das präfrontale System überträgt inkongruent neuronale Ereignisse, von denen es fürchtet, sie würden abgelehnt, wenn sie kongruent ausgedrückt werden könnten. Dieser unangemessene und chaotische neuronale Ausstoß in die effektorischen Systeme erklärt nicht nur chronische Muskelhypertonie, sondern liefert auch eine Basiserklärung für alle psychosomatischen pathologischen Erscheinungen.

Wenn diese Erläuterung grundlegender Ereignisse richtig ist, dann müsste sich die allen Erläuterungen zur Psychosomatik zugrunde liegende Theorie (auf die im Verlauf dieses Kapitels hingewiesen wurde) – nämlich dass eine traumatische Unterdrückung des Gefühlslebens körperliche Dysfunktionen zur Folge hat – im Zuge neuer Erkenntnisse auf dem Gebiet der Neurologie und verbesserter bildgebender Verfahren zur Darstellung des Gehirns bestätigen. Ständig verbesserte Technologien auf diesem Gebiet machen die Integration psycho-neurologischer Zusammenhänge in die somatisch orientierten Therapien erforderlich. Nur so können störende Lücken in der Theorie vermieden werden. Die manuelle Medizin täte folglich gut daran, ihre Konzepte und Methoden zu überdenken. Wenn psychologische Merkmale durch Körperarbeit verändert werden können, dann wäre dies der Beweis für das Märchen von der Dualität von Leib und Seele. Zumindest würde diese Tatsache belegen, dass die Annahme von der getrennten Existenz von Leib und Seele im Großen und Ganzen für kulturell geprägte Konzepte des Seins Gültigkeit hat. Und wenn die in diesem Kapitel genannten Autoren mit ihrer Überzeugung, dem Fleisch psychologisches Leben zuzuschreiben, richtig liegen, dann stellt sich die Frage, ob manuelle Therapeuten ihre klinischen Grundprinzipien nicht mit einigen dieser Arbeitshypothesen bereichern sollten.

Jeder Mensch spricht durch seinen Körper diejenigen Einstellungen und Gefühle aus, die er sofort leicht und natürlich auszudrücken vermag und die von allen Mitmenschen verstanden werden (so sie derselben Kultur angehören). Aber jeder Mensch verrät durch seinen Körper ebenso ausdrucksvoll vergangene traumatische Ereignisse, Schockerlebnisse und Beschimpfungen, die zur Ausbildung bestimmter Muster – Rigidität, Einengung, gehemmte Bewegungen, neuronale Störungen, Stagnationen usw. – führten. Diese somatischen Codes können nur von Menschen verstanden werden, die eine dazu notwendige Beobachtungsgabe entwickelt haben. Körpertherapeuten, die über außerordentlich feine palpatorische Fähigkeiten verfügen, können viel mehr leisten und erforschen, als sie sich derzeit im Bereich menschlicher Not auszumalen vermögen. Dazu müssen sie jedoch von der Vorstellung, der menschliche Körper sei nichts weiter als ein mechanisches Werkzeug, Abschied nehmen und stattdessen psychologische Konzepte, die den Körper in das Selbst integrieren, in ihre Arbeit einbeziehen.

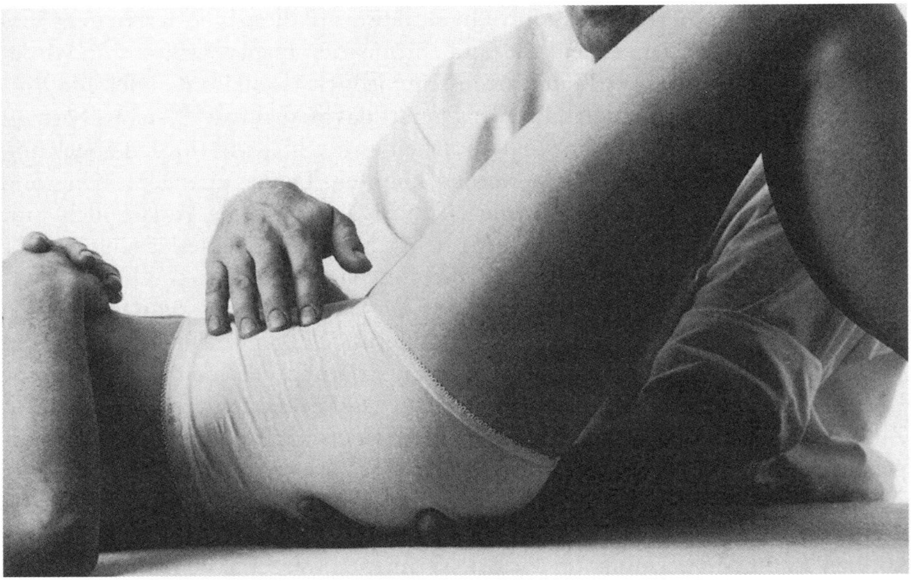

Literatur

Baron, R. J., 1992: Why aren't more physicians phenomenologists? In: Leder, D. (Hrsg.): The body in medical thought and practice. Philosophy and Medicine Series Bd. 43, Kluwer Academic Publishers, Dordrecht, S. 17–36

Boadella, D., 1987: Lifestreams: an introduction to biosynthesis. Routledge, London

Boadella, D., 1990: Biosynthesis. In: Rowan, J., Dryden, W. (Hrsg.): Innovative Therapy in Britain. Open University Press, Buckingham

Boyesen, G., 1982: The primary personality. Journal of Biodynamic Psychology 3: S. 3–8

Boyesen, G., 1985: Entre psyche et soma. Payot, Paris

Bradford, S., 1965: Role of osteopathic manipulative Therapy in emotional disorders: a physiologic hypothesis. Journal of the American Medical Association 64: S. 484–493

Chaitow, L., 1997: Palpation skills: assessment and diagnosis through touch. Churchill Livingstone, Edinburgh

Dunn, F., 1948: The osteopathic management of psychosomatic problems. Journal of the American Osteopathic Association 48 (4): S. 196–199

Freud S., 1927: The ego and the Id. Übers. J. Riviere. Hogarth, London

Hoffmann, S., Gazit, M., 1996: To touch and be touched in psychotherapy. Changes: An International Journal of Psychology and Psychotherapy 14 (2): S. 115–116

Hope Robertson, R. c., 1938: Booklet outlining a proposal for a British osteopathic mental hospital. In: Collins, M., 1994: Views of the past. British Osteopathic Journal 13: S. 42–43

Jehu, D., 1994: Patients as victims: sexual abuse in psychotherapy and counselling. John Wiley, Chichester
Keleman, S., 1985: Emotional anatomy, Center Press, Berkeley
Kepner, J. I., 1993: body process: working with the body in psychotherapy. Jossey-Bass, San Francisco
Kertay, L., Reviere, S. L., 1993: The use of touch in psychotherapy: theoretical and ethical considerations. Psychotherapy 30 (1): S. 32–40
Kurtz, R., Prestera, H., 1984: The body reveals. Harper and Row, New York
Latey, P., 1982: The muscular manifesto. Eigene Publikation, UK
Latey, P., 1996: Feelings, muscles and movements. Journal of Bodywork and Movement Therapies 1 (1): S. 44–52
Latey, P., 1997 a: Maturation – the evolution of psychosomatic problems: migraine and asthma. Journal of Bodywork and Movement Therapies 1 (2): S. 107–116
Latey, P., 1997 b: Basic clinical tactics. Journal of Bodywork and Movement Therapies 1 (3): S. 163–172
Latey, P., 1997c: The balance of practice: preparing for long-term work. Journal of Bodywork and Movement Therapies 1 (4): S. 223–230
Latey, P., 1997d: Complexity and the changing individual. Journal of Bodywork and Movement Therapies 1 (5): S. 270–279
Leder, D., 1990: The absent body, University of Chicago Press, Chicago
Lederman, E., 1997: Fundamentals of manual therapy. Churchill Livingstone, Edinburgh
Lowen, A., 1976: The language of the body. Macmillan, New York
Lowen, A., 1994: Bioenergetics. Arkana, New York
McFarland, D., 1988: Body secrets. Healing Arts Press, Los Angeles
Masson, J., 1990: Against Therapy. Fontana, London
Masson, J., 1992: Final analysis. Fontana, London
Painter, J., 1987: Deep bodywork and personal development. Bodymind Books, California.
Perls, F. S., Hefferline, R. F., Goodman, P., 1951: Gestalt therapy. Julian, New York
Randell, P., 1992: The crisis of clinical theory supporting osteopathic practice: a critique and new proposal. British Osteopathic Journal 9: S. 5–7
Reich W., 1933, 1991: Character analysis. Noonday Press, New York
Reilly, D., 1996: Creating therapeutic consultations. Tonband zum Vortrag anlässl. der Konferenz «The Placebo Response: Biology and Belief», University of Westminster, London (Tonbänder können beim Scientific and Medical Network, UK, angefordert werden)
Rowan, J., Dryden, W. (Hrsg.), 1990: Innovative therapy in Britain. Open University Press, Buckingham
Rutter, P., 1991: Sex in the forbidden zone. Mandala, London
Sayers, J., 1996: On kissing, touching and shaking hands. Changes: An International Journal of Psychology and Psychotherapy 14 (2): S. 117–120
Schwartz, H. S. (Hrsg.), 1973: Mental health and chiropractic – a multidisciplinary approach. Sessions, New York
Shaw, R., 1996: Towards integrating the body in psychotherapy. Changes: An International Journal of Psychology and Psychotherapy 14 (2): S. 108–114
Sheldrake, R., 1985: A new science of life: the hypothesis of formative causation. Anthony Blond, London

Southwell, C., 1990: The Gerda Boyesen method: biodynamic therapy. In: Rowan J., Dryden, W. (Hrsg.): Innovative therapy in Britain. Open University Press, Buckingham
Still, A. T., 1908: Autobiography. Vom Autor herausgegeben, Kirksvill, MO. Neudruck 1981, American Academy of Osteopathy
Whitfield, G., 1990: Bioenergetics. In: Rowan, J., Dryden, W. (Hrsg.): Innovative therapy in Britain. Open University Press, Buckingham
Wilson, J., 1982: The value of touch in psychotherapy. American Journal of Orthopsychiatry 52 (1): S. 65–72
Woodmansey, A. C., 1988: Are psychotherapists out of touch? British Journal of Psychotherapie 5 (1): S. 57–65

Ergänzende Literatur zur Psychologie: Biodynamische Therapie, Biosynthese und Bioenergetik

Boadella, D., 1985: Wilhelm Reich: the evolution of his work. Routledge & Kegan Paul, London
Boyesen, M. -L., 1974: Psycho-peristalsis 1: the abdominal discharge of nervous tension. Energy and Character 5 (1), S. 5–16
Boyesen, M. -L., 1975: Psycho-peristalsis V: function of the libido circulation. Energy and Character 6 (3): S. 61–68
The Collected Papers of Biodynamic Psychology, Bde. 1, 2, 1980: Biodynamic Publications, London
Journal of Biodynamic Psychology Nr. 1, 2, 3. Biodynamic Publications, London
Lowen, A., 1969: The betrayal of the body. Macmillan, London
Millenson, J., 1995: Mind matters: psychological medicine in holistic practice, Eastland Press, Seattle
Smith, E., 1985: The body in psychotherapy. McFarland, Jefferson
Southwell, C., 1982: Biodynamic massage as a therapeutic tool. Journal of Biodynamic Psychology 3: S. 40–54

5. Phänomenologie, Forschung und Ethik

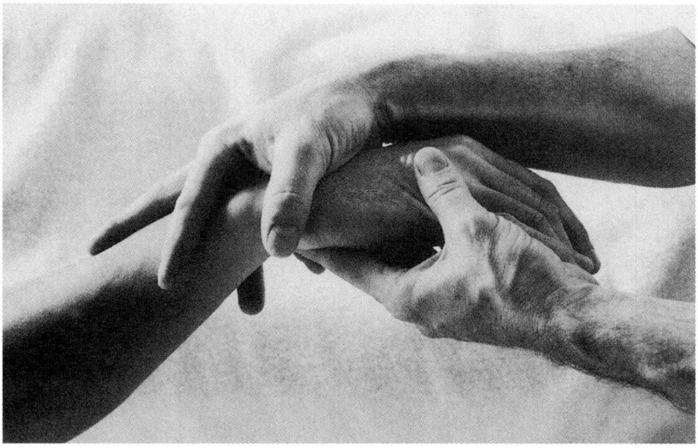

5.1 Phänomenologie

5.1.1 Die Perspektive

Die Phänomenologie beinhaltet den Gebrauch der Erfahrungssprache, um die Basis für philosophische Betrachtungen und folglich eine Grundlage für die Auseinandersetzung mit dem menschlichen Wesen zu schaffen. Die Phänomenologie ist insofern bedeutsam, als sie die Referenzbegriffe meidet, welche Leib und Seele voneinander trennen. Stattdessen verwendet sie eine andere Sprachstruktur. Sie spricht vom erlebten Fleisch und vom verkörperten Selbst oder Geist. Die grundsätzlich körperliche, subjektive Erfahrung eines jeden Menschen bildet die Grundlage für Beschreibungen der Welt. Die Vorstellung von der Seele als eine weitere neben dem Leib existierende «Substanz» wird somit aufgegeben. Die Phänomenologie als philosophische Disziplin ist zu einem wichtigen Teil der medizinischen Theorie und Ökologie geworden und soll deshalb im letzten Kapitel dieses Buches Erwähnung finden.

Die Phänomenologie geht grundsätzlich davon aus, dass der Körper niemals als nur eines von vielen Objekten in der Welt gelten kann, weil genau er es ist, *der die Welt* ausmacht. Der Körper ist sowohl Subjekt als auch Objekt; er offenbart die Welt und ist gleichzeitig Teil dieser Welt. Das fleischliche Sein ist deshalb etwas ganz Besonderes, das niemals objektiviert werden kann. Der «erlebte Körper» ist der Ort, an dem Gedanken, Gefühle, Entscheidungen, Erfahrungen und Aktivitäten ausgelebt werden. Und dieses Leben wird in jeder Faser unseres Körpers geprägt und verkörpert (Leder, 1992).

Beispiel: Obwohl mein perzeptives Organsystem in gewisser Weise für einen Wissenschaftler fassbar ist, kann es für mich selbst niemals greifbar sein, weil es Teil meiner «Werkzeuge ist, die mir die Dinge greifbar machen» (Leder, 1990, Kap. 1). Entscheidend ist folglich, dass dieses System für den Wissenschaftler kein Mittel zur Wahrnehmung sein kann. Die Sinnesorgane sind also niemals Dinge wie andere unbelebte Dinge in der Welt. Diese Aussage gilt für den gesamten Körper.

Der Körper ist das Werkzeug, mit dessen Hilfe wir die Welt erfahren und mit dem wir mit der Welt in Kontakt treten. Und dennoch ist er (zumindest teilweise) *Teil* dieser Welt. Gleichzeitig jedoch ist er geprägt von einer mysteriösen Dualität: Er ist nicht nur Fleisch, sondern beseeltes Fleisch. Wir können unseren Körper empfinden, aber nur von innen heraus als Agens der Erfahrung. Diese Sichtweise des Körpers ist integrativ; sie verlangt nach unentwegter Beachtung des Körpers als primärer Kontext für Erfahrung und Aktivität, Denken und Fühlen. Sprache und Konzepte der Phänomenologie eignen sich besonders gut zur Wiederaufnahme der bereits diskutierte Frage nach der emotionalen Signifikanz des Fleisches und der Bedeutung der therapeutischen Berührung von Patienten, da das körperliche Sein stets zentraler Aspekt einer jeden Diskussion ist. Was immer wir wahrnehmen, denken, fühlen oder tun, jede Handlung erwächst in erster Linie und unmittelbar aus der Erfahrung und ist körperabhängig.

Abram (1997) zeigt, dass Phänomenologen die wissenschaftliche Theorie und Praxis als Produkt direkt gefühlter und erlebter Erfahrung beurteilen. Diese direkte Erfahrung nährt die Wissenschaft, welche folglich nur im Hinblick auf diesen primordialen, offenen und von Erfahrung geprägten Bereich Wert und Bedeutung haben kann:

> «Wenn dieser Körper meine wahre Existenz in der Welt verkörpert und wenn allein mein Körper es mir ermöglicht, mit anderen Existenzen in Verbindung zu treten, wenn ich ohne diese Augen, diese Stimme oder diese Hände nichts sehen, schmecken und berühren und auch von nichts anderem berührt werden könnte – wenn ich ohne diesen Körper keine Möglichkeit hätte, Erfahrungen zu sammeln –, dann muss der Körper selbst das einzig wahre Subjekt der Erfahrung sein.» (Abram, 1997, S. 45)

Kernpunkt ist, dass der Körper, so wie wir ihn üblicherweise erforschen und für was wir ihn halten, nicht dem entspricht, was er in Wirklichkeit ist. Der wahre Körper ist ein Körper, der sich selbst und seine Welten erlebt und mit Leben erfüllt:

> «... meine Trauer ist untrennbar mit einer gewissen Schwere meiner körperlichen Extremitäten verbunden, genau wie mein Entzücken nur künstlich von meinen weitgeöffneten Augen, von meinem schwungvollen Schritt und der erhöhten Empfindsamkeit meiner Haut zu trennen ist.» (Abram, 1997, S. 46)

Der Körper ist stets ein *Mittel*; das ist sein phänomenologischer Status. Er kann niemals zu einer reinen Sache werden, da eine solche Umschreibung einen veränderten Status implizieren würde. Leder (1992) erklärt weiter:

> «Wenn von einer Auffassung gesagt werden kann, sie treffe den Kern dieses Paradigmas, dann ist es die, dass der erlebte Körper eine «sich in eine bestimmte Richtung bewegende» Einheit ist, ... was einfach bedeutet, dass er eng mit einer erfahrenen Welt verbunden ist und sich nach ihr ausrichtet. Es ist ein mit anderen in Beziehung Stehen: mit anderen Menschen, anderen Dingen, mit einer Umwelt. Außerdem hilft der gelebte Körper auf signifikante Art und Weise, diese Welt, so wie sie erfahren wird, zu begründen. Wir können Bedeutung und Form von Objekten ohne Bezug auf unsere Körperkräfte, durch die wir sie erfahren – unsere Sinne, Motilität, Sprache, Wünsche –, nicht verstehen. Der erlebte Körper ist nicht einfach eine Sache in dieser Welt, sondern eine Art und Weise, in der die Welt ... eine intentionale Einheit wird, aus der sich schließlich eine Welt entwickelt.» (Leder, 1992, S. 25)

Der erlebte Körper ist also eigentlich «nicht nur mechanischer Natur». Anstatt den Körper als einen (z. B.) mit Energie belebten oder beseelten Korpus zu betrachten, sollte man ihn vielmehr als einen Körper sehen, der Ursprung seiner eigenen Beziehungen zur Welt ist. Deshalb gilt die Physiologie stets als «mit der Intentionalität des Körpers verflochten; sie ist Ausdruck dieser Verflechtung» (Lederer, 1992, S. 25). Leder behauptet, dass eine heilende Wirkung des erlebten Körpers in dieser Verflechtung wohnt und als solche den erlebten Körper und seine Beziehungen zur Welt ansprechen muss (Leder, 1992, S. 29). Der Phänomenologie entsprechend müsste ein Krankheitsbild immer vor dem Hintergrund der von der leidenden Person erlebten Welt untersucht werden. Per definitionem wäre das emotionale Leben des Körper-Subjekts somit für Evaluation und Planung der therapeutischen Maßnahme bedeutsam.

Leder bringt hierzu das Beispiel einer Hochdruckpatientin, die

> «...in einer schwierigen Beziehung lebt und unter einer problematischen Arbeitsplatzsituation leidet. Einschränkung und Frustration sind für sie tagtägliche Realität geworden und äußern sich nicht nur in einer geballten Faust und einem schmerzenden Nacken, sondern auch in einer Verengung der Arterien. Die Patientin lebt in einer – so würde man sagen – beengten Welt, und diese Beengtheit manifestiert sich sowohl in der Oberflächen- als auch in der Eingeweidemuskulatur. So auch in der Enge ihrer «Lebens-Welt». Vielleicht gehört sie zu den Ungeduldigen, die stets der Vollendung ihrer Vorhaben hinterher jagen, um dann sogleich zur nächsten Verabredung weiterzuhetzen. In ihrem Kampf gegen die Zeit geraten auch ihre viszeralen Funktionen – Atmung, Herzschlag – unter Druck und beschleunigen sich so sehr, dass sich Funktionsstörungen einstellen können.» (Leder, 1992, S. 28)

Offensichtlich ähnelt diese Situationsbeschreibung der Darstellungsweise Kelemans, Kepners und anderer, die Ansätze für eine körperorientierte Psychologie vorschlagen. Möglicherweise hat diese Perspektive den Vorteil, dass sie ein echtes, integratives Rahmenwerk für etwas bietet, was bis dahin nur unzureichend als Lippendienst, «den Mensch in seiner Ganzheit zu behandeln», oder «Geist, Körper und Seele anzusprechen» beschrieben wurde. Anstelle einer Vielzahl von Konzepten wie bio- psycho-soziale Konzepte, die noch keine effektive Integration erfahren konnten, ist hier der Körper alleiniger Beweggrund, er steht im Mittelpunkt des Interesses und Intentionalität wird zwangsläufig als darin verkörpert dargestellt und von ihm bestimmt angesehen.

Es ist sicherlich nicht unrealistisch, die Reaktionsweise der Muskulatur der Blutgefäße mit der der somatischen Muskulatur zu vergleichen. Warum sollte das Phänomen der Muskelspannung nicht auch in Blutgefäßen und anderen viszeralen Erfolgsorganen auftreten? Entscheidend ist jedoch, dass die Phänomenologie das traditionelle kartesianische Wissen zwar anerkennt, es gleichzeitig jedoch ablehnt, diesem zur Zustandsbeschreibung eines Patienten eine maßgebliche Stellung einzuräumen. Stattdessen liegt die Betonung auf der direkt erlebten Welt des Patienten und auf der Frage, wie sich dies in einem «erlebten Körper» manifestiert. Die physiologische Beschreibung erfolgt deshalb auf der Basis einer weiter gefassten und üblicheren Perspektive der lebendigen Erfahrung. Die Art und Weise, wie der Patient lebt, wird auch zur Art und Weise seines körperlichen Seins.

Die Phänomenologie misst wertebeladenen Beschreibungen der Körperhaltung («die ganze Last der Welt ruht auf meinen Schultern» etc.) besondere Bedeutung bei, weil sie davon ausgeht, dass solche Umschreibungen die Wirklichkeit besser darzustellen vermögen. Belastet zu leben würde die Verkörperung einer Last, ihren physischen Ausdruck erfordern. Interessant ist, dass durch diese Verwendung der phänomenologischen Sprache das Prinzip der Motilität/Mobilität – oder der fehlenden Motilität/Mobilität – sich als das grundlegend umschreibende Paradigma in der manuellen Therapie herauskristallisieren könnte. Bewegung ist untrennbar mit Leben und aktivem «in der Welt sein» verbunden. Aber eine verspannte Schultermuskulatur, verengte Arterienmuskeln, angespannte Muskulatur der Darmwände – rigide gewordene Strukturen sind im allgemeinen Verkörperungen einer eingeengten Welt. All diese Adjektive sind negative Umschreibungen für Bewegungen; Umschreibungen, die Ausdruck der Intentionalität des Lebens des Patienten sind. Eingeschränkte Beweglichkeit – für den manuellen Praktiker ein häufiger Anlass zur Sorge. Eine Untersuchung der körpertherapeutischen Diagnose nach phänomenologischen Aspekten könnte in der Klärung bestehen, wie der erlebte Körper Erfahrungen in tastbarem Fleisch kinetisch ausdrückt und verkörpert.

Der gelebte Körper wird somit zum Mittelpunkt klinischer und philosophischer Aufmerksamkeit. Körpertherapeuten manipulieren einverleibte, gespeicherte psychologische Geschichte, inszenierte zwischenmenschliche Beziehungen – sie manipulieren aber auch die Stelle, an der biologische Mechanismen homöostatisch aufrechterhalten werden (Leder, 1992, S. 30). Zwangsläufig beeinflussen die Praktiker diese nichtmechanischen Welten, indem sie mit ihnen direkt als Welt-im-Körper und als Körper-in-der-Welt in eine wechselseitige Beziehung treten.

Die Vorstellung vom erlebten Körper impliziert, dass es keine ausschließlich mechanischen Störungen gibt und somit auch keine Besserung auf ausschließlich mechanischen Wege. Im Sinne dieser Theorie müsste eine heilsame Therapie irgendwie die Art und Weise, wie der Körper erlebt wird, verändern. Dies würde die intentionale Welt-im-Körper verändern. Ziel des Therapeuten ist es, Leiden und Gebrechen eines Menschen, die aus phänomenologischer Sicht auf somatischer Ebene erlebt und ausgedrückt werden, zu lindern. Und da der erlebte Körper eine Art und Weise ist, in der die Welt existent wird, könnte die manuelle Therapie neue Möglichkeiten schaffen, wie der Mensch sich in die erfahrene Welt einbringen kann. So ist es nicht die vom Patienten erlebte größere Bewegungsfreiheit, die ihm das Gefühl gibt, sich besser zu fühlen; vielmehr ist es Teil dieses Gefühls der Besserung.

Die veränderte Sichtweise, die uns das Konzept vom erlebten Körper abverlangt, lokalisiert die Wirkungen unserer Lebenserfahrung und unserer Intention im Körper selbst und schreibt ihm die Fähigkeit zu, diese phänomenologische Welt auf somatischer Ebene – vor allem durch die Muskulatur – auszudrücken. Dies lässt Bedeutung, Signifikanz und Einfluss des Körperkontakts in der Therapie auf ein bis dahin ungekanntes Maß wachsen. Das phänomenologische Paradigma vom erlebten Körper scheint mir eine fruchtbare Ausgangsbasis für eine neue Erforschung der Grundprinzipien der manuellen Therapie zu sein.

5.1.2 Der «abwesende» Körper

Die phänomenologische Betrachtung der Verkörperung hat ein weiteres relevantes Konzept hervorgebracht. In *The Absent Body* (1990) erläutert Leder, warum sich der Körper aufgrund bestimmter Merkmale des erlebten Körpers nur schwer als erlebendes Subjekt thematisieren lässt. Er behauptet, der Körper charakterisiere sich durch *Abwesenheit* und zeige eine innere Tendenz zur Selbstverheimlichung. Dies ergibt sich aus der Vorstellung, der Körper sei ein «Mittel, um andere Dinge erleben zu können»; ob nun Organe der Wahrnehmung oder das motorische System gebraucht werden, beide offenbaren uns die Welt oder üben Handlungen an ihr aus. Wir nehmen mit unseren Organen und durch sie wahr, aber wir nehmen niemals das wahrnehmende Organ selbst wahr. Gleiches gilt für motorische Aktivitäten. Diese werden von unterschiedlichen Organverbänden *an* einem anderen Objekt ausgeführt. Wenn ich nach einem Ball trete, dann gilt meine ganze Aufmerksamkeit diesem Ball und nicht meinen Beinen, denn mein automatisches Selbst organisiert meinen Körper. Es ist eben die Tatsache, dass diese Organe etwas an etwas anderem, körperfremdem verrichten. Und das lässt sie meiner Aufmerksamkeit entschwinden. Weil meine ganze Aufmerksamkeit auf das Objekt meiner Bemühung gerichtet ist, können all diejenigen körperlichen Aktivitäten, die in die Handlung einbezogen sind, nicht im Mittelpunkt meiner Wahrnehmung stehen. Leder beschäftigt sich sehr intensiv und auf hohem Niveau mit diesem Thema, welches bedeutende Einblicke in die Untersuchung der Verkörperung gibt.

Kernaussage der Diskussion um den absenten/abwesenden Körper ist die, dass in der fugenlosen Existenz von Wahrnehmung, Motilität und abstraktem Denken wir unseren Körper als etwas Selbstverständliches betrachten und seiner natürlichen, unbeeinträchtigten Funktionsweise keine Beachtung schenken. Das heißt, der Gedanke vom erlebten Körper als Sitz der Mentalität drängt sich nicht automatisch auf. Diese Merkmale körperlicher Funktion fördern einen wenig dienlichen Dualismus und sind der Grund dafür, dass die mentale Bedeutung des Fleisches vernachlässigt wird.

Fühlen wir uns jedoch erschöpft, in unserer Wahrnehmung fehlgeleitet, beeinträchtigt, maßlos unbeherrscht, verrückt, krank oder einfach nur verändert, dann rückt der Körper plötzlich ins Zentrum unserer Aufmerksamkeit und wird zu etwas, das man ruhig stellen, dem man widerstehen, das untersucht und instand gesetzt werden muss. Somit wird der Körper ausdrücklich mit Negativität assoziiert, er ist etwas vom Selbst Separiertes, weil er in scheinbarem Gegensatz zu Autonomie, Willen und Verstand steht (Leder, 1990, S. 132):

> «Da wir uns unseres Körper nur bei Störungen bewusst werden, kann er leicht als «anders», das Selbst bekämpfend empfunden werden.» (Leder, 1990, S. 70)

Beispiel: Bei Schmerzen oder immer dann, wenn der Körper sich selbst wahrnimmt, kommt es gleichzeitig zum Aufbau einer gewissen Distanz. Je bedeutender das wahrgenommene Ereignis, desto extremer wird seine Andersartigkeit empfunden. Ist die Wahrnehmung unangenehm, dann scheint Distanz durchaus wünschenswert zu sein. Dies erklärt, warum Patienten Schmerzen oder eine schmerzende Stelle üblicherweise mit «es» und den schmerzenden Körper als «sich selbst Aufmerksamkeit zuwenden» bezeichnen.

Im Zuge gestörter Funktion von Wahrnehmung, Affekt oder Motilität kann es durchaus das Ziel sein, sich von seinen körperlichen Gefühlen zu lösen. Dies ist im Falle von Schmerzen nahe liegend, weniger jedoch bei Emotionen wie Angst, wenn man sich seines eigenen Herzschlags, seiner erstickten Stimme etc. bewusst wird. Diese Ereignisse bedrohen Leistungsvermögen und effektive Funktionsweise des Körpers im Allgemeinen und zwar umso mehr, je intensiver man sich darauf konzentriert, sodass es schließlich notwendig ist, die Gefühle auszuschalten. Wenn effektive Funktionsweise mit der Tatsache, sich seiner nicht bewusst zu sein, einhergeht, dann ist es wahrscheinlich, dass die Berücksichtigung des Körpers die bis dahin ungestörte Funktion beeinträchtigt (Leder, 1990, S. 85). Ob es sich nun um Gefühle wie Wut, Angst, Schmerz etc. handelt, das Prinzip ist immer dasselbe; in vielen Fällen scheint es durchaus wünschenswert zu sein, Gefühle zu unterdrücken. Ausschlaggebend ist, dass – so dies bewirkt wird – ein solcher Wunsch den Körper in seiner Rolle als Beobachter seiner selbst, als Basis allen Wissens und deshalb als *Selbst* unterdrückt. Das negative Umfeld solcher Selbstreflexionen wird im Körper gefühlt und der Körper und seine Leidenschaften werden als negativ empfunden. Folglich ist es eine zivilisatorische Neigung, problematische körperliche Störungen als negativ oder schlecht einzustufen anstatt sie vielmehr als aufschlussreich, belehrend und selbst-offenbarend zu verstehen. Wenn das wirklich stimmen sollte – wovon viele ausgehen –, dann kann dies nur als Hinweis auf eine absolut unvollkommene Wahrnehmung von der «Natur des Menschen» verstanden werden.

Der unvernünftig hohe Stellenwert, welcher der «Unabhängigkeit von problematischer Funktionsweise», beigemessen wird, unterstützt uns noch in unserem unvernünftigen Bestreben nach Abstand, Distanz und fehlender Identifikation mit unserem in seiner Funktionsweise gestörtem Körper. Dies erfolgt noch zusätzlich zu unserem Bestreben, solche Gefühle zu unterdrücken, ohne sie zuvor in den ihnen bestimmten existenziellen Kontext gestellt zu haben. Dies mag besonders für emotionales Unbehagen gelten. Die starke Natur der Gefühle (man kann sich nicht einfach vor ihnen verschließen, so wie man seine Augen schließt) lässt Seele oder Geist angesichts eines Begehrens, das die Moral zu untergraben droht, passiv werden, sogar außer Kontrolle geraten. Auch das hat eine sich vom Selbst distanzierende Wirkung und kann zur Unterdrückung von Emotionen führen. Doch diesmal nicht, weil es sich um unangenehme Gefühle handelt (besonders im sozialen Kontext), sondern vielmehr weil sie scheinbar ein *Eigenleben* haben, d. h. als «nicht Selbst» empfunden werden. Die Eingeweide können Emotionen widerspiegeln -besonders starke Emotionen. So leidet ein chronisch angespannter Mensch z. B. an erhöhter Magensäuresekretion, der Bauch jedoch reagiert auf diesen Befehl nicht so wie bestimmte Muskelgruppen es tun würden. Dieses Unvermögen, die Eingeweide zu kontrollieren, begünstigt eine schlechte Wechselbeziehung zwischen Selbst und Eingeweiden (Leder, 1990, S. 50), den Mittlern von Emotionen. Auch die völlige Trennung des Selbst von heftigen Gemütserregungen zugunsten des höheren Geistes oder Intellekts steht dem Einschluss des Körpers in das Reich des Selbst entgegen. Vielleicht ist der absente oder abwesende Körper doch der effektivere.

Wenn diese Beschreibung körperlicher Absenz überzeugen kann, dann erklärt sie auch, warum Gedanken über z. B. Körpergedächtnis oder psychogene körperliche krankhafte Veränderung – im Prinzip jeder Aspekt des erlebten Körpers – in der Biologie des Menschen niemals ernsthaft thematisiert wurden. Außerdem hat die offensichtliche Objektivierung und Andersartigkeit des Körpers dazu beigetragen, den maschinenähnlichen, automatischen Charakter zu fördern und Emotionen mit ihm gleichzusetzen. Ist all dies eine Folge unserer negativen Einstellung gegenüber Dysfunktionen, Krankheiten und Gefühlsausbrüchen und unserer Besessenheit von Kontrolle und Effizienz?

Bisher lag der Schwerpunkt stets auf einem entkörperten Zustand, der mit der Seele und dem Selbst gleichgesetzt wurde. Der Körper und sein Selbst blieben eine weitgehend verleugnete Kraft, verschwiegen von der Einstellung der Gesellschaft um seiner eigenen wunderbaren Effizienz willen.

Die Phänomenologie ist möglicherweise die Klinge der konzeptuellen Philosophie auf dem Gebiet der Gesundheitspflege und empfiehlt sich selbst als präzises und effizientes konzeptuelles Rahmenwerk für diesen Bereich – die Phänomenologie als praktischer Ansatz, sich vom Dualismus zu befreien und Biologie und Medizin menschenwürdiger zu gestalten. Die manuelle Medizin täte gut daran, dieses Gebiet intensiv zu erforschen und optimistisch mit den unterschiedlichen Sprachformen und Perspektiven zu experimentieren. So würde beispielsweise der

Gebrauch des Wortes «Berührung», wenn es in Erläuterungen und Berichte der manuellen Therapie Einlass erhalten würde, sowohl den Erfahrungsbereich als auch die emotionale Ebene einbeziehen – die phänomenale» Welt – Bereiche, die in der derzeit verfügbaren Literatur zur manuellen Therapie keine Berücksichtigung finden.

5.1.3 Phänomenologie – Schlussfolgerungen

Die Berührung ist niemals eine rein mechanische Handlung, weil Agens und Rezipient hinsichtlich zwischenmenschlicher Transaktionen jeglicher Art stets von einer bestimmten Einstellung geprägt sind. Je mehr man vorzugeben versucht, Menschen seien nichts weiter als Maschinen, desto stärker ignoriert, unterdrückt und schließt man das psychologische Leben von Praktikern und Patienten vom Heilungsprozess aus. Und das, obwohl eine gesunde Psyche der Heilung möglicherweise am dienlichsten ist.

Die Berührung ist niemals eine rein mechanische Handlung, weil unser Fleisch keine unbelebte Materie ist. Fleisch verursacht Aktivität und schenkt uns unser Wahrnehmungsvermögen. Fleisch ist sowohl etwas Objektives als auch etwas Subjektives. Es ist das «Ich», da es mit der Welt Kontakt aufnimmt. Jeder Versuch, Fleisch ohne Berücksichtigung seines «Ich» zu analysieren, wird in eine atypische Beschreibung gipfeln – künstlich, unüblich und unwirklich. Fleisch ist ohne sein «Ich» kein richtiges Fleisch. Fleisch ist erlebt.

Noch ist das Kind nicht mit dem Bade ausgeschüttet worden. Das der manuellen Therapie innewohnende mechanistische Werkzeug hat sowohl auf mechanischer als auch auf physiologischer Ebene Gültigkeit. Dies darf nicht verleugnet, sondern muss vielmehr in einen realistischen Kontext gestellt werden. Fleisch mag einerseits sehr wohl «erlebt» sein, andererseits jedoch ist es aber auch von dieser Erde und unterliegt somit in gewisser Weise auch bereitwillig einer materiellen Analyse.

5.2 Die Berührung – ein von der Forschung vernachlässigter Aspekt

Obwohl Praktiker der manuellen Medizin, manipulativ tätige Praktiker, Masseure und sonstige Körpertherapeuten ihre Patienten ganz offensichtlich berühren und behandeln, steht die Berührung so gut wie auf keinem Lehrplan. Sicherlich tritt sie bis zu einem gewissen Grade in der Ausbildung zur Masseur/Masseurin in Erscheinung, auf dem Gebiet der orthodoxen Manipulation – Chiropraktik,

Osteopathie und Physiotherapie – glänzt sie jedoch durch Abwesenheit. Eine Erklärung dafür ist schnell gefunden. Beispiel: In einem relativ neuen Buch zur osteopathischen Diagnose lesen wir in einem Kapitel mit der Überschrift «Die Philosophie der osteopathischen Medizin» (Martinke, 1989) folgende Zusammenfassung osteopathischer Prinzipien:

1. Der Körper ist eine Einheit.
2. Struktur und Funktion stehen in wechselseitiger Beziehung.
3. Der Körper verfügt über selbstregulierende Mechanismen.
4. Der Körper verfügt über ihm innewohnende Fähigkeit, sich selbst zu verteidigen und zu reparieren.
5. Ist das normale Anpassungsvermögen gestört ist oder haben veränderte Umweltbedingungen die Fähigkeit des Körpers zur Selbstbehauptung besiegt, so kann es zum Ausbruch von Krankheiten kommen.
6. Der freie Fluss der Körperflüssigkeiten ist für die Erhaltung der Gesundheit von grundlegender Bedeutung.
7. Den Nerven kommt eine entscheidende Kontrollfunktion der Körperflüssigkeiten zu.
8. Eine Erkrankung kann somatische Komponenten beinhalten, die nicht nur Ausdruck dieser Krankheit, sondern auch Faktoren sind, welche zur Fortdauer des Krankheitszustandes beitragen.

Interessanterweise beinhaltet keine dieser Regeln, was mit dem Patienten getan werden soll – keine besagt, dass das Berühren eines Patienten eine therapeutische Modalität ist, die natürlich und offensichtlich aus der Behandlung entspringt. Hier drängt sich der Gedanke auf, dass weitere Argumente nötig sind, um verdeutlichen zu können, warum Osteopathen in der Berührung und nicht in irgendeiner anderer therapeutischen Modalität die Behandlung ihrer Wahl sehen. Es sei darauf hingewiesen, dass dieser Text die Haltung gegenüber der osteopathischen Philosophie in Nordamerika widerspiegelt, wo die Osteopathie Teil der gängigen medizinischen Praxis ist. Folglich werden chirurgische und pharmakologische Interventionen stets im Rahmen der osteopathischen Philosophie beurteilt. Eine solche Intervention gilt als «osteopathisch». Die Autoren brauchen keine Mühe darauf verwenden, die Manipulation als die natürliche therapeutische Modalität zu erklären. In Großbritannien hingegen ist die Situation ganz anders gelagert. Obwohl die Manipulation als eine conditio sine qua non der britischen Osteopathie gilt (und häufig von Praktikern ausgeübt wird, die über keine medizinische Ausbildung verfügen), wurden meines Wissens keine osteopathisch-philosophischen Prinzipien erarbeitet, die selbstverständlich und natürlich die Notwendig manueller Therapie herleiten.

Verständlicherweise definieren Osteopathen und andere manipulativ Tätige ihre Wissenschaft und Kunst anhand verschiedener Konzepte menschlicher Konstitution, Körperfunktionen oder gesunder und krankhafter Prozesse. Dies ist durchaus angemessen, da ohne eine kohärente Theorie zur menschlichen Konstitution sämtliche Theorien zu Gesundheit und Krankheit unvollständig oder chaotisch wären. Ist erst einmal eine vernünftige Theorie zur menschlichen Konstitution erarbeitet und allgemein akzeptiert worden, dann können (in der Theorie) Konzepte zu Gesundheit und Krankheit daraus abgeleitet werden.

Aber für Heilungskonzepte, in denen ein Mensch (oder mehrere Menschen) einen anderen Menschen heil oder versucht, den Heilungsprozess zu fördern, ist eine kohärente Theorie zur Beziehung zwischen Praktiker und Patient dringend erforderlich. Und da die therapeutische Beziehung den Rahmen für sämtliche Heilkünste bildet, ist sie auch die Basis, auf der Theorien und Praktiken interaktiver Heilungsprozesse entstehen werden. Partitive (d. h. bestimmte Aspekte unterstreichende) Theorien zu Beziehungen wurden von Balint (1974), Neighbour (1987), Reilly (1996), Latey (1997 a, b) und natürlich in zahlreichen Werken über psychotherapeutische Modelle untersucht.

Die allen Therapien (sicheres Selbst-Heilen) zugrunde liegen bedingenden Konzepte sind menschliche *Konstitution* und menschliche *Beziehungen.*

5.2.1 Konstitution

Die orthodoxe Medizin, zu der auch die manipulative Medizin zählt, betrachtet die körperliche Verfassung eines Menschen weitgehend unter rein mechanischen Gesichtspunkten. Dieses Buch versucht, auf seine Weise eine psychologische Komponente einfließen zu lassen. Auch zahlreiche andere Abhandlungen über ganzheitliche medizinische Themen haben dies getan. Dass ein Mensch mit Leib und Seele zur Beurteilung seines Zustandes und um Hilfestellung leisten zu können stets in seinen familiären und sozialen Kontext gestellt werden sollte, ist jedem guten Praktiker bekannt.

Eine gültige Theorie zur menschlichen Konstitution jedoch muss Energetik, Feldtheorie, Theorien zur Feinstofflichkeit, Spiritualität und sogar die Theosophie berücksichtigen, wenn sie dem derzeit bestehenden Interesse an einer Erweiterung unseres Wissens um die menschliche Konstitution genügen soll. Theorien dieser Art sind ebenso unausgegoren und mannigfaltig, wie es Theorien zur biologischen Funktionsweise des menschlichen Körpers vor 200 Jahren waren. Sie sollten jedoch wissenschaftlich untersucht und ernst genommen werden, da sie die einzige Möglichkeit für ein erschöpfendes Begreifen des menschlichen Lebens bieten – eine Art des Verstehens, welche die reichhaltige Entwicklungsgeschichte menschlicher Erfahrungen berücksichtigt.

Es gibt zahlreiche Modellen zur psychologischen Verfassung des Menschen; einige wurden in diesem Buch erwähnt. Sie werden insofern von Nutzen sein, als sie den weitergefassten Rahmen bilden, in den die eingeschränkteren mechanischen und physiologischen Theorien zur menschlichen Konstitution zu stellen sind. Allein die große Zahl und Vielfalt psychologischer Modelle sind für diejenigen ein Problem, die ein umfassendes konstitutionelles Modell zu erarbeiten suchen. Natürlich lautet die Antwort hierauf nur häufig, dass unterschiedliche Modelle für unterschiedliche Menschen, unterschiedliche Zeiten und unterschiedliche Zwecke geeignet sind. Das ist richtig, aber es sollte doch zumindest die Möglichkeit bestehen, kollidierende Vorschläge einzubeziehen. Eine psychologisch orientierte Theorie zur Konstitution müsste berücksichtigen:

- emotionale Phänomene, die eng mit dem Soma verbunden zu sein scheinen;
- intellektuelle Phänomene, die scheinbar weniger eng mit dem Soma in Beziehung stehen, aber dennoch auf die Heilung Einfluss nehmen können;
- volitionale Phänomene, die auch ausgeprägt sind;
- spirituelle Phänomene, die – obgleich sie kontrovers diskutiert werden – dennoch seit Beginn der Geschichtsschreibung das Leben des Menschen dominieren.

Die Probleme und Fragen, die aus einer Schmälerung der Bedeutung der Physiologie in der manuellen Therapie erwachsen, sind ebenso zahlreich wie kompliziert. Dieses Buch geleitet uns zu der unausweichlichen Tatsache, dass die Büchse der Pandora hinsichtlich der somatischen Psychologie weit geöffnet ist. Und das Verwirrspiel um Emotionen und Fleisch erlaubt auch die Frage, ob nicht weitreichendere Aspekte für das Begreifen der körperlichen und geistigen Verfassung des Menschen relevant sein könnten. Als ebenfalls problematisch erweist sich die Tatsache, dass psychologische Modelle meist auf eine Art und Weise untersucht werden, die angeblich wissenschaftlich ist. Dieser Versuch, die Subjektivität zu objektivieren, kann den Blick auf ihre Schönheit und Tiefe verstellen.

Es ist deutlich geworden, dass sich theoretische Überlegungen zur körperlichen und seelischen Konstitution des Menschen noch in den Kinderschuhen befinden. Allgemein gültige Konzepte gibt es bis jetzt nur im Bereich der Physiologie und in weit geringerem Maße im Bereich der Emotionologie (ungeachtet dessen, was Psychologen uns glauben machen wollen) und anderen weniger körperlichen Disziplinen.

5.2.2 Beziehung

Unter Berücksichtigung des oben Ausgeführten möchte ich darauf hinweisen, dass es schon jetzt einige sehr hilfreiche Theorien zur Klärung der Frage gibt, wie die manuelle Therapie den Heilungsprozess in gereiztem, ermüdeten oder beschädigtem menschlichen Gewebe fördern kann. Die Natur der therapeutischen Beziehung auf mechanischer Ebene ist wohlverstanden. Normalerweise jedoch versteht man Beziehungen auf psychologischer Ebene. Und da der Einfluss psychologischer Prozesse auf physiologische Prozesse im Allgemeinen und in der Heilung im Besonderen so groß ist, müssen psychologische Prozesse in Beziehungen für die Medizin – und somit auch für die manuelle Therapie – von größter Bedeutung sein. Auch hier könnte sich die richtige Wahl verfügbarer psychologischer Modelle als problematisch erweisen, wobei sich möglicherweise der Verdacht aufdrängt, dass die große Modellvielfalt als Hinweis auf eine gewisse jedem Modell innewohnende mangelnde Exaktheit verstanden werden könnte. In kollidierenden physiologischen Theorien kann die Frage der Exaktheit nur durch wissenschaftliche Forschung der Art geklärt werden, wie sie der Psychologie fremd ist. Die Psychologie, so wie sie derzeit verstanden wird, lässt sich einfach nicht nach traditionellen wissenschaftlichen Methoden untersuchen. Das Problem der Vielfalt wird in der Psychologie solange Bestand haben, bis man sich auf eine allgemein gültige philosophische Ebene geeinigt hat, die dann die Grundlage für eine jegliche Analyse bildet. Hierzu ist jedoch eine größere Toleranz philosophischen Methoden gegenüber vonnöten.

Die Bedeutung der Berührung liegt in ihrer Schlüsselfunktion – sie bildet im wahrsten Sinne des Wortes die Schnittstelle für die Beziehung in der manuellen Therapie. Sie ist genau da, wo der Praktiker den Patienten auf der Ebene körperlicher Nähe trifft – Intimität. Die Berührung scheint tatsächlich das Wesen oder die Verkörperung der therapeutischen Beziehung zu sein. Berühren ist genau das, was manuelle Therapeuten tun. Wir dürfen jedoch nicht vergessen, dass die Berührung auch die Verkörperung bestimmter wichtiger Merkmale der emotionalen Beziehung zwischen Therapeut und Patient ist. Der Beweis wurde in vorliegendem Buch erbracht.

In der manuellen Therapie ergibt sich die Betrachtung der Berührung ganz automatisch aus der Betrachtung der Beziehung. Unter dem Zepter der therapeutischen Beziehung ist die Berührung diejenige, die das Potential für die wirkungsvollste Mischung aus körperlichen und emotionalen Heilungsprozessen besitzt. Da Körpertherapeuten bis jetzt vielleicht noch nie genauer untersucht haben, was sie im Hinblick auf die zwischenmenschliche Beziehung eigentlich tun, hat sich auch noch nie jemand Gedanken über die Bedeutung der Berührung gemacht. Die Berührung war zu keiner Zeit ein Forschungsobjekt mit eigener Berechtigung, was eben darauf zurückzuführen ist, dass die Berührung eine Handlung ist, die Menschen an anderen Menschen verüben, wohingegen Manipulationen als Handlungen erachtet werden, die Menschen an Körpern verüben. Anders ausgedrückt: Ungenaue Modelle zur Konstitution des Menschen und zur therapeutischen Beziehung sind der Grund für unsere derzeitige missliche Lage. Konzepte zur Heilung müssen sich zunächst einmal mit der Frage der Beziehung vor dem Hintergrund der Konstitution auseinander setzen. Erst danach können sie sich mit den therapeutischen Modalitäten beschäftigen.

Konstitution plus *Beziehung* = Therapie. Wenn es uns gelingt, die Menschen von ihrer Überzeugung abzubringen, die manuelle Therapie sei nichts weiter als eine mechanisch-physiologische Disziplin, dann ist der Weg frei für außerordentlich kreative Möglichkeiten.

5.3 Ethische Fragen und Ausblick

Ich möchte nochmals bekräftigen, dass ethische Fragen bei jeder einzelnen klinischen Interaktion eine Rolle spielen, denn es ist nicht möglich, ethische Probleme von nicht-ethischen Problemen in medizinischen Pflegeinterventionen zu unterscheiden (Seedhouse, 1991). Ethische Fragen sind für jede Art zwischenmenschlichen Verhaltens von Belang. Deshalb unterscheiden sie sich in der manuellen Therapie möglicherweise nur in wenigen Punkten von denen in nicht-manuellen Interaktionen, z.B. im Grad der Intimität. Anders ausgedrückt: Da die Ethik bestimmt, wie wir uns in Gegenwart anderer Menschen zu verhalten haben, und da die Berührung ein direktes Einwirken *auf* andere beinhaltet, sind gewissen ethische Überlegungen zwangsläufig bedeutender (die Tatsache, dass die Gesetze in Großbritannien intentionale Berührungen ohne Erlaubnis als tätlichen Angriff erachten, bestätigt dies). Ethische Fragen in der psychologisch bedeutsamen manuellen Therapie sind vielleicht eine Stufe intensiver.

Aus dieser knappen Enthüllung des intimen Charakters der therapeutischen Sitzung – in dieser frühen Entwicklungsstufe der manuellen Therapie – erwachsen einige ethische Probleme, die gelöst werden müssen. Kurz gesagt: Je intensiver und komplexer die Beziehung zwischen Therapeut und Patient wird, desto intensiver muss er sich mit ethischen Fragen auseinander setzen. Zum Teil wird es sich um dieselben Fragen handeln, die auch in Psychotherapie und beratenden Berufen diskutiert werden. Und natürlich wird dabei Beziehung zwischen Patienten und ihren Therapeuten immer im Vordergrund stehen.

In vorliegendem Buch wurde in erster Linie auf die falschen Darstellungen aufmerksam gemacht, mit denen die manuelle Therapie zu kämpfen hat. Dieses Buch ist jedoch kein Leitfaden für die Praxis. Ein solches Werk müssen andere zur Verfügung stellen. Ethische Fragen werden sich in dem Maße stellen, wie die Berufe ihr Verständnis weiterentwickeln, ihr Verhalten ändern und Aufrichtigkeit, Bescheidenheit und Fürsorge in ihre Arbeit einfließen lassen. Am Ende dieses Buches möchte ich auf einige allgemeine Punkte eingehen.

5.3.1 Übertragung

Die Übertragung und ihr Einsatz ist eines der interessantesten Themen, welches bereits im letzten Teil des vorhergehenden Kapitels Erwähnung fand. Im Großen und Ganzen herrschen zwei gegensätzliche Auffassungen:

1. Beziehungen zwischen Patient und Therapeut vom Typ «Eltern/Erwachsener» sind erforderlich, um bestimmte Störungen des Körper-Selbst auflösen zu können. Dies muss Anerkennung finden und entsprechend in der Praxis eingesetzt werden.
2. Beziehungen zwischen Patient und Therapeut vom Typ «Eltern/Erwachsener» sind neben anderen Beziehungen vom Typ «Kernfamilie» von Grund auf ungesund und sollten in jedem Fall vermieden werden, damit die Gesundheit nicht gefährdet wird.

Die erste Auffassung macht explizit Gebrauch von dem Bedürfnis mancher Patienten, umsorgt zu werden, wenn sie nicht in der Lage sind, mit sich selbst zurechtzukommen. Diese Sichtweise akzeptiert stillschweigend das Ausüben von Macht in einer Beziehung und die Erkenntnis, dass Patienten manchmal aus einer kindähnlichen geistigen Position oder einem «Ego-Zustand» heraus eine Beziehung zu ihrem Therapeuten entwickeln. Die zweite Auffassung hingegen unterstreicht die Autonomie des Patienten und bemüht sich, diese von Anfang an zu fördern; der Patient wird angehalten, aus dem Ego-Zustand eines Erwachsenen heraus mit dem Therapeuten in Kontakt zu treten. Um das Phänomen der Übertragung eingehend erforschen zu können, müssen die Probleme bzgl. der Ausübung von Macht in paternalistisch geprägten Heilungsmodellen sowie des Stellenwerts, den Autonomie in solchen Systemen einnehmen soll, offen angesprochen werden.

Ich möchte an dieser Stelle darauf hinweisen, dass die meisten Menschen davon ausgehen, dass in jeder Interaktion zwischen Patient und Therapeut die Übertragung eine Rolle spielt, und ganz besonders jedoch dann, wenn der Patient sich entkleidet und vom Therapeuten manipuliert wird. Es ist eigentlich unvermeidbar, dass der Patient im Therapeuten nicht einen ganz normalen Menschen, sondern einen ganz besonderen sieht. Dies kann manchmal durchaus von Nutzen, ja sogar notwendig sein, manchmal aber auch wenig dienlich, möglicherweise sogar schädlich sein. Wichtig ist, dass der Therapeut sich dessen bewusst ist, die jeweilige Situation richtig einschätzt und lernt, mit den daraus erwachsenden Schwierigkeiten umzugehen.

5.3.2 Aufklärung der Patienten

Es ist eine Sache, die einer Beziehung zugrunde liegende Psychodynamik und das ihr innewohnende Heilungspotential zu erkennen und zu verstehen. Und es ist eine andere Sache zu erkennen, dass Fleisch emotional lebendig ist und seine Form die psychoemotionale Lebensgeschichte eines Menschen zum Ausdruck bringt. Beide Konzepte sind für eine jede heilende Beziehung von Bedeutung. Letzteres jedoch gilt besonders für Therapien, die den Patienten in physischer Direktheit ansprechen, weil es manuelle Körperarbeit mit *Menschen-Arbeit* gleichsetzt, und weil es eine umfassendere Untersuchung der psychologischen und emotionalen Ursachen einer Krankheit erlaubt.

Wenn z. B. die Theorie nach Frankl-Randell zur psychosomatischen Biopathie richtig wäre und die Therapeuten lernten, die hypnotische Basis ihrer Manipulationen zu begreifen, sollten sie ihren Patienten dann trotzdem noch (falsche) mechanische Erklärungen geben? Sollte die Realität vom erlebten Körper wirklich an die Patienten weitergegeben werden? Wenn ja, dann bleibt zu hoffen, dass Selbsterkenntnis, Selbstbewusstsein und Autonomie nachhaltig gestärkt werden und der Mensch somit in der Lage ist, besser für sich selbst zu sorgen. Ist der Therapeut jedoch nur wenig einfühlsam und aufmerksam, dann könnte die neue Erkenntnis beim Patienten Schmerz, Schuldgefühle und Verwirrung auslösen. Ausschlaggebend ist, inwieweit missverständliche Theorien zur körperlichen und seelischen Verfassung des Menschen, zu Gesundheit und Krankheit die westliche Denkfabrik zu durchdringen vermögen. Es ist überaus schwierig, all das, was bisher vehement auf einer so fundamental somato-psychischen Ebene verneint wurde, nun offen auszusprechen. Dennoch muss es richtig sein, den Patienten entsprechend aufzuklären und zu informieren, weil die Erziehung zu Autonomie das vielleicht hilfreichste und herausragendste ethische Prinzip ist (Seedhouse, 1988).

5.3.3 Interdisziplinäre Zusammenarbeit

Die Erkenntnisse manueller Therapeuten können für körperorientiert arbeitende Fachkräfte und Psychotherapeuten eine wertvolle Erfahrung sein. Im Zuge des äußerst sensiblen Abtastens von Form und Qualität statischer und bewegender Gewebe ist der Körpertherapeut in der Lage, die emotionale Lebensgeschichte des Patienten, sein verkörpertes Selbst zu erfühlen. Manuelle Therapeuten können wichtige Einblicke in Muster der Verkörperung, Spannungssysteme und unterschiedliche Arten verdichteten Gewebes vermitteln. Sie sollten in der Lage sein, Gewebeveränderungen, die sich in einem Menschen vollzogen haben, zu erfassen und diese als wichtige Informationsquelle für therapeutische Maßnahmen und Heilungsprozesse zu nutzen.

Auch die Erkenntnisse der Psychologie können dem manuellen Therapeuten viel geben. Durch sie lernt er eine bis dahin vernachlässigte Seite seiner Patienten kennen – eine Seite, die für das Körper-Selbst des Patienten wesentlich ist. Die Erkenntnisse der Psychologie ermöglichen dem manuellen Therapeuten ein besseres Begreifen des Patienten als Mensch als es die bloße Untersuchung des Fleisches vermag. Sie geben der menschlichen Gestalt eine emotionale Architektur, eine erlebte Bedeutung.

5.3.4 Abgrenzungsprobleme

Wird ein Patient mit emotionalen Problemen zur kognitiven Teilnahme an seinem Heilungsprozess aufgefordert, so kann es zu Abgrenzungsproblemen mit der Psychotherapie kommen. Dies ist ein sehr schwieriges Kapitel und muss von Vertretern beider Disziplinen diskutiert werden. Wer hat schon das Recht zu sagen, eine wohl durchdachte, einfühlsame und vernünftige Unterhaltung sei für eine Beziehung nicht von Wert? Wie kann eine Therapeutin, die nicht in therapeutischer Gesprächsführung oder Beratung ausgebildet ist und sich dennoch in ein solches Gespräch mit ihrer Patientin einlässt, ihre Sachkenntnis definieren? Wer kann sagen, was eine bestimmte Therapie ist bzw. nicht ist, wenn die Beziehung zwischen Praktiker und Patient wichtiger ist als ihr augenscheinlicher Kontext, aus dem heraus sie sich entwickelt. Genau das ist die Crux: Die Werkzeuge (Therapien) scheinen viel unwichtiger zu sein als die Beziehung. Das Werkzeug jedoch ist das Medium, durch das die Beziehung zum Leben erweckt wird. Das Werkzeug der Berührung setzt – mehr als jedes andere – die Beziehung sofort und lebendig in einen emotional und existentiell bedeutsamen Kontext.

Wie Therapeuten dieses Wissen (von der Beziehung und dem Fleisch als emotional lebendiges Körper-Selbst) verwerten, muss eingehend untersucht werden. An physiologischen und neurologischen Reflex-Theorien festzuhalten, kann sich als Trugbild erweisen, wenn man so arbeitet wie bisher. Man sollte entweder den physiologischen Theorien treu bleiben und Gewebeschädigungen behandeln, oder aber akzeptieren, dass die manuelle Therapie unbewusst psychologisch signifikant ist, und dass psychologische Prozesse eine wichtige Rolle – vielleicht sogar eine lebenswichtige und die wichtigste überhaupt – in einem Prozess spielt, von dem man bisher vermutete, er sei rein mechanischer/physiologischer Natur.

Nun liegt es an uns, die therapeutischen Grundprinzipien der manuellen Therapie zu erweitern und eine psychologische Sichtweise von fleischlichen Angelegenheiten einzubeziehen, damit offensichtlich ist, dass Körperarbeit mit der Heilung ganzer Menschen zu tun hat. Hieraus erwachsen zwei äußerst unterschiedliche Positionen: 1. Die Praktiker sind sich der Bedeutung der emotionalen Komponente in der manuellen Therapie bewusst und passen ihren praktischen

Ansatz nur hinsichtlich der Wirkung an, die ein solches Bewusstsein mit sich bringt. 2. Wir sollten das Wissen um das Körper-Selbst und seine Vorgänge, welches uns die körperliche und seelische Verfassung eines Menschen auf ganz besondere Weise näher bringt, für die Weiterentwicklung der derzeit ausgeübten praktischen manuellen Therapie nutzen.

Beide Optionen würden die Wissenschaft und Kunst der manuellen Therapie je nach Erforschung und Eingliederung psychosomatischen Wissens auf realistische, exaktere und ganzheitlichere Art und Weise vorantreiben. Beide Entwicklungen würden zur Entstehung einer reiferen Beziehung zwischen Patient und Therapeut beitragen. Daneben würden beide – zumindest theoretisch – die Gefahr eines Missbrauchs des Patienten deutlich schmälern, denn einfühlendes und mitfühlendes psychologisches Begreifen des Patienten geht auch einher mit größerem Verständnis dessen, warum Patienten bedürftig werden, warum sie verletzbar sind, warum sie auf ungesunde Art und Weise vom Therapeuten abhängig werden und wie solche Situationen zu vermeiden sind. Ebenso könnten diese Entwicklungen den Therapeuten vor Unzufriedenheit, Überarbeitung oder Langeweile schützen. Dies entstände auf der Basis eines besseren Verständnisses der Dynamiken der Beziehung zwischen Patient und Therapeut und aus dem Wissen heraus, wie diese Dynamiken für beide Parteien optimale Wirksamkeit und Erfüllung bringen. Der Therapeut müsste einfach seine Handlungen und Transaktionen noch intensiver hinterfragen, als er es bisher für notwendig gehalten hat. Letztendlich spielt die Ethik in der Arbeit an lebenden Personen eine größere Rolle als in der Reparatur kaputter Gegenstände.

Neben seinem Wissen um die psychologische Bedeutung körperlicher Gestalt und Qualität muss der Therapeut auch über Kenntnisse in Psychologie und Übertragung verfügen, damit folgendes verhindert werden kann: unabsichtlicher Missbrauch des Patienten; unkontrollierbare Katharsis; Schaffen von übergroßer Abhängigkeit; und – ganz allgemein – Wecken von Emotionen eines Patienten bei mangelnder Fähigkeit, den Patienten bei deren Verarbeitung zu unterstützen. Hier sind Selbstreflexion, Beobachtung und Untersuchung des eigenen Charakters und eigener Bedürfnisse seitens des Therapeuten vonnöten. Auch wäre zu prüfen, inwieweit Gefühle des Therapeuten, die er seinem Patienten gegenüber hegt, seine Arbeit beeinflussen. Je intensiver das Verlangen nach einer veränderten Arbeitsweise wird, desto stärker entwickelt sich auch das Bedürfnis nach ethischem Bewusstsein, nach Kontrolle, Forschung und interdisziplinärer Diskussion.

Der Aufschwung, den die manuellen Therapie im Zuge erweiterter therapeutischer Grundprinzipien (wie bereits angesprochen) erfahren würde, könnte für den Berufszweig zu einer «challenge of excellence» werden: Anfänglich könnten – bei mangelnder Sorgfalt – offenere Überlegungen zur emotionalen Dimension der somatischen Biopathie ethische Probleme heraufbeschwören, mit denen sich der Berufszweig auseinander setzen müsste. Da aber eine Erweiterung der Grundprinzipien einer humanistisch geprägteren Perspektive Vorschub leisten würde, wären Praktiker tatsächlich eher in der Lage,

- auf der Grundlage einer akzeptableren theoretischen Basis die Probleme emotional verwundbarer Patienten besser zu verstehen und zu kontrollieren; sie erhielten Einblick in die speziellen Verhaltensmuster, die sie an den Tag legen;
- Vorkehrungen zu treffen, um Missverständnisse, undienliche Abhängigkeiten und sonstige Schwierigkeiten auszuschließen; wenn solche Probleme dennoch aufträten, dann würden sie über bessere Problemlösungsstrategien verfügen;
- effektiver über ihre Arbeit und den Grad ihrer Zufriedenheit im Berufsleben zu reflektieren.

Diese Effekte würden vor dem Hintergrund geeigneter Weiterbildungsmaßnahmen, die auch Kontrollen beinhalten, noch verstärkt. Eine geeignete Fortbildungsinstitution würde folgende Aspekte fördern:

- die Verbesserungen in der praktischen Langzeiteffizienz eines jeden Praktikers,
- die regelmäßige Reflexion über den allgemeinen und emotionalen Gesundheitszustand des Praktikers, den Grad seiner Zufriedenheit mit seiner Arbeit und persönliche Bedürfnisse in der Arbeit,
- die regelmäßige Reflexion über berufsspezifische Bedürfnisse sowie
- eine ethisch geprägtere Arbeit.

Ein solches Bestreben hätte zweifelsohne zur Folge, dass die Patienten der Therapie aufgeschlossener gegenüberständen und überzeugter wären, effizient, richtig und gut therapiert zu werden. Wie bereits erwähnt, würde sich diese positive Entwicklung in einer abnehmenden Zahl unzufriedener Patienten und weniger Beschwerden über Therapeuten manifestieren, nicht zuletzt aber auch in wachsendem Behandlungsbedarf.

Zweifellos liegt noch viel Arbeit vor uns; Arbeit auf dem Gebiet klinischer Beziehungen – und ganz besonders dort, wo die Berührung genutzt wird -, Arbeit in der Aussöhnung unterschiedlicher Modelle zu Psychologie und Konstitution des Menschen, aber auch Arbeit im Bereich psychosomatischer und somatopsychischer Prozesse. Therapeuten, die glauben, für ihre Zwecke seien rein physiologische Grundprinzipien zur Ausübung der manuellen Therapie ausreichend, müssen sich auch wirklich exakt auf die Behandlung rein mechanischer Gewebeschädigungen beschränken. Solange sie sich der Einschränkungen in Bezug auf Erläuterung und Fachkenntnis, welche diese Geisteshaltung ihnen zwangsläufig aufoktroyiert, bewusst sind, kann darin auch nichts Falsches gesehen werden. Wer sich dafür entscheidet, die manipulative oder manuelle Therapie in der Überzeugung fortzuführen, dass die wundervollen Wirkungen dieser Behandlungsform auf rein mechanische Prozesse zurückzuführen sind, der verleugnet die Realität und arbeitet aktiv auf eine Stagnation in Wissenschaft und Heilkunst hin.

Literatur

Abram, D., 1997: The spell of the sensuous: perception and meaning in a more than human world. Vintage, New York

Balint, M., 1974: The doctor, his patient and the illness. Pitman, London

Latey, P. J., 1997 a: Basic clinical tactics. Journal of Bodywork and Movement Therapies 1 (3): S. 163–172

Latey, P. J., 1997 b: The balance of practice: preparing for long-term work. Journal of Bodywork and Movement Therapies 1 (4): S. 223–230

Leder, D., 1990: The absent body. University of Chicago Press, Chicago

Leder, D., 1992: A tale of two bodies: the Cartesian corpse and the lived body. In: Leder, D. (Hrsg.): The body in medical thought and practice. Philosophy and Medicine Series, Bd. 43, Kluwer Academic Publishers, Dordrecht, S. 17–36

Martinke, D. J., 1989: The philosophy of osteopathic medicine. In: An osteopathic approach to diagnosis and treatment. Lippincott, New York

Neighbour R., 1987: The inner consultation. MTP Press (Kluwer Academic Publishers), Dordrecht

Reilly, D., 1996: Creating therapeutic consultations. Tonbandaufzeichnung eines Konferenzbeitrages. The Placebo Response: Biology and Belief, University of Westminster, London (Tonbänder sind über das Scientific and Medical Network, UK, erhältlich)

Seedhouse, D., 1998: Ethics: the heart of health care. Wiley, Chichester

Seedhouse, D., 1991: Editorial: Against medical ethics: a philosopher's view. Medical Education 25: S. 280–282

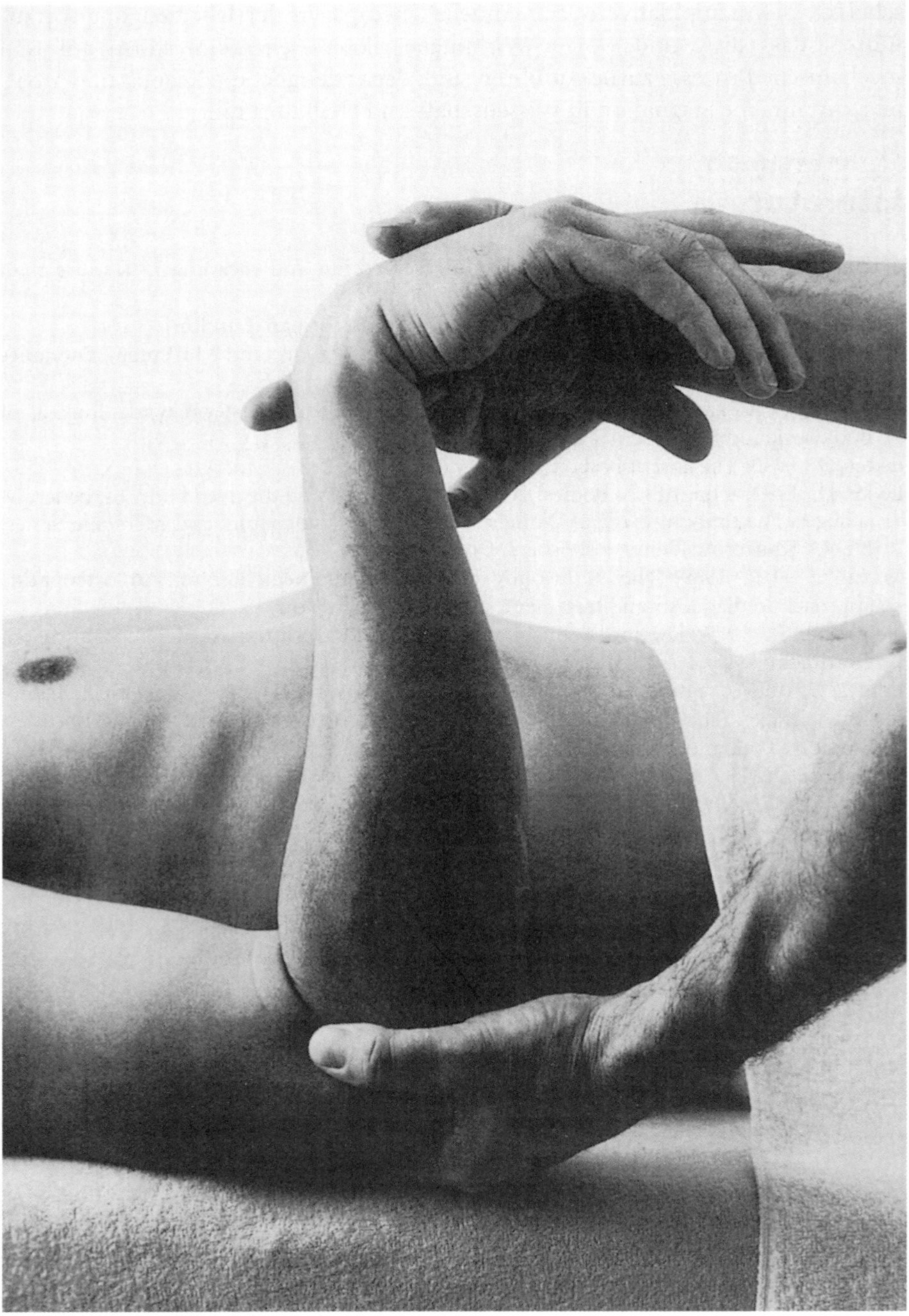

Register